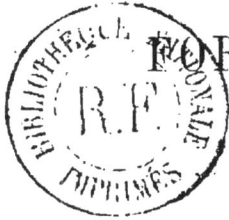

FORMULAIRE

DES

SPÉCIALITÉS PHARMACEUTIQUES

Bibliothèque de thérapeutique, publiée sous la direction de A. GILBERT et P. CARNOT. 28 vol. in-8 de 500 à 750 pages, illustrés de figures.

13 volumes sont en vente.

Mécanothérapie, 8 fr. — Kinésithérapie, 12 fr. — Electrothérapie, 10 fr. — Médicaments microbiens, 8 fr. — Traitement des maladies cutanées et vénériennes, 12 fr. — Régimes alimentaires, 12 fr. — Thérapeutique urinaire, 12 fr. — Crénothérapie, Climatothérapie, 14 fr. — Opothérapie, 12 fr. — Technique thérapeutique chirurgicale, 15 fr. — Thérapeutique des Maladies respiratoires et de la Tuberculose pulmonaire, 12 fr. — Thérapeutique des Maladies infectieuses, 12 fr. — Médications générales, 12 fr.

ANDOUARD (A.). — **Les Nouveautés du Codex de 1908.** 1910, gr. in-8, 123 pages...................... 3 fr.

Apotheka. Agenda-annuaire des Pharmaciens pour 1911. 1 vol. gr. in-8 de 384 pages, cartonné........ 3 fr. 50

BOCQUILLON-LIMOUSIN (H.). — **Formulaire des Médicaments nouveaux pour 1911.** Introduction par le Dr HuCHARD. 1911, 1 vol. in-18 de 352 pages, cartonné.... 3 fr.

BREUIL. — **L'Art de Formuler.** Indications, Mode d'emploi, Posologie des médicaments usuels. 1903, 1 vol. in-18 de 544 pages, papier indien extra-mince, format portefeuille, cartonné.......................... 4 fr.
Le même, papier ordinaire, cartonné............ 4 fr.

CARTAZ (A.). — **Mémento pharmaceutique.** Médicaments usuels, analyses bactériologiques et chimiques, empoisonnements, par A. CARTAZ, docteur en pharmacie. 1905, 1 vol. in-18 de 288 pages, cartonné............. 3 fr.

DANIEL (C.). — **Mémorial thérapeutique.** 1903, 1 vol. in-12, format portefeuille, de 240 pages sur papier riz indien, relié maroquin souple...... .... 3 fr. 50

GILLET (H.). — **Formulaire des Médications nouvelles pour 1911,** par le Dr H. GILLET, ancien interne des hôpitaux de Paris, médecin de la Policlinique de Paris, 1911, 1 vol. in-18 de 292 pages, avec figures, cartonné .. 3 fr.

HERZEN (V.). — **Guide-Formulaire de Thérapeutique générale et spéciale.** 6e *édition*, 1911, 1 vol. in-18 de 1012 pages, sur papier indien, relié maroquin souple, tête dorée... 10 fr.

MARTIN (O.). — **Nouveau Formulaire magistral** de thérapeutique clinique et de pharmacologie. 4e *édition*, 1911, 1 vol. in-18 de 1000 pages, cartonné, papier mince. 12 fr.

VAQUEZ. — **Précis de Thérapeutique.** 1907, 1 vol. petit in-8 de 500 pages, cartonné............................ 10 fr.

FORMULAIRE

DES

SPÉCIALITÉS PHARMACEUTIQUES

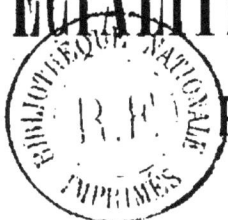

Pour 1911

PAR

Le Dr Victor GARDETTE

Médecin consultant à Châtel-Guyon,
Directeur de « *La Gazette des Eaux* ».

5e *ÉDITION*

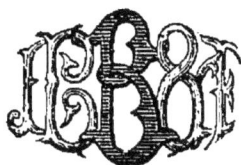

PARIS
LIBRAIRIE J.-B. BAILLIÈRE ET FILS
19, RUE HAUTEFEUILLE, 19

1911

FORMULAIRE

DES

SPÉCIALITÉS PHARMACEUTIQUES

USUELLES

PREMIÈRE PARTIE

NOMENCLATURE DES SPÉCIALITÉS

A

ACONIT ÉCALLE

1° Alcoolature d'aconit Ecalle.

COMPOSITION : Alcoolature titrée d'aconit des Vosges. 10 gouttes du flacon spécial renferment un dixième de milligramme d'aconit cristallisé.

DOSE : 20 à 50 gouttes par jour.

2° Sirop d'aconit Ecalle.

COMPOSITION : Sirop à base d'alcoolature titrée d'aconit des Vosges.

DOSE : 2 à 5 cuillerées à bouche par jour.

GARDETTE. — Formul. des Spécialités, 1911.   1

ACONITINE CRISTALLISÉE ECALLE

1° Ampoules d'aconitine cristallisée Ecalle.

COMPOSITION : Ampoules directement injectables d'une contenance totale de 1 centimètre cube, renfermant un dixième de milligramme d'aconitine.

DOSE : 1 à 4 en 24 heures.

2° Granules d'aconitine cristallisée Ecalle.

COMPOSITION : Dosés au dixième de milligramme.

DOSE : 2 à 5 par jour.

3° Solution d'aconitine cristallisée Ecalle.

COMPOSITION : 5 gouttes du flacon spécial renferment un dixième de milligramme d'aconitine cristallisée.

DOSE : 5 à 25 gouttes.

ADRÉNALINE CLIN

1° Solution au millième.

Elle permet de préparer, par dilution dans du sérum physiologique, les solutions à divers titres.

Exemple : 10 gouttes de la solution et 10 gouttes de sérum salé donnent un centimètre cube d'une solution à 1/2000.

2° Collyre.

COMPOSITION : A un pour cinq mille et à un pour mille. Ces collyres existent également en association avec la cocaïne, la pilocarpine, l'ésérine, etc.

3° Suppositoires.

COMPOSITION : Dosés à un demi-milligramme par suppositoire. — Chaque suppositoire correspond à 10 gouttes de la solution au millième ; on peut en prescrire de 1 à 3 par jour.

4° **Tubes stérilisés** (pour injections).

a) *Adrénaline seule*. — Ces tubes sont préparés aux doses de un demi-milligramme et un dixième de milligramme d'adrénaline par centimètre cube.

b) *Adrénaline et cocaïne*. — Ces tubes sont préparés aux dosages suivants par centimètre cube :

N° 1. Adrénaline .... 1/4 milligr.
Chlorhydrate de cocaïne .... 5 —
N° 2. Adrénaline .... 1/10 milligr.
Chlorhydrate de cocaïne ...... 1 centigr.
N° 3. Adrénaline .... 1/10 milligr.
Chlorhydrate de cocaïne ...... 2 centigr.

c) *Adrénaline et stovaïne*. — Ces tubes sont préparés aux dosages suivants par centimètre cube :

N° 1. Adrénaline .... 1/10 milligr.
Stovaïne .... 0,015 —
N° 2. Adrénaline .... 1/4 —
Stovaïne .... 0,02 centigr.

5° **Granules.**

Composition : Dosés au quart de milligramme de chlorhydrate d'adrénaline. — Un granule correspond à 5 gouttes de la solution au millième.

ÆTHONE

Composition : Liquide incolore de formule chimique $C^7H^{16}O^3$; — Éther d'un groupe particulier d'alcools : les *carberines*.

Indications : Spécifique de la toux, notamment de la toux spasmodique, en particulier de la coqueluche.

Mode d'emploi : S'emploie par gouttes mêlé à un peu d'eau sucrée ou mieux au sirop de Tolu qu'on additionne ensuite de 2 ou 3 fois son volume d'eau.

Dose : *Au dessous de 2 ans* : 5 à 15 gouttes.
Au-dessus de 2 ans : 15 à 30 gouttes.

Adultes : 30 à 50 gouttes.

Ces doses sont à répéter 5 à 6 fois dans les 24 heures.

AGARASE

COMPOSITION : Comprimés à base d'agar-agar addi-tionnés d'une certaine quantité de ferment lactique bulgare, et recouverts d'une couche de kératine.

DOSE : De 3 à 5 comprimés pris aux trois princi-paux repas.

AIROL ROCHE

COMPOSITION : Poudre gris verdâtre, inodore, succé-dané de l'iodoforme. Chimiquement, c'est de l'oxio-dogalate de bismuth.

MODE D'EMPLOI : S'emploie comme l'iodoforme, dont il ne possède pas les inconvénients, en poudre sur les plaies, ou en pommades.

AKÉSOL MUZI

COMPOSITION : Cachets à base de valériamido qui-nine.

DOSE : 2 à 4 cachets par 24 heures. On peut même aller jusqu'à 6 cachets, à prendre dans l'intervalle ou au moment des repas.

ALBINE

COMPOSITION : Pâte dentifrice au neutrozone (peroxyde d'hydrogène neutre) dégageant de l'oxygène à l'état naissant au moment de son usage.

MODE D'EMPLOI : Passer la brosse à dents légère-ment mouillée sur la pâte et brosser les dents en tous sens.

ALBUMINATE DE FER LAPRADE

1º Liqueur de Laprade à l'albuminate de fer.

DOSE : Une cuillerée à bouche à chaque repas.

2º Pilules de Laprade à l'albuminate de fer.

DOSE : 2 à 3 à chaque repas.

ALEXINE

COMPOSITION : Granulé à base phosphorique.

DOSE : 1 à 2 fois par repas, le contenu de la mesure attenante au bouchon dans un peu d'eau.

ALGARINE NYRDAHL

COMPOSITION : Granulé à base de combinaison iodée extraite des différentes algues maritimes servant à la fabrication de l'iode.

INDICATIONS : Mêmes usages que les préparations iodées et l'huile de foie de morue.

DOSE : Chaque cuillerée à café renferme 0,01 centigramme d'iode combiné ; 1 ou 2 cuillerées à café à chaque repas, croquées ou dissoutes dans un peu d'eau.

ALGOCRATINE LANCOSME

COMPOSITION : Cachets à base d'amidopyrazolone.

INDICATIONS : Migraines, névralgies, sciatique, règles douloureuses.

DOSE : 1 à 2 cachets à une heure d'intervalle au moment des douleurs.

AMMONOL

COMPOSITION : Tablettes dosées à 30 centigrammes d'ammonol. C'est un dérivé du goudron de houille contenant l'ammoniaque sous sa forme active. Chimiquement, c'est un ammonium-phényl-acétamide.

INDICATIONS : Médicament antipyrétique et analgésique ayant une indication particulière pour les menstruations douloureuses.

DOSES : 2 tablettes 3 fois par jour.

AMPOULES AUTO-INJECTABLES DE VIEL

COMPOSITION :

a) **Ampoules de 1 centimètre cube.**

Chlorhydrate de morphine : 0,01 centigramme.

Ergotinine cristallisée : 0,001 milligramme.

Méthylarsinate disodique : 0,05 centigrammes.

Benzoate de mercure : 0,02 centigr. et 0,05 centigr.

Chlorhydrate de cocaïne : 0,01 centigr. et 0,02 centigr.

Chlorhydrate de cocaïne pour injections rachidiennes : 0,02 centigrammes.

Sulfate de spartéine : 0,025 milligrammes.

Chlorhydrate de quinine : 0,25 centigrammes.

Caféine : 0,25 centigrammes.

Cacodylate de soude : 0,05 centigr. et 0,10 centigr.

Calomel : 0,10 centigrammes.

Sérum de Trunecek.

Huile grise : 0,20 centigrammes.

Huile au biiodure de mercure.

Biiodure de mercure aqueux : 0,005 milligrammes et 0,01 centigramme.

Glycérophosphate de soude : 0,25 centigrammes.

Sulfate de strychnine : 0,002 milligr. et 0,005 milligr.

Chlorhydrate d'héroïne : 0,01 centigramme.

Chlorhydrate d'adrénaline : 0,001 milligramme.

Stovaïne : 0,01 centigramme.

Éther pur à 66 degrés.

Ergotine.

Pneumococcine. (Voy. plus loin.)

Nitrite d'amyle.

Iodure d'éthyle.

Huile camphrée à 0,10 centigrammes.

Scopolamine morphine.

Cacodylate de mercure : 0,05 centigrammes.

AMPOULES DE BIIODURE DE MERCURE DE MIDY

Composition : Ampoules de 2 centimètres cubes, dosées à 1 centigramme de biiodure de mercure par centimètre cube.

Dose : 1 injection tous les jours ou tous les deux jours.

AMPOULES BOISSY

1º Ampoules à l'iodure d'éthyle.

Composition : Chaque ampoule renferme 0,40 centigrammes d'iodure d'éthyle.

Indications : Pour lutter contre l'oppression et l'asthme.

2º Ampoules au nitrite d'amyle.

Composition : Chaque ampoule renferme 0,20 centigrammes de nitrite d'amyle.

Indications : Contre l'angine de poitrine.

Mode d'emploi : Casser les deux extrémités d'une ampoule et en verser le contenu sur un mouchoir de poche, aspirer fortement. Chaque ampoule contient la quantité nécessaire pour une inhalation.

AMPOULES DU Dr BOUSQUET

1º Ampoules à la Dionine Merck.

Dosées à 0,02 centigrammes et à 0,05 centigrammes par ampoule de 1 centimètre cube. Pour injections sous-cutanées.

2º Ampoules à la Fibrolysine Merck.

Composition : La fibrolysine est une combinaison

indolore de thiosinamine et de salicylate de soude :
c'est un dissolvant des tissus cicatriciels et des exsu-
dats inflammatoires. Les ampoules de fibrolysine
sont dosées à 0,20 centigrammes de thiosinamine.

INDICATIONS : Elles s'emploient en injections dans
le traitement des cicatrices vicieuses, brûlures, ché-
loïdes, tumeurs fibreuses, résidus inflammatoires des
séreuses.

DOSE : Chaque ampoule contient 2 centimètres
cubes. Injecter 1, 2 ou 3 ampoules, suivant le carac-
tère de la lésion.

AMPOULES DUMESNIL

1º **Ampoules à base de tous médicaments injectables.**

2º **Ampoules d'huile grise,** dosées à 0,10 centigrammes et à 0,20 centigrammes de mercure par
centimètre cube.

3º **Ampoules de sérums.**

4º **Ampoules pour inhalations :** Nitrite d'amyle,
iodure d'éthyle, pyridine.

5º **Ampoules d'anesthésiques.**

AMPOULES-JUMELLES LUMIÈRE

COMPOSITION : Chaque ampoule comprend deux
compartiments de 1 centimètre cube et demi.

L'un de ces compartiments contient une solution
d'hermophényl titrée à un dixième, soit 0,15 centigrammes d'hermophényl par ampoule ; l'autre contient une solution de catalgine, anesthésique nouveau, non toxique, titrée à un centième, soit 0,015 milligrammes de catalgine par ampoule.

MODE D'EMPLOI ET DOSE : Aspirer successivement
dans la seringue parties égales de la solution d'hermophényl, puis de la solution de catalgine.

Ce procédé assure la suppression des phénomènes douloureux, fréquents dans le procédé d'administration du mercure par injections.

On injecte, chez un adulte et dans un cas de moyenne intensité, tous les deux jours 1 centimètre cube à 1 centimètre cube et demi de chaque solution.

AMPOULES PAILLARD-DUCATTE

1º **Ampoules stérilisées.**

A base de tous les médicaments injectables et sérums artificiels.

2º **Ampoules de nitrite d'amyle, d'iodure d'éthyle et de pyridine.**

3º **Ampoules à base de tous antiseptiques et désinfectants.**

4º **Ampoules pour les produits anesthésiques.**

AMYLODIASTASE

COMPOSITION : Sirop contenant les diastases naturelles vivantes de l'orge germée en combinaison avec leurs phosphates assimilables (phosphodiastases).

INDICATIONS : S'emploie dans les maladies de l'estomac, et particulièrement pour faciliter la digestion des féculents; à utiliser également dans la neurasthénie, le rachitisme et l'alimentation des nourrissons.

DOSE : *Adultes et enfants* : 2 cuillerées à café après chacun des deux principaux repas, soit pures, soit délayées dans une tasse d'infusion chaude, mais ne dépassant pas 60º (pour ne pas détruire le ferment).

Nourrissons : Une cuillerée à café dans une bouillie ou un biberon de lait.

1.

AMYLOGÉNASE

COMPOSITION : Comprimés de ferment amylogène végétal.

DOSES : *Adultes* : 2 comprimés à la fin de chaque repas.

Enfants : 1 comprimé à la fin de chaque repas à croquer ou dissoudre, mais ne pas employer de liquide bouillant pour la dissolution.

ANESTHÉSIQUES ADRIAN

1° **Chloroforme Adrian** en ampoules de 15 de 30 et de 60 grammes, fermées à la lampe.

2° **Bromure d'éthyle Adrian** en ampoules de 15 de 30 et de 60 grammes, fermées à la lampe.

3° **Éther anesthésique Adrian** en flacons. — Éther rectifié à 66°.

ANESTHÉSIQUES DU Dr BENGUÉ

1° **Chloréthyle Bengué.**

COMPOSITION : Chlorure d'éthyle pur.

2° **Anestile Bengué.**

Mélange de chlorure d'éthyle et de chlorure de méthyle.

3° **Chlorure de méthyle pur de Bengué.**

4° **Chlorure d'éthyle cocaïné.**

5° **Chlorure d'éthyle mentholé.**

INDICATIONS : Tous les produits précédents sont à usage d'anesthésie locale.

6° **Narcotile du Dr Bengué.**

INDICATIONS : Pour anesthésie générale par le chlorure d'éthyle.

ANIODOL

COMPOSITION : L'aniodol est un antiseptique sans cuivre ni mercure ; c'est une combinaison synthétique dans une glycérine spéciale de triméthanol et d'un dérivé de la série allylique.

1° Solution commerciale. Au centième.

DOSE : S'emploie à la dose de 1 cuillerée dans un litre d'eau pour usage courant.

2° Poudre d'aniodol.

De coloration blanc rosé, remplace l'iodoforme.

3° Savon à l'aniodol à 2 p. 100.

4° Ouate et gaze à l'aniodol.

5° Dentifrice à l'aniodol (élixir, poudre, pâte).

6° Savon gynécotogique. à 2 p. 100.

ANIOS

COMPOSITION : Antiseptique à base de trioxychloro-méthyle de vanadium.

FORMES : 1° Liquide. Le flacon porte sur l'un de ses côtés 20 divisions de 20 centimètres cubes. Mettre une de ces divisions dans un litre d'eau pour obtenir une solution à 2 p. 100.

2° Poudre, succédané de l'iodoforme.

3° Savon.

ANTALGOL DALLOZ

COMPOSITION : Granulé à base de quinosalicylate de pyramidon.

INDICATIONS : S'emploie contre les manifestations arthritiques et rhumatismales, douleurs, migraines, névralgies.

Dose : Dans les *états aigus*, 1 cuillerée à café toutes les 3 heures, dans un peu d'eau.

Dans les *états chroniques*, 2 cuillerées à café deux ou trois fois par jour, avant les repas.

ANTIASTHMATIQUES BARRAL

Composition : A base de sel de nitre, extraits de belladone, digitale, stramonium, chanvre indien, phellandrie et lobélie enflée.

1º **Papier antiasthmatique Barral.**

Mode d'emploi : Faire brûler le papier sur la grille argentée contenue dans la boîte, à un mètre du malade, et lui faire aspirer les vapeurs dégagées de la combustion du papier.

2º **Cigares antiasthmatiques Barral.**

Se fument comme des cigarettes ordinaires, en aspirer la fumée en promenade ou dans l'appartement.

ANTIASTHME BENGALAIS

Composition : Poudre antiasthmatique à base de végétaux antiasthmatiques et de menthol pur.

Mode d'emploi : Faire un petit cône de la poudre, allumer et respirer doucement par les narines la fumée qui s'élève.

ANTICALCULOSE CHEVREUX

Composition : Ne contient point de colchique; à base des plantes diurétiques et lithontriptiques suivantes : pariétaria, fraxinus, gaïacum, ononis spinosa, lithospermum, taraxacum et scilla maritima.

Indications : Médication contre les calculs du foie, des reins et de la vessie, la gravelle, la goutte et le rhumatisme goutteux.

1º **Capsules,** se prennent à la dose de 6 à 12 par jour.

2º **Elixir.**

3º **Granulé.**

DOSE : Sous ces deux dernières formes, se prend à la dose de 1 à 2 cuillerées à bouche, 3 fois par jour, le matin, à midi et le soir, un quart d'heure avant les repas, soit dans un verre d'eau de Vichy, soit dans une tasse d'eau.

ANTIGASTRALGIQUE WINCKLER

1º **Elixir antigastralgique Winckler.**

COMPOSITION : Il contient par cuillerée à bouche :

Cocaïne	0,01	centigr.
Narcéine	0,01	—
Pepsine	0,10	—

DOSE : 1 ou 2 cuillerées à bouche avant les repas ou au début des crises.

2º **Pilules antigastralgiques Winckler.**

COMPOSITION : Chaque pilule a la même composition que la cuillerée à bouche d'élixir.

DOSE : On en prend 1 ou 2 avant les repas ou au début des crises.

ANTIGRIPPINE

COMPOSITION : Cachets ne contenant ni quinine, ni antipyrine, à base de acéto-phényl-salétidine (0,75), poudre de gelsémium et poudre de Dower.

INDICATIONS : Comme antithermique, lutte contre la fièvre ; comme analgésique, fait cesser la céphalée et les douleurs des membres ; comme bactéricide, lutte contre la pullulation microbienne. Elle lutte donc contre tous les symptômes principaux de la grippe.

DOSE : Un cachet à distance des repas dans un grog chaud; renouveler au besoin 2 heures après.

ANTIKAMNIA

COMPOSITION : Tablettes analgésiques, antipyrétiques, hypnotiques, constituant un succédané de la morphine, dont elles n'ont pas les inconvénients.

INDICATIONS ET DOSE : S'emploient contre la migraine, les névralgies et contre toute douleur, à la dose de 2 à 8 dans les 24 heures.

ANTIMUCOSE MARIANI

COMPOSITION : Extrait ayant pour base les principes actifs de la bile obtenus par un procédé spécial.

1° **Dragées kératinisées.**

COMPOSITION : Dosées à 0,20 centigrammes de cet extrait spécial.

DOSE : De 6 à 8 par jour, aux repas.

2° **Ampoules intra-rectales.**

COMPOSITION : Ampoules de 60 centimètres cubes contenant 3 gr. 50 de cet extrait.

DOSE : Une injection rectale tous les deux jours.

ANTIPHYMOL DUVAL

COMPOSITION : Sirop à base de nucléogaïacolate de potasse associé au bromhydrate d'éthylnarcéine à la dose de 0,02 centigrammes par cuillerée à soupe.

DOSE : *Adultes* : 2 à 5 cuillerées à soupe par jour en dehors des repas.

Enfants : Au-dessus de 10 ans : 2 à 4 cuillerées à café par jour.

De 5 à 10 ans : 1 à 2 cuillerées à café par jour dans du lait chaud.

ANTIPYRINE EFFERVESCENTE LE PERDRIEL

COMPOSITION : Granulé produisant au moment de la dissolution un dégagement d'acide carbonique qui évite les crampes d'estomac et les nausées consécutives à l'ingestion de l'antipyrine.

DOSE : Le bouchon-mesure de granulé représente 0,50 centigrammes d'antipyrine pure. — A prendre de préférence dans de l'eau sucrée.

ANTISCLÉROSINE

COMPOSITION : Comprimés à base de chlorates, sulfates, carbonates et phosphates de soude, additionnés de sels de magnésie et de glycérophosphate de chaux. Chaque comprimé est dosé à 0,50 centigrammes de sels.

INDICATIONS : S'emploient contre l'artériosclérose.

DOSE : 2 tablettes, 3 fois par jour, de préférence une demi-heure avant les repas.

ANTISEPTIQUE PEARSON

COMPOSITION : Liquide contenant pour 100 grammes :

Hydrocarbures distillant : { au dessous de 200°...		8,5
de 200 à 250...		26,2
au dessus de 250°...		13,8
Crésols........................		23,9
Résine saponifiable (Goudron fixe)............		21,4
Eau............................		6,2

En flacons de 60, 125, 500 et 1 000 grammes.

MODE D'EMPLOI : L'étendre d'eau en toutes proportions suivant l'usage ; à la dose d'une cuillerée à café par litre d'eau, il représente un désinfectant énergique.

ANTITHYROÏDINE MÖBIUS

COMPOSITION : Sérum de moutons adultes auxquels on a, six semaines environ avant la saignée, extirpé la glande thyroïde. Ce sérum est additionné de 0,50 p. 100 d'acide phénique.

1º **Antithyroïdine liquide** en flacons de 10 centimètres cubes.

2º **Tablettes d'antithyroïdine**, représentant chacune $0^{gr},50$ de sérum.

DOSE : Varie de $2^{gr},50$ à 3 grammes tous les deux jours. Le sérum est ingéré soit dans de l'eau, soit dans un peu de malaga. La durée du traitement est de six mois à un an, avec périodes de suspension.

APHODINE DAVID

COMPOSITION : Pilules laxatives renfermant chacune :

Extrait savonneux de bourdaine...   0,10 centigr.
Extrait de belladone.............   0,01   —
Poudre de bourdaine   0,05   —

DOSE : 1 à 2 pilules le soir au coucher et au besoin une le matin au lever.

APIOL BRIANT

COMPOSITION : Capsules renfermant chacune 0,20 centigrammes d'apiol purifié à — 12 degrés.
DOSE : 2 à 4 par jour.

APIOL DE JORET ET HOMOLLE

COMPOSITION : Capsules contenant chacune 0,20 centigrammes d'apiol.
DOSE : 1 à 2 capsules matin et soir, soit 2 à 4 par jour, avant le moment présumé des règles.

APIOLINE CHAPOTEAUT

COMPOSITION : Capsules contenant chacune 0,20 centigrammes d'apioline.

DOSE : 2 à 3 par jour aux repas, avant le moment présumé des règles.

ARCHÉSINE TROUETTE-PERRET

COMPOSITION : Préparation à base des phosphates naturels des céréales, présentée sous deux formes :

1º **Cachets.**

COMPOSITION : Ils contiennent chacun 0,50 centigrammes de phosphates naturels.

DOSE : On en prend 2 à 3 par jour, aux repas.

2º **Granulé.**

COMPOSITION : Dosé à 0,50 centigrammes de phosphates par cuillerée à café.

DOSE : Se prend à la dose de 2 à 3 cuillerées à café par jour aux repas.

ARGENT NYRDAHL

COMPOSITION : Pommade à base d'argent colloïdal, dosée à 15 p. 100, présentée en tubes d'étain d'une contenance de 15 grammes.

ARGOSOL

COMPOSITION : Solution colloïdale d'argent dans de l'eau isotonique de sérum sanguin, de pouvoir catalytique de 20º.

1º **Ampoules** de 5, et de 10 centimètres cubes ;

2º **Flacon** de 100 centimètres cubes.

DOSE : Injections intra-musculaires ou intra-vei-

neuses de 5 à 10 centimètres cubes ; la solution en
flacons est destinée aux injections massives dans les
épanchements septiques.

ARRHÉNAL ADRIAN

Composition : Médication à base de méthylarsinate de soude, présentée sous les diverses formes
suivantes :

1º **Ampoules stérilisées.**

Composition : Elles sont dosées à 0,05 centigrammes
par centimètre cube.

Dose : Injecter une ou deux ampoules de 1 centimètre cube par jour.

2º **Comprimés.**

Composition : Dosés à 0,025 milligrammes.
Dose : On en prend 1 à 3 par jour.

3º **Granules.**

Composition : Dosés à 0,01 centigramme.
Dose : 2 à 6 par jour.

4º **Granules.**

Composition : Dosés à 0,02 centigrammes.
Dose : 1 à 3 par jour.

5º **Solution.**

Composition : Chaque goutte contient 0,02 milligrammes de méthylarsinate.

Dose : Elle se prend à la dose de 10 à 30 gouttes
en deux fois.

ARRHÉNALITHINE BUREAU

1º **Ampoules.**

Composition : A base de cacodylate et de nucléinate
de lithine.

Dose : 1 ampoule tous les jours en injection sous-cutanée.

2° Gouttes.

Composition : A base de méthylarsinate et de nucléinate de lithine.

Dose : 10 gouttes à chacun des deux principaux repas.

3° Pilules.

Composition : Mêmes bases que les gouttes.

Dose : 1 pilule à chacun des deux principaux repas.

ARRHÉOL

Composition : Capsules à base du principe actif de l'essence de santal, n'occasionnant pas les douleurs de rein que produit généralement l'essence de santal.

Dose : De 10 à 12 capsules par jour en trois fois aux repas, le matin, à midi et le soir.

ARSENIC ORGANIQUE GLASSER

1° Ampoules.

Composition : Elles sont dosées pour 1 centimètre cube à 0,05 centigrammes d'acide cacodylique.

Dose : Injecter tous les jours une demi-seringue ou une seringue de Pravaz.

2° Granules.

Composition : Ils contiennent 0,01 centigramme d'acide cacodylique.

Dose : En prendre 2 à 5 par jour, aux repas.

3° Liqueur.

Composition : Dosée à 0,002 milligrammes par goutte.

DOSE : On en prend 10 à 20 gouttes aux repas, dans la boisson habituelle, sans dépasser 25 gouttes dans les 24 heures.

Même dose pour employer cette liqueur en lavements. Donner un lavement de petit volume pour qu'il soit conservé.

ARSÉNOFERRATINE

COMPOSITION : Résulte de l'association de l'arsenic avec la ferratine. La ferratine reproduit la formule de la combinaison ferro-albuminique, dont la présence a été montrée par Schmiedeberg dans le foie des animaux.

En tablettes renfermant chacune 0,25 centigrammes d'arséno-ferratine, soit 0,015 milligrammes de fer organique et 0,00015 centimilligrammes d'arsenic organique.

DOSE : 1 à 2 tablettes, 3 à 4 fois par jour après les repas.

ARSIODYL

COMPOSITION : Liquide contenu dans des flacons compte-gouttes, à base de tri-iodure d'arsenic chimiquement pur.

DOSES : A prendre au moment des repas dans un peu d'eau ou de lait sucré à une dose variant, suivant l'âge, de 2 gouttes à 20 gouttes matin et soir ; à employer par doses progressivement croissantes et décroissantes.

ARSIQUININE LEMAITRE

COMPOSITION : Pilules contenant chacune :

Chlorhydrate neutre de quinine ...	0,10	centigr.
Méthylarsinate disodique	0,005	milligr.

Dose : *Enfants* : 2 à 4 pilules par jour.
Adultes : 4 à 12 pilules par jour.

ARSYCODILE

Composition : Ampoules pour injections sous-cutanées. Elles sont dosées à 0,05 et à 0,10 centigrammes de cacodylate par ampoule de 1 centimètre cube.

Dose : Faire les injections à la dose de une par jour, par séries de 8, séparées par 8 jours de repos.

ARSYNAL LEGRAND

Composition : Médicament à base de méthylarsinate disodique, se présentant sous trois formes :

1º **Ampoules.**

Pour injections hypodermiques. Elles sont dosées à 0,05 centigrammes d'arsynal par centimètre cube.

Dose : Faire une injection tous les jours avec repos de durée égale à la série d'injections.

2º **Gouttes.**

Composition : Solution dosée à 0,01 centigramme par 5 gouttes.

Dose : 25 gouttes par jour dans un peu d'eau, au moment des repas.

3º **Granules.**

Composition : Dosés à 0,01 centigramme.

Dose : Prendre 5 granules par jour, au moment des repas.

ARSYNEURONE BOURGUIGNON

1º **Granulé.**

Composition : 1 cuillerée à café contient :

Méthylarsinate disodique.......... 0 01 centigr.
Glycérophosphate de chaux .... 0,20 —

Dose : On en prend 2 à 5 par jour aux repas, avec un peu d'eau.

2º **Pilules.**

Composition : Chaque pilule contient :

Méthylarsinate disodique ...., 0,01 centigr.
Glycérophosphate de chaux.......... 0,20 —

Dose : 2 à 5 pilules par jour aux repas.

ASEPTOBILINE

Composition : Dragées à base de produit extractif de la bile privée de ses pigments et contenant l'intégrité des substances actives.

Dose : De 4 à 8 dragées par jour en 3 fois aux repas.

ASEPTOL VIEL

Composition : Liquide violet en flacons gradués par cuillerée à café et par cuillerée à bouche ; à base d'aldéhyde éthylmentholique en solution à 1/200. Aussi antiseptique que le formol, mais il ne possède pas d'odeur désagréable.

Dose et mode d'emploi : Une cuillerée à café pour un litre d'eau, pour lavages des plaies et soins obstétricaux. Une cuillerée à bouche pour les instruments et le lavage des plaies septiques.

ASPIRINE GRANULÉE VICARIO

Composition : Granulé non effervescent, dosé à 0,50 centigrammes par cuillerée à café.

Dose : 2 à 3 cuillerées à café par jour ; la dose maxima est de 1 cuillerée à café toutes les 2 heures.

Éviter de prendre en même temps des alcalins.

ASTHMACONES KÜGLER

COMPOSITION : Cônes inflammables à base de mélange intime de tous les produits ayant donné de bons résultats dans le traitement de la crise d'asthme.

MODE D'EMPLOI : Allumer le cône et en aspirer la fumée.

ATOXYL-LOROT

COMPOSITION : L'atoxyl est de l'anilarsinate de soude.

1º **Ampoules** : De 1 centimètre cube, dosées à 5, 10 et 15 centigrammes ; de 2 centimètres cubes, dosées à 20, 25 et 30 centigrammes ; de 4 centimètres cubes dosées à 50 et 60 centigrammes ; de 5 centimètres cubes dosées à 75 centigrammes ;

2º **Comprimés** : dosés à 5 centigrammes ;

3º **Gouttes** : 10 gouttes = 5 centigrammes ;

4º **Pilules** : dosées à 5 centigrammes ;

5º **Solution** : au 1/10ᵉ.

DOSE : De 5 à 50 centigrammes suivant les cas.

AVANAZOL

COMPOSITION : Pommade en tubes d'étain, à base d'avasine (phospho-albuminate d'adrénaline). Dosée au dixième.

MODE D'EMPLOI : Mettre gros comme un pois de cette pommade dans chacune des deux narines plusieurs fois par jour.

INDICATIONS : Contre le coryza.

AVASINE COUTURIEUX

COMPOSITION : Solution de phospho-albuminate d'adrénaline au millième.

MODE D'EMPLOI : *A l'intérieur,* de 10 à 30 gouttes par jour.

A l'extérieur, verser sur des tampons, ou s'en servir en badigeonnages.

AZOTYL

COMPOSITION : A base de sucs biliaires et spléniques, de cholestérine pure et d'essences antiseptiques : goménol, eucalyptol, eugénol, camphre.

DOSE : 1° **Ampoules** pour injections sous-cutanées. 2° **Pilules kératinisées** : 4 à 8 par jour.

B

BALSAMOL

COMPOSITION : Préparation liquide à base de drosera, scille, narcéine et chlorocinnamate de potasse.

INDICATIONS : Spécifique de la toux et principalement de la toux quinteuse et de la coqueluche.

DOSE : *Enfants* (depuis l'âge de 6 mois), 3 à 10 cuillerées à café.

Adultes : 3 à 5 cuillerees à soupe.

BANANINE MIALHE

COMPOSITION : Farine de bananes avec adjonction de phosphates assimilables et de chocolat.

MODE D'EMPLOI : Délayer une cuillerée dans du lait pour obtenir une bouillie claire, chauffer en agitant jusqu'à ébullition qu'on maintiendra 1 ou 2 minutes. Sucrer à volonté.

DOSE : Une cuillerée à café pour les enfants; *ad libitum* pour les adultes.

BAUME ANALGÉSIQUE BENGUÉ

COMPOSITION : A base de menthol, de salicylate de méthyle et de lanoline.

INDICATIONS : S'emploie contre les douleurs rhumatismales, névralgiques et goutteuses. Ce baume n'altère pas la peau.

MODE D'EMPLOI : Presser le tube, étendre au moyen de frictions douces, recouvrir d'une couche de coton et même de taffetas gommé.

BAUME DELACOUR

COMPOSITION : Baume antiseptique à base de benzotannin.

INDICATIONS : Employé contre les crevasses des seins.

MODE D'EMPLOI : Badigeonner les crevasses avec le baume et appliquer le bout de sein en étain.

BAUME DURET

COMPOSITION : Baume dont le véhicule est l'acétone, et les principes actifs le goudron, l'huile de cade, la résorcine, le soufre, le camphre, le menthol, le gaïacol et le borax.

INDICATIONS ET MODE D'EMPLOI : Très employé dans toutes les dermatoses. Frotter ou enduire au moyen d'un tampon de coton une ou plusieurs fois par jour, puis recouvrir de bandes de toile fine et de préférence avec la bande Duret à la cérésine.

BAUME VICTOR

COMPOSITION : Baume à base de camphre et d'ammoniaque.

INDICATIONS : Douleurs rhumatismales muscu-
laires.

MODE D'EMPLOI : Frictions énergiques deux ou
trois fois par jour.

BENZHERMYL

COMPOSITION : Ampoules de 2 centimètres cubes
contenant une solution de benzoate de mercure
dosée à 0,02 centigrammes par centimètre cube.
Chaque ampoule contient donc 0,04 centigrammes.
DOSE : Une injection deux fois par jour.

BENZOATE DE LITHINE TRÉHYOU

1° Benzoate de lithine du benjoin.

a) *Pilules*, dosées à 0,20 centigrammes de benzoate
de lithine.

DOSE : 2 à 6 par jour, au moment des repas.

b) *Sirop*, dosé à 0,40 centigrammes par cuillerée à
bouche.

DOSE : 1 à 3 cuillerées à soupe par jour, au moment
des repas, de préférence à la fin.

2° Benzoate de lithine ferrugineux.

INDICATIONS : S'emploie dans les manifestations
arthritiques avec symptômes d'anémie.

a) *Pilules.*

COMPOSITION : Chaque pilule contient :

Fer assimilable .... 0,02 centigr.
Benzoate de lithine.............. 0,20 --

DOSE : 2 à 6 pilules par jour, au moment des repas.
b) *Sirop.*

COMPOSITION : Chaque cuillerée à soupe contient :

Fer assimilable .... 0,04 centigr.
Benzoate de lithine.............. 0,40 --

DOSE : 1 à 3 cuillerées à soupe par jour, au moment des repas.

BENZOATE DE NAPHTOL FRAUDIN

COMPOSITION : Granulé dosé à 0,50 centigrammes de benzoate de naphtol par cuillerée à café.

DOSE : 3 à 6 cuillerées à café par jour, en deux fois, avant ou après les repas.

BENZOIODHYDRINE BRUEL

COMPOSITION : Capsules contenant chacune :

Benzoiodhydrine .... 0,05 centigr.
Acide benzoïque .... 0,02 —
Chlore .... 0,05 —

Les 5 centigrammes de benzoiodhydrine contenus dans chaque capsule correspondent à 0,02 centigrammes d'iode. Cette médication iodée ne produit pas les accidents habituels de l'iodisme.

DOSE : *Adultes* : 2 à 20 capsules par jour, au moment des repas.

Enfants : 1 à 6 capsules.

BÉTUL-OL

COMPOSITION : Liniment à base de salicylate de méthyle naturel (essence de betula lenta), de menthol et de chloral.

INDICATIONS : S'emploie contre les douleurs articulaires, les névralgies, le lumbago, le rhumatisme musculaire.

DOSE : Chaque centimètre cube renferme la quantité de salicylate de méthyle correspondant à 1 gramme de salicylate de soude.

MODE D'EMPLOI : En imprégner un morceau de flanelle que l'on étend sur la partie malade et qu'on recouvre de taffetas gommé.

BI-IODURAL NOVAT

COMPOSITION : Comprimés répondant à la formule suivante :

Biiodure de mercure............. 0,005 milligr.
Iodure de potassium............. 0,25 centigr.

DOSE : 2 à 4 par jour.

BIODERMYL MONAL

COMPOSITION : Globules à enveloppe de gluten, contenant chacun :

Biiodure de mercure............ 0,0025 décimilligr.
Iodure de potassium............ 0,25 centigr.

DOSE : 4 par jour, 2 matin et soir.

BIOGÉSINE ROCHARD

COMPOSITION : Pilules dont chacune correspond à la formule suivante :

Phosphomannitate de fer........... 8 centigr.
Phosphomannitate de manganèse..... 2 —
Arrhénal .... 1 —
Extrait complet de noix fraîches et
  stérilisées de kola .... 5 —
Sulfate de strychnine.............. 1 milligr.
Extrait de gentiane................ ⎫
Extrait de quassia amara........... ⎭ *a a : q. s.*

DOSES : De 4 à 6 par jour aux repas.

BIOLACTYL FOURNIER

COMPOSITION : Liquide contenant deux espèces de ferments lactiques extraits des ferments des laits caillés orientaux et entraînés en vue de les soumettre à la vie et à l'anaérobiose de l'intestin.
Préparé sous deux formes :

1º Culture liquide.

On en prend la moitié d'un flacon, préalablement bien agité dans un demi-verre d'eau sucrée avant chacun des deux principaux repas. Chez les *enfants*, diminuer les doses suivant leur âge.

2º Comprimés.

La dose moyenne est de 6 à 8 comprimés par jour ; les prendre avant les deux principaux repas, sans les mastiquer. On peut à la rigueur les réduire au préalable en poudre en les écrasant.

BIOPHORINE

COMPOSITION : Granulé contenant par 10 grammes :

Extrait de noix de kola...........	0,40	centigr.
Glycérophosphate de chaux	0,50	—
Extrait de quinquina.............	0,10	—
Cacao vanillé....................	0,40	—
Sucre	Q. S.	

DOSE : 3 à 6 cuillerées à café par jour au moment des repas. On croque, ou bien on délaye dans de l'eau ou du vin.

BIOSINE LE PERDRIEL

COMPOSITION : Granulé effervescent contenant 0,30 centigrammes de glycérophosphate double de chaux et de fer par mesure adjacente au bouchon du flacon, ou cuillerée à café.

DOSE : 2 à 4 mesures et plus si c'est nécessaire, au moment des repas, dans de l'eau pure ou sucrée.

BIOTONINE

COMPOSITION : Principe utile de la noix de kola fraîche, associé à une lécithine dextrogyre.

2.

Doses : 1º **Dragées** : De 4 à 8 par jour avant les repas ;
2º **Granulé** : De 2 à 4 cuillerées à café par jour.

BISCOLS FRAUDIN

COMPOSITION : Biscuits sans farine, au charbon de peuplier et au peroxyde de magnésium, produisant un dégagement d'oxygène à l'état naissant.
DOSE : A prendre aux repas, aux doses de 1 à 4 pour les *enfants* et de 2 à 6 pour les *adultes*.

BOLDOÏNE ÉPARVIER

COMPOSITION : Granulé contenant la totalité des principes actifs du boldo. Chaque cuillerée à café représente 4 grammes de feuilles de boldo frais, pris en infusion.
DOSE : 1 à 4 cuillerées à café par jour, à la fin des repas, dans un peu de boisson habituelle.

BOLDINE HOUDÉ

COMPOSITION : Granules titrés à 1 milligramme.
DOSE : De 6 à 12 par jour, un quart d'heure avant les repas.

BOLDO VERNE

Préparation à base de boldo, se présentant sous deux formes :

1º **Gouttes concentrées.**

DOSE : On prend de 30 à 100 gouttes en deux doses, à chaque repas et par doses progressivement croissantes, de 4 jours en 4 jours.

2º **Élixir de Boldo Verne.**

Dose : 2 cuillerées à café à la fin de chacun des deux repas, de midi et du soir, soit 4 cuillerées à café par jour.

BOLS ANTIDIABÉTIQUES GUIBERT

Composition : A base de bromure, d'arsenic, de strychnine et de quassine.

Mode d'emploi : S'emploient contre le diabète.

Dose : 3 à 6 bols par jour en deux fois, au milieu des repas. Ne jamais les prendre dans l'intervalle des repas.

BONBONS VERMIFUGES ROYER

Composition : Bonbons fondants contenant chacun :

Santonine...................... 0,02 centig.
Calomel....................... 0,01 —

Dose : 1 à 6 selon l'âge ; de préférence à jeun.

BORICINE MEISSONNIER

Composition : Combinaison d'acide borique et de biborate de soude ; plus soluble et plus antiseptique que l'acide borique ; réaction neutre.

Dose : La cuillerée à soupe contient 25 grammes de boricine. On emploie de 1 à 5 cuillerées à soupe de poudre par litre d'eau bouillie, suivant l'usage à faire de la solution. On peut également employer la boricine en poudre sur les plaies, comme l'iodoforme.

BORNYVAL

Composition : Perles gélatineuses dosées chacune 0,25 centigrammes d'isovalérianate de bornéol.

Indications : Les mêmes que la valériane.

Dose : Une perle, 3 ou 4 fois par jour.

BORO-BORAX VIGIER

COMPOSITION : A base d'acide borique et de borax
INDICATIONS : S'emploie comme antiseptique, désinfectant et cicatrisant.
DOSE : 2 à 3 cuillerées à bouche par litre d'eau bouillie.

BOVARINE DELPECH

COMPOSITION : Suc musculaire pur de bœuf sous forme de sirop.
DOSE : De 1 à 4 cuillerées à bouche par jour.

BOV'HEPATIC

COMPOSITION : Extrait liquide complet de tissu hépatique, préparé à froid et concentré dans le vide.
DOSE : 1 à 3 cuillerées à bouche par jour à n'importe quel moment, dans une infusion aromatique : menthe, tilleul, fleurs d'oranger, etc. froide ou tiède.

BROMÉINE MONTAGU

COMPOSITION : A base de bibromure de codéine.
INDICATIONS : Employée contre l'insomnie, la toux nerveuse, les névralgies.

1º Sirop de broméine Montagu.

COMPOSITION : Dosé à 0,03 centigrammes de bibromure de codéine par 20 grammes, c'est-à-dire par cuillerée à bouche.
DOSE : 1 à 3 cuillerées à soupe par jour, loin des repas.

2º Pilules de broméine Montagu.

COMPOSITION : Dosées à 0,01 centigramme de bibromure de codéine par pilule.
DOSE : 4 à 8 pilules par jour.

3° **Ampoules de broméine Montagu.**

COMPOSITION : Dosées à 0,01 centigramme de bibromure de codéine par ampoule de 1 centimètre cube.

Constituent un succédané des injections de morphine, dont elles n'ont pas les inconvénients.

BROMIASE COUTURIEUX

COMPOSITION : Association de bromures de potassium et d'ammonium avec des enzymes de la levure de bière, pour éviter les accidents du bromisme.

En capsules glutinisées renfermant chacune :

    Bromure de potassium........ 0,30 centigr.
    Bromure d'ammonium........ 0,20   —
    Enzymes 0,10   —

DOSE : 4 à 12 capsules par jour aux repas.

BROMIDIA DE BATTLE

COMPOSITION : Liquide contenant par cuillerée à café :

    Bromure de potassium .... 1 gramme.
    Chloral pur 1   —
    Extrait de chanvre indien .... 0,01 centigr.
    Extrait de jusquiame 0,01   —

DOSE : 1/2 ou 1 cuillerée à café toutes les heures, jusqu'à obtention du sommeil, dans un demi-verre d'eau pure ou sucrée.

BROMOCARPINE

COMPOSITION : Sirop glycériné renfermant par cuillerée à soupe :

    Bromure de potassium............ 0,50 centigr.
    Chlorhydrate de pilocarpine........ 3/4 de milligr.

DOSE : 1 à 3 cuillerées à soupe contre l'épilepsie, l'hystérie et la chorée.

BROMODRAGINE

COMPOSITION : Dragées contenant chacune 0,10 centigrammes de bromhydrate soluble de quinine.

DOSE : Les mêmes que celles de la quinine.

BROMOGÉNOL PÉPIN

COMPOSITION : Préparation liquide, à base d'une combinaison albuminique bromée et peptonisée.

20 gouttes contiennent 4 centigrammes de brome correspondant à 0,50 centigrammes de KBr.

DOSE : 20 gouttes plusieurs fois par jour dans un peu d'eau ou d'infusion aromatique.

BROMO-MAÏSINE

COMPOSITION : Globules contenant chacun 0,02 centigrammes de brome-albuminoïde.

DOSE : De 6 à 10 et même jusqu'à 30 par jour.

BROMONE ROBIN

COMPOSITION : Combinaison de brome et de peptone (peptonate de brome). Liquide dont 20 gouttes correspondent à 1 gramme de bromure de potassium.

DOSE : De 20 à 100 gouttes par jour, en deux fois au moment des repas.

BROMOVALÉRAMINE LACAZE

COMPOSITION : Liquide contenant par cuillerée à café :

Valérianate d'ammoniaque........	0,15 centigr.
Bromure de strontium............	0,25 —
Extrait de valériane.............	0,10 —

DOSE : De 1 à 2 cuillerées à café dans un peu d'eau, loin des repas.

BROMURAL KNOLL

COMPOSITION : Le bromural est une poudre blanche, résultant de la combinaison de l'urée à l'acide iso-valérianique bromé, et spécialisée sous forme de tablettes dosées à 0,30 centigrammes de bromural.

INDICATIONS : Sédatif et hypnotique.

DOSE : De 1 à 3 tablettes dans un peu d'eau sucrée ou mieux dans une infusion tiède.

BROMURE DE CAMPHRE CLIN

1º **Capsules.**

COMPOSITION : Enrobées au gluten et renfermant chacune 0,20 centigrammes de bromure de camphre.

DOSE : De 2 à 5 capsules par jour.

2º **Dragées.**

COMPOSITION : Dosées à 0,10 centigrammes de bromure de camphre.

DOSE : 4 à 10 dragées par jour.

BROMURES LAROZE

Plusieurs sirops à base de bromure, avec du sirop d'écorces d'oranges amères comme excipient.

1º **Sirop au bromure de potassium.**

2º **Sirop au bromure de sodium.**

3º **Sirop au bromure de strontium.**

COMPOSITION : Chacun de ces sirops est dosé à 1 gramme de bromure par cuillerée à soupe.

4º **Sirop polybromuré.**

COMPOSITION : A base des trois bromures (potassium, sodium et ammonium).

DOSE : Dosé à 1 gramme de chacun des trois bromures par cuillerée à bouche.

BROMURES MURE

Plusieurs sirops à base de bromure et d'écorces d'oranges amères.

1° **Sirop Henry Mure au bromure de potassium.**

2° **Sirop Henry Mure au bromure de sodium.**

3° **Sirop Henry Mure au bromure de strontium.**

4° **Sirop Henry Mure polybromuré** (sodium, potassium, ammonium).

COMPOSITION : Chacun de ces sirops contient 2 grammes de sel par cuillerée à soupe.

BROMURES SOUFFRON

Bromure de potassium ou de sodium chimiquement pur, ne produisant pas d'accidents de bromisme.

1° **Solution.**

Dosée à 2 grammes de bromure pour 15 grammes.

2° **Sirop.**

Dosé à 2 grammes de bromure pour 20 grammes.

La solution et le sirop contiennent également 2 grammes de bromure de potassium ou de sodium par cuillerée à bouche.

BROSÉYL

COMPOSITION : Dragées à base de bromo-colloïde associé aux éthers du bornéol.

DOSE : *Adultes* : De 2 à 6 dragées par jour avant les repas.

Enfants : De 1 à 3 dragées.

BULGARINE

COMPOSITION : Culture pure en milieu végétal des ferments lactiques bulgares.

1° Bouillon de bulgarine .

DOSE : Un flacon débouché doit être pris en 48 heures, c'est-à-dire qu'il faut en prendre à peu près 4 verres à madère par jour, un quart d'heure ou une demi-heure avant les repas.

2° Comprimés de bulgarine.

DOSE : *Adultes :* Croquer ou délayer dans un peu d'eau 1 à 2 comprimés 3 ou 4 fois par jour le matin à jeun, à midi, à 5 heures et avant le coucher ; un quart d'heure au moins avant toute alimentation.

Enfants et nourrissons : Demi-dose de l'adulte, 4 fois par jour.

La durée du traitement est d'environ un mois.

C

CACHETS ANTIDOLOR ROGER

COMPOSITION : Cachets dosés à 0,50 centigrammes d'apolysine. L'apolysine est une combinaison d'acide citrique et de phénétidine, qui a beaucoup d'analogie avec le citrophène.

INDICATIONS : S'emploient contre les manifestations douloureuses, spécialement névralgiques.

DOSE : 1 cachet toutes les 3 heures.

CACHETS BAYER

1° Cachets Bayer d'aspirine.

COMPOSITION : Dosés à 0,25 centigrammes et à 0,50 centigrammes.

DOSE : De 2 à 6 par jour.

2° **Cachets Bayer de citarine.**

COMPOSITION : Dosés à 1 gramme.
DOSE : De 1 à 3 comprimés par jour.

3° **Cachets Bayer d'helmitol.**

COMPOSITION : Dosés à 0,50 centigrammes.
DOSE : De 2 à 8 par jour.

4° **Cachets Bayer de saïodine.**

COMPOSITION : Dosés à 0,50 centigrammes.
DOSE : De 1 à 8 par jour.

5° **Cachets Bayer de salophène.**

COMPOSITION : Dosés à 0,50 centigrammes.
DOSE : De 1 à 6 par jour.

6° **Cachets Bayer de sulfonal.**

COMPOSITION : Dosés à 0,50 centigrammes.
DOSE : De 1 à 4 par jour.

7° **Cachets Bayer de trional.**

COMPOSITION : Dosés à 0,25 centigrammes et à 0,50 centigrammes.
DOSE : De 1 à 4 par jour.

8° **Cachets Bayer de véronal.**

COMPOSITION : Dosés à 0,25 centigrammes et à 0,50 centigrammes.
DOSE : De 1 à 4 par jour.

CACHETS BOVEIL

COMPOSITION : A base d'amino-phéno-théine.
DOSE : De 1 à 3 cachets au moment des crises douloureuses, et loin des repas.

CACHETS DE CASCARA LIMOUSIN

COMPOSITION : Chaque cachet contient 0,25 centigrammes de poudre de cascara sagrada.
DOSE : 1 à 2 le soir, en se couchant.

CACHETS DU Dᴿ CHARLE

COMPOSITION : A base d'examidoquinine, produit obtenu par l'association de bromhydrate double de quinine et de caféine, avec la pyramidon de Creil et l'exalgine en présence de l'acide valérianique.

Chaque cachet contient 0,50 centigrammes d'exa-midoquinine.

DOSE : De 1 à 2 cachets au moment des crises douloureuses, et loin des repas.

CACHETS CURATIFS PUY

COMPOSITION : Cachets dosés à 0,25 centigrammes d'hypophosphite de gaïacol.

INDICATIONS ET DOSE : Affections chroniques des bronches; on prend en moyenne 4 cachets par jour.

CACHETS DU Dᴿ FAIVRE

COMPOSITION : Cachets à base d'oxyquinothéine.
INDICATIONS : Migraines et douleurs rhumatismales.
DOSE : 2 à 4 par jour.

CACHETS DU Dᴿ SENOBLE

COMPOSITION : A base de phénacétine, salol et caféine en présence d'eupeptiques.

DOSE ET MODE D'EMPLOI : S'emploient contre la douleur à la dose de un cachet au début des crises ; en cas d'insuccès, renouveler d'heure en heure jusqu'à effet.

CACODYLATE DE SOUDE CLIN

⛫ 1º **Gouttes.**

Pour donner le cadodylate par la bouche ou en lavements, liquide dosé de façon à ce que 5 gouttes représentent 1 centigramme de cacodylate de soude.

Dose : 1º *Par la bouche :* On prend de 5 à 15 gouttes par jour, en deux doses au moment des repas, dans un peu d'eau, pendant 8 jours. S'arrêter 8 jours, reprendre ensuite.

2º *Pour les lavements :* Mélanger 5 gouttes à une cuillerée à bouche d'eau tiède, injecter avec une poire de caoutchouc ; renouveler le lavement matin et soir.

2º Globules.

Enrobés au gluten et dosés à 0,01 centigramme de cacodylate de soude.

Dose : La dose moyenne est de 1 à 3 par jour, à prendre aux repas.

3º Tubes stérilisés.

Composition : Tubes d'une contenance de 1 centimètre cube, comprenant deux dosages l'un à 0,05 centigrammes par centimètre cube ; l'autre à 0,10 centigrammes par centimètre cube.

Dose : Injecter une ampoule tous les jours pendant une semaine, repos d'une semaine, reprendre ensuite.

Chaque boîte contient 20 ampoules pour le dosage de 5 centigrammes par centimètre cube et 14 ampoules pour le dosage de 10 centigrammes et est garnie d'une lime pour briser la pointe de l'ampoule.

CACODYLATES VIGIER

1º Cacodylate de gaïacol.

Composition : Préparé sous deux formes :

1º *Ampoules gaïacocacodyliques Vigier,* pour injections hypodermiques, dosées à 0,05 centigrammes de gaïacocacodyl (cacodylate de gaïacol) par centimètre cube.

2º *Perléines de gaïacocacodyl Vigier.* Chaque perléine contient 0,025 milligrammes de gaïacocacodyl.

Dose : 2 à 4 perléines au moment des repas.

2º **Cacodylate de soude Vigier.**

En ampoules pour injections sous-cutanées, dosées à 0,05 centigrammes par centimètre cube.

3º **Cacodylate de fer Vigier (Ferrocodyne).**

En ampoules pour injections sous-cutanées dosées à 0,05 centigr. par centimètre cube.

CACODYLE GONNON

1º **Ampoules hypodermiques.**

Dosées à 0,02 centigrammes de cacodylate de soude. Il existe également des ampoules dosées à 3, 4, 5 et 10 centigrammes.

2º **Ampoules rectales.**

Pour instillations dans le rectum ; dosées à 2 centigrammes par ampoule de 5 centimètres cubes.

3º **Gouttes.**

COMPOSITION : Liquide dosé à 0,01 centigramme de cacodylate de soude par 5 gouttes.

DOSE : 20 à 40 gouttes par jour.

4º **Granules.**

COMPOSITION : Granules roses, dosés à 0,02 centigrammes de cacodylate de soude par granule.

DOSE : On en prend 2 à 4 par jour.

5º **Sirop.**

COMPOSITION : Chaque cuillerée à bouche de sirop contient :

Cacodylate de soude	0,02	centigr.
Iode métalloïdique (combiné aux roses rouges)..................	0,02	—
Phosphate monocalcique cristallisé	0,25	—
Sirop de roses rouges...........	Q. S.	—

DOSE : 2 à 4 cuillerées à soupe par jour, deux heures après les repas, ou mieux matin et soir.

6° Vin.

COMPOSITION : Chaque cuillerée à bouche renferme :

Cacodylate de soude..............	0,02 centigr.
Glycérophosphate de chaux	0,20 —

DOSE : 2 à 4 cuillerées à soupe par jour, deux heures après les repas, ou mieux matin et soir.

CACODYLE GONNON FERRUGINEUX

1° Ampoules.

Pour injections hypodermiques.

Elles sont dosées à 0,02 et à 0,05 centigrammes de cacodylate de fer.

2° Gouttes.

COMPOSITION : Liquide dosé à 0,01 centigramme de cacodylate de fer par 5 gouttes.

DOSE : 20 à 40 gouttes par jour.

3° Granules.

COMPOSITION : Dosés à 0,02 centigrammes de cacodylate de fer par granule.

DOSE : 2 à 4 granules par jour.

CACODYLINE JAMMES

COMPOSITION : Ampoules pour injections sous-cutanées, à base d'une combinaison non toxique de cacodylate de soude et de sérum organique.

DOSES :

Cacodyline A ampoules dosées à	0,10 centigr.
— B — —	0,20 —
— C — —	0,30 —
— D — —	0,50 —

CACODYLO-PHOSPHATE VITAL DE JACQUEMAIRE

COMPOSITION : Ampoules à base de cacodylates et glycérophosphates associés (fer, soude et chaux).

DOSE : 1 à 2 injections hypodermiques par jour.

CAFÉINE HOUDÉ

1° Granulé.

COMPOSITION : Dosé à 0,10 centigrammes par 5 grammes ou cuillerée à café.

DOSE : 1 à 5 cuillerées par jour.

2° Pilules.

COMPOSITION : Chaque pilule contient :

Caféine .... 0,10 centigr.
Sulfate de quinine .... 0,20 —

DOSE : 2 à 4 par jour.

3° Solution.

COMPOSITION : Dosée à 0,25 centigr. par centim. cube.

DOSE : Elle s'emploie :

a) *En injections hypodermiques.*

b) *Par voie stomacale,* à la dose de 1 cuillerée à café dans 100 grammes d'eau.

4° Vin.

COMPOSITION : Il contient par 20 grammes :

Caféine .... 0,10 centigr.
Extrait de quinquina .... 0,20 —

DOSE : 2 à 4 cuillerées à soupe par jour.

CALIFIG

COMPOSITION : Sirop de figues de Californie, associé

à un extrait de séné d'Alexandrie et à des aromatiques, le tout dissous dans du sirop de sucre de canne.

MODE D'EMPLOI ET DOSE : S'emploie contre la constipation à la dose d'une demi à une cuillerée à soupe.

La cuillerée à soupe correspond à 3 grammes de séné.

CALOMÉLOL DE VON HEYDEN

Calomel colloïdal.

1º **Comprimés.**

Dosés à 0,01 centigramme.

2º **Poudre.**

Pour saupoudrer les chancres et les ulcères.

CAPSULES AILAINE

COMPOSITION : Capsules dosées à 0,25 centigrammes d'iodure de potassium par capsule.

DOSE : 1 à 10 par jour.

CAPSULES BERTHÉ

COMPOSITION : Chaque capsule est dosée à 0,05 centigrammes de gaïacol.

DOSE : 5 à 10 par jour.

CAPSULES BONNEFOND

COMPOSITION : Chaque capsule contient :

Créosote de hêtre	0,075	milligr.
Eucalyptol pur	0,075	—
Pepsine extractive	0,020	—
Iodure de codéine	0,005	—

DOSE : 6 à 8 capsules par jour aux repas.

CAPSULES DU Dr BOUSQUET

1° Capsules à l'Iodipine Merck.

COMPOSITION : L'iodipine est une combinaison d'iode et d'huile de sésame qui se dédouble lentement et progressivement dans l'organisme, en mettant l'iode en liberté.

DOSE : Ces capsules sont dosées à 1 gramme d'iodipine ; 3 capsules représentent 1 gramme d'iodure de potassium.

2° Capsules à la Bromipine Merck.

COMPOSITION : La bromipine est une combinaison stable de brome et d'huile de sésame, se dédoublant progressivement dans l'organisme.

DOSE : Ces capsules sont dosées à 1 gramme de bromipine Merck. — 2 capsules correspondent à 1 gramme de bromure de potassium.

CAPSULES BRUEL

COMPOSITION : Elles contiennent un mélange de valérianate d'ammoniaque, d'alcool amylique et d'acide sulfurique.

INDICATIONS : S'emploient contre les migraines, les coliques hépatiques et néphrétiques.

DOSE : 3 à 10 en 24 heures.

CAPSULES COGNET

COMPOSITION : Chaque capsule contient :

Eucalyptol absolu .... 0,10 centigr.
Créosote pur de hêtre........... 0,05 —
Iodoforme .... 0,01 —

DOSE : 6 à 8 par jour en deux fois, avant les repas, dans un demi-verre d'eau.

3.

CAPSULES CRÉOSOTÉES FOURNIER

COMPOSITION : Chaque capsule contient 0,02 ou 0,05 centigrammes de créosote, et 0,50 centigrammes d'huile de foie de morue.

DOSE : 8 à 12 capsules par jour, à prendre au moment des repas.

CAPSULES CURATIVES PUY

COMPOSITION : Capsules à enveloppe de gluten contenant chacune 0,20 centigrammes d'hypophosphite de gaïacol neutre.

DOSE : 6 par jour au minimum, à prendre au moment des repas.

CAPSULES DARTOIS

COMPOSITION : Chaque capsule contient 0,05 centigrammes de créosote dissoute dans 0,20 centigrammes d'huile de foie de morue.

DOSE : En moyenne 3 à chaque repas, ou bien matin et soir avec une tasse de lait ou de tisane.

CAPSULES DELPECH

COMPOSITION : Chaque capsule contient 0,50 centigrammes d'extrait hydroalcoolique éthéré de cubèbe.

DOSE : 2 à 6 par jour, aux repas.

CAPSULES DERBECQ

COMPOSITION : Capsules à base de grindelia robusta.

INDICATIONS : S'emploient contre la toux et les bronchites.

DOSE : 2 avant les deux principaux repas et 2 avant de se coucher.

CAPSULES FRIANT

COMPOSITION : Capsules à enveloppe de gluten au créosotal bromoformé.

DOSE : 6 à 10 capsules par jour.

CAPSULES DE GONÉINE DU Dr FOURNIER

COMPOSITION : Chaque capsule contient :

Essence de santal rectifiée........ 0,20 centigr.
Résines de kawa-kawa (piper me-
thysticum)................... 0,07 —

DOSE : 8 à 12 capsules par jour à prendre au moment des repas.

CAPSULES DE GONOSAN

COMPOSITION : Chaque capsule contient 0,30 centigrammes de gonosan, c'est-à-dire :

Essence de santal............... 0,24 centigr.
Essence de kawa-kawa ou piper
methysticum .... 0,06 —

DOSE : 6 à 10 capsules par jour, en 3 ou 5 prises de 2 à la fois.

CAPSULES GUYOT

COMPOSITION : Capsules de gélatine contenant chacune 0,12 centigrammes de goudron de Norvège.

DOSE : 2 à 3 capsules immédiatement avant chaque repas.

CAPSULES D'ICHTYOL VIGIER

COMPOSITION : Capsules dosées à 0,25 cent grammes.

DOSE : 2 à 6 par jour.

CAPSULES LINARIX

COMPOSITION : Chaque capsule contient 0,20 centigrammes de myrtol pur.

INDICATIONS : Comme antiseptique pulmonaire et
modificateur des expectorations purulentes ou fétides.

DOSE : 6 à 8 capsules par jour.

CAPSULES MATHEY-CAYLUS

1º Capsules Mathey-Caylus à l'Ichtyol.

COMPOSITION : 0,25 centigrammes d'ichtyol par
capsule.

INDICATIONS : Affections catarrhales des bronches,
de la vessie et des organes génito-urinaires.

Maladies de la peau.

DOSE : 2 à 8 capsules par jour.

2º Capsules Mathey-Caylus-au Salol.

COMPOSITION : 0,25 centigrammes de salol par
capsule.

DOSE : 2 à 6 capsules par jour.

3º Capsules Mathey-Caylus antiblennorragiques.

COMPOSITION : Il existe de ces capsules :

a) Au copahu et à l'essence de santal ;

b) Au copahu, cubèbe, et essence de santal ;

c) Au copahu, fer et essence de santal.

DOSE : Le dosage de ces capsules est tel qu'on doit
en prendre 8 à 12 par jour.

Toutes ces capsules sont à enveloppe de gluten,
assurant la dissolution du médicament dans l'intestin
et ménageant l'estomac.

CAPSULES PAULET

COMPOSITION : Capsules glutinisées, dosées à 0,15

centigrammes de valérianate d'ammoniaque par capsule. Deux capsules correspondent à une cuillerée à café de valérianate d'ammoniaque liquide.

Dose : 2 à 6 capsules par jour.

CAPSULES PAUTAUBERGE

Composition : Chaque capsule contient :

Iodoforme	0,02	centigr.
Phosphate de chaux	0,15	—
Créosote	0,05	—

Dose : 2 à 8 par jour, au moment des deux principaux repas, avec un peu de boisson alcoolisée.

CAPSULES DE QUININE PELLETIER

Composition : Les principales de ces capsules sont dosées à 0,10 centigrammes de sulfate de quinine.

Mais il existe également des capsules Pelletier aux sels de quinine suivants :

a) Bisulfate de quinine,
b) Bromhydrate de quinine.
c) Bichlorhydrate de quinine.
d) Chlorhydrate de quinine.
e) Chlorhydrosulfate de quinine.
f) Lactate de quinine.
g) Salicylate de quinine.
h) Valérianate de quinine.

Dose : Toutes ces capsules sont dosées à 0,10 centigrammes de sel de quinine par capsule.

CAPSULES RAMEL

Composition : Chaque capsule contient :

Eucalyptol	0,10	centigr.
Créosote	0,10	—

Dose : 2 à 6 par jour aux repas, ou bien matin et soir, avec une tasse d'eau ou de lait.

CAPSULES RAQUIN

Composition : Nombreuses préparations.

1º Baltal (santal copahivique)	0,40	centigr.
2º Bichlorure d'hydrargyre peptonisé...	0,01	—
3º Copahivate de soude..............	0,40	—
4º Copahu......................	0,45	—
5º Cubèbe	1	gramme
6º Goudron...................	0,25	centigr.
7º Ichtyol	0,30	—
8º Iodure de potassium	0,25	centigr.
9º Protoiodure de mercure	0,05	—
10º Salol-santal.................	0,32	—
11º Santal....................	0,25	—
12º Térébenthine	0,25	—

Dose : Les capsules hydrargyriques nos 2 et 9 s'emploient à la dose de 1 à 3 par jour. Toutes les autres à la dose de 3 à 15 par jour.

CAPSULES SALOLÉES LACROIX

Nombreuses variétés : elles contiennent toutes 0,15 centigrammes de salol à l'état de dissolution.

1º **Capsules de copahu salolé.**

Dose : 6 à 12 par jour.

2º **Capsules de térébenthine salolée.**

Dose : 4 à 12 par jour.

3º **Capsules d'extrait de cubèbe salolé.**

Dose : 4 à 10 par jour.

4º **Capsules d'oléosalol Lacroix**, à ordonner dans es cas où le salol est seul indiqué.

Dose : 6 à 12 par jour.

5º **Capsules de santal salolé camphré**. Les propriétés du camphre s'ajoutent à celles du santal et du salol.

DOSE : 4 à 10 par jour.

6º **Capsules de santal salolé** (les plus employées). COMPOSITION : Elles contiennent :

Santalol	0,28 centigr.
Salol	0,15 —

DOSE : 6 à 12 par jour.

CAPSULES DE SANTAL BRETONNEAU

COMPOSITION : Elles sont dosées à 0,35 centigrammes d'essence de santal par capsule.
DOSE : Commencer par 6 en 24 heures, augmenter progressivement jusqu'à 12, puis diminuer jusqu'à ce que l'on soit revenu à 6, dose à laquelle on se tiendra jusqu'à la guérison complète.

CAPSULES DE SANTAL ODER

COMPOSITION : Ces capsules sont dosées à 0,25 centigrammes de santal.
DOSE : 6 à 12 par jour.

CAPSULES DE SANTAL ROGÉ-CAVAILLÈS

COMPOSITION : Chaque capsule contient :

Essence de santal à 96 º/₀ de santalol.	0,40 centigr.
Salol	0,10 —

DOSE : 6 à 8 par jour.

CAPSULES TÆNIFUGES LIMOUSIN

COMPOSITION : Chaque capsule contient :

Extrait éthéré de rhizomes frais de
     fougère mâle .... 0,50 centigr.
     Calomel à la vapeur 0,05   —

DOSE : 16 capsules pour un adulte, le matin à
jeun, de 5 minutes en 5 minutes dans un peu d'eau.

CAPSULES DE TERPINOL GONNON

COMPOSITION : Chaque capsule est dosée à 0,10 centigrammes de terpinol.

DOSE : 5 à 6 par jour.

CARBOVIS

COMPOSITION : Poudre de viande crue.

DOSE : 1 cuillerée à soupe à chaque repas dans un
peu de bouillon, d'eau sucrée ou de limonade gazeuse.

CARNINE LEFRANCQ

COMPOSITION : Préparation liquide du suc de viande
de bœuf crue préparée à froid, et concentrée dans le
vide.

DOSE : 2 à 6 cuillerées à bouche par jour, à prendre
pure ou dans une boisson froide, et toujours au
moment des repas.

CASCARA GRANULÉ PICLIN

COMPOSITION : Granulé dont chaque cuillerée à
café représente le principe actif de 0,25 centigrammes
de poudre de cascara.

DOSE : 1 à 2 cuillerées à café matin et soir dans
un quart de verre d'eau ou dans tout autre liquide.

CASCARA LIQUIDE ALEXANDRE

COMPOSITION : C'est une sorte de sirop-élixir qui

renferme par cuillerée à café 0,60 centigrammes de cascara sagrada.

Dose : 1 à 2 cuillerées à café le soir avec le potage, ou bien au moment du coucher.

CASCARA MIDY

Composition : En pilules contenant chacune :

Extrait hydro-alcoolique de cascara. 0,12 centigr.
Poudre d'écorce de cascara........ 0,10 —

Dose : 1 à 2 pilules le soir, en se couchant.

CASCARINE LEPRINCE

1º Pilules.

Composition : Dosées à 0,10 centigrammes de cascarine.

Dose : On en prend 1 au milieu de chacun des deux principaux repas.

2º Elixir.

Composition : Dosé à 0,10 centigrammes de cascarine par cuillerée à bouche. La cuillerée à bouche représente donc une pilule.

3º Cascaricônes.

Composition : Suppositoires dosés à 0,10 centigrammes de cascarine.

CATALYSINE DU Dr VIQUERAT

Composition : Solution à base de fer catalytique et de bases lécithiniennes.

Indications : Maladies infectieuses.

Dose : 1 à 3 cuillerées à soupe par jour dans un peu d'eau, à jeun, une heure avant le repas.

CÉRÉALOPHOSPHATES PINEL

COMPOSITION : Sucre granulé contenant par cuillerée à dessert 0,25 centigrammes de composés phos-
phorés organiques, extraits des céréales.

DOSE : De 5 à 6 cuillerées à dessert par jour, et
davantage. Dans tous les cas où le traitement phosphaté est indiqué.

CÉRÉALOSE MIDY

COMPOSITION : Décoction sèche de graines de
céréales, blé, orge, avoine, contenant 0,32 centigrammes
de phosphates naturels par cuillerée à bouche.

Il existe également des *biscuits à la céréalose.*

MODE D'EMPLOI : Pour faire une bouillie, on délaye
1 cuillerée à bouche de céréalose dans 1 cuillerée à
bouche d'eau froide. On jette dans une petite tasse
de lait bouillant et on laisse bouillir pendant 5 à
6 minutes.

CÉRÉBRINE

COMPOSITION : C'est une liqueur éthérée très diffu-
sible, contenant les principes actifs du café, de la
coca et du guarana, et notamment la cocaïne et la
théine, associés à 0,15 centigrammes d'analgésine
par cuillerée à bouche.

1° *Cérébrine simple*, répondant à la composition
indiquée, surtout employée contre la migraine et les
névralgies.

2° *Cérébrine bromée* contenant 0,50 centigrammes
de bromures associés par cuillerée à soupe, contre le
zona, le lumbago, la neurasthénie et les menstruations douloureuses.

3° *Cérébrine iodée* contenant 0,30 centigrammes

d'iodures alcalins par cuillerée à soupe, contre les névralgies rhumatismales.

4° *Cérébrine quiniée,* contre la grippe, le coryza et les fièvres.

5° *Cérébrine bromo-iodée* contenant 1 gramme de bromure et 0,30 centigrammes d'iodures par cuillerée à soupe, contre les névralgies faciales et sciatiques.

Dose : 1 à 3 cuillerées à soupe en deux fois, à 5 minutes d'intervalle et toujours 3/4 d'heure avant ou 2 heures après les repas. On peut renouveler, en cas de besoin, 1 ou 2 fois la dose dans les 24 heures.

CÉROLINE.

Composition : Pilules à base d'une substance grasse qui serait le principe actif de la levure de bière et dosées à 0,10 centigrammes.

Dose : *Enfants,* jusqu'à un an, 1 pilule en 4 fois; *au-dessus d'un an,* une demie à 1 pilule, 3 fois par jour, délayée dans du lait.

Adultes : 1 à 3 pilules, 3 fois par jour. A prendre une heure avant les repas.

CÉTRAROSE

Composition : C'est une solution titrée d'acide protocétrarique dosée à 0,16 centigrammes par centimètre cube. Le centimètre cube contient 53 gouttes.

Indications : L'acide protocétrarique constitue le principe actif du lichen d'Islande et possède des propriétés nettement anti-émétiques et antidyspeptiques, agissant comme excitant du peristaltisme gastro-intestinal de haut en bas; supprime immédiatement l'élément douleur.

Dose : 20 à 30 gouttes en 1 fois, soit sur un morceau de sucre, soit dans un peu d'eau ; cette dose peut être répétée plus ou moins souvent ; on peut aller jusqu'à 150 à 200 gouttes par jour.

CHARBON DE BELLOC

.1º **Poudre**.

DOSE : On en prend 2 à 3 cuillerées à bouche avant ou après les repas.

2º **Pastilles**.

DOSE : On en prend de 3 à 10 avant ou après les repas.

CHARBON GRANULÉ FRAUDIN

COMPOSITION : Granulé de charbon végétal sans naphtol.

DOSE : 3 à 6 cuillerées à café par jour à la fin des repas.

CHARBON NAPHTOLÉ FRAUDIN

COMPOSITION : Granulé de charbon végétal additionné de naphtol β.

DOSE : 3 à 6 cuillerées à café par jour, à la fin des repas. Il est préférable de mettre la cuillerée de charbon dans la bouche et d'avaler par-dessus quelques gorgées d'eau.

CHARBON TISSOT

COMPOSITION : Charbon de peuplier additionné d'une très faible quantité de benzoate de naphtol et aromatisé à l'anis.

Préparé en gros grains agglomérés au gluten, ce qui permet à la traversée de l'estomac de les laisser intacts.

DOSE : 1 cuillerée à café avant ou après les repas. Jeter 1 cuillerée dans la bouche et avaler un peu d'eau par-dessus.

CHLORAL BROMURÉ DUBOIS

COMPOSITION : Médicament composé, liquide, de

saveur sucrée, préparé avec le chloral, le bromure de potassium et les écorces d'oranges amères.

Dose : 1 à 6 cuillerées à café, à dessert ou à bouche, dans les 24 heures, suivant l'âge.

CHLORALOSE BAIN

1° **Cachets.**

Composition : Dosés à 0,20 centigrammes de chloralose.

Dose : 1 cachet le soir au moment de se coucher ; répéter au besoin dans la nuit.

2° **Capsules.**

Composition : Dosées à 0,10 centigrammes.

Doses : 2 capsules, le soir, au moment du coucher.

3° **Granulé effervescent.**

Composition : Dosé à 0,10 centigrammes par cuillerée à café.

Dose : On en prend 2 cuillerées à café le soir avant de se coucher.

CHLORAL PERLÉ LIMOUSIN

Composition : Capsules dragéifiées contenant 0,25 centigrammes d'hydrate de chloral par chaque dragée.

Dose : 6 à 18 le soir, au moment du coucher, avec un peu d'eau.

CHLORESCINE

Composition : C'est un produit à base de menthol et d'eucalyptol associés à différents antiseptiques, de façon à former un produit volatil.

1° **Chlorescine alcoolique.**

Indications : Employée pour inhalations et lavages du nez.

Dose : On en met de 40 à 50 gouttes et même 1 cuillerée à café dans 1 verre d'eau chaude.

2º Chlorescine huileuse.

Indications : Se vend avec ou sans seringue spéciale et s'emploie pour injections dans les narines, à la dose de une demi-seringue pour chaque narine.

CHLORHYDROPEPTINE

Composition : Liquide à base d'acide chlorhydrique, de pepsine et de noix vomique.

Dose : 1 cuillerée à café dans un verre de la boisson habituelle au milieu des deux principaux repas.

CHLORHIDIA

Composition : Liquide incolore à base de pepsine, d'acide chlorhydrique, de cocaïne et de chloroforme.

Dose : 1 cuillerée à café dans un quart de verre d'eau, au commencement de chaque repas.

CHLOROL-MARYE

Composition : Liquide antiseptique à base de sublimé. Le flacon est coiffé d'un godet en ébonite, dont le contenu représente exactement 0,25 centigrammes de sublimé.

Dose : 1 à 4 godets dans un litre d'eau bouillie.

CHOLÉINE CAMUS

Composition : Pilules à l'extrait inaltérable de fiel de bœuf.

Dose : 4 à 6 pilules par jour.

CHOLÉLYSINE STROSCHEIN

Composition : Médicament dissolvant des calculs

biliaires à base d'oléate de soude incorporé à une albumine de pureté parfaite.

1° Liquide.

DOSE : On prend de 1/2 à 1 cuillerée à café matin et soir, au lever et au coucher.

2° Tablettes.

COMPOSITION : Dosées à 0,60 centigrammes.

DOSE : 1 ou 2 tablettes aux mêmes moments.

CHOLÉOKINASE

COMPOSITION : Principes essentiels de la bile associés avec des traces de kinase active, enfermés dans un ovoïde argenté soluble seulement dans l'intestin.

DOSE : 2 ovoïdes à la fin de chaque repas et 2 le soir en se couchant, soit six par jour. On peut aller jusqu'à 12 par jour.

CIDRASE COUTURIEUX

COMPOSITION : Comprimés dosés à 0,50 centigrammes de ferments de cidre inaltérables.

DOSE : 2 à 6 comprimés par jour.

CIGARES GICQUEL

COMPOSITION : Papier anti-asthmatique à base de nitre, stramonium, belladone, digitale, lobélie et phellandrie.

DOSE : 2 à 3 cigares au moment des crises.

CIGARETTES AMÉRICAINES LEROY

COMPOSITION : Cigarettes à base de poivre cubèbe et de grindelia robusta.

DOSE : 4 à 5 cigarettes au moment des accès d'oppression. Avaler la fumée.

CIGARETTES DU Dʳ CLÉRY

COMPOSITION : A base de sucs de pin maritime, du fruit de la kasmych d'Égypte et de sels minéraux.

DOSE : 4 à 5 cigarettes au moment des accès d'oppression. Avaler la fumée.

CIGARETTES ESCOUFLAIRE

COMPOSITION : A base de plantes anti-asthmatiques.

DOSE : 4 à 5 cigarettes contre les accidents dyspnéiques.

CIGARETTES ESPIC

COMPOSITION : Chaque cigarette contient :

Belladone	0,30	centigr.
Stramoine	0,15	—
Jusquiame	0,05	—
Phellandrie	0,05	—
Extrait d'opium	0,013	milligr.

DOSE ET MODE D'EMPLOI : 2 ou 3 cigarettes dont on avale la fumée au moment des crises d'oppression.

CIGARETTES DE RESPIRATOR MAXIM

COMPOSITION : Cigarettes à base de plantes anti-asthmatiques.

MODE D'EMPLOI : Allumer une cigarette dont on avale la fumée au début des crises d'oppression.

CITROSODINE GRÉMY

COMPOSITION : Comprimés dosés à 0,25 centigrammes de citrate trisodique.

INDICATIONS : Remplace le bicarbonate de soude dans toutes ses indications.

DOSE : *Enfants,* 3 à 4 comprimés et plus au besoin

dans un demi-verre d'eau, 2 à 3 fois par jour, au moment des repas.

Adultes : 4 à 8 comprimés de la même façon.

COALTAR SAPONINÉ LE BEUF

COMPOSITION : Émulsion de coaltar au goudron de houille, obtenue à l'aide de la teinture de quillaya saponaria.

DOSE ET MODE D'EMPLOI : S'emploie pur dans le pansement des plaies gangreneuses et diphtériques et celui des cancers ulcérés.

Soluble en toutes proportions dans l'eau. On emploie des solutions plus ou moins diluées suivant les besoins.

En injections vaginales, on l'emploie à la dose de 1 à 2 cuillerées à soupe par litre d'eau.

COLCHI-SAL MIDY

COMPOSITION : Chaque capsule contient 1/4 de milligramme de colchicine dans 0,20 centigrammes d'essence de betula ou salicylate de méthyle.

DOSE : 8 à 12 par jour ; on en prend 2 à la fois dans les manifestations aiguës : arthritiques ou goutteuses.

COLCHIFLOR

COMPOSITION : Capsules contenant de l'alcoolature faite avec la fleur fraîche de colchique exempte des principes drastiques contenus dans le bulbe ou les semences et qui forment généralement la base des préparations analogues.

DOSE : 6 capsules par jour, espacées dans la journée, dans les accès de goutte aiguë.

COLLARGOL COUTURIEUX

1º Pommade.

COMPOSITION : Dosée à 15 p. 100 d'argent colloïdal.

DOSE ET MODE D'EMPLOI : On en emploie 1 à 3 grammes en frictions sous les aisselles.

2º Ampoules injectables.

COMPOSITION : Solution à 5 milligrammes d'argent colloïdal par centimètre cube.

· DOSE : Une ampoule de 5 centimètres cubes tous les jours, en injection intraveineuse.

COLLARGOL HEYDEN

Argent colloïdal spécialisé sous forme de tablettes de collargol.

1º *Tablettes*, dosées à 0,05 centigrammes; pour emploi chirurgical et injections intraveineuses.

2º *Tablettes*, dosées à 0,25 centigrammes; pour lavements.

COLLARGOL MIDY

1º Pommade.

COMPOSITION : Dosée à 15 p. 100 pour frictions.

2º Ampoules.

Ampoules de 2 centimètres cubes, contenant une solution dosée à 1 p. 100 pour injections intraveineuses.

COLLO-IODE

COMPOSITION : Composé colloïdal iodé dont 20 gouttes correspondent à 1 gramme d'iodure de potassium.

DOSE : De 10 à 40 gouttes par jour.

COMBRÉTINE LIMOUSIN

COMPOSITION : Extrait fluide de Combretum Rambaultii du Sénégal.

INDICATIONS : Maladies du foie.

DOSE : De 20 à 60 gouttes par jour.

COMPRIMÉS BAYER

1º Comprimés Bayer d'aspirine.

COMPOSITION : Dosés à 0,50 centigrammes.

DOSE : On en prend de 1 à 8 par jour.

2º Comprimés Bayer de citarine.

COMPOSITION : Dosés à 2 grammes. C'est un antigoutteux.

DOSE : On prend 3 à 5 comprimés par jour.

3º Comprimés Bayer d'iodothyrine.

COMPOSITION : A base du principe actif de la glande thyroïde chaque comprimé correspond à 0,25 centigrammes de glande fraîche.

DOSE : Un seul comprimé pour commencer ; augmenter d'un comprimé tous les deux jours.

4º Comprimés Bayer de saïodine.

COMPOSITION : Dosés à 0,50 de saïodine (monoiodo-behénate de calcium) succédané de l'iodure de potassium.

DOSES : Mêmes doses que l'iodure de potassium.

5º Comprimés Bayer de véronal.

COMPOSITION : Dosés à 0,50 centigrammes.

DOSE : On en prend de 1/2 à 2 dans une infusion chaude au moment du coucher, la dose moyenne est de 1 comprimé.

COMPRIMÉS BOURGUIGNON

Composition : Chaque comprimé contient :

Carbonate d'ammoniaque........ 0,02 centigr.
Bicarbonate de soude............ 0,30 —

Dose : Prendre 1 à 3 comprimés 2 ou 3 fois par jour, 2 heures après le repas et dans les cas d'hyper-acidité stomacale.

Avaler les comprimés avec un peu d'eau, sans les laisser fondre dans la bouche.

COMPRIMÉS DU Dr BOUSQUET A LA LACTO-PHÉNINE.

Composition : La lactophénine est de la phénacé-tine lactique. Ces comprimés sont dosés à 0,50 cen-tigrammes de lactophénine.

Dose : De 1 à 8 comprimés par jour suivant le résul-tat thérapeutique recherché.

COMPRIMÉS BRETONNEAU

Composition : Chaque comprimé contient 0,25 cen-tigrammes de benzoate d'ammoniaque.

Indications : Ces comprimés s'emploient contre les accidents de l'iodisme, du bromisme et de l'hy-drargyrisme.

Dose : De 6 à 8 par jour en 3 fois convenablement espacées ; les avaler avec un peu d'eau, sans les laisser fondre dans la bouche.

COMPRIMÉS DE CHATEL-GUYON GUBLER

Composition : A base de chlorure de magnésium et de sulfate de soude ; effervescents.

Dose : 8 comprimés pour un demi-verre d'eau.

COMPRIMÉS FUMOUZE

COMPOSITION : Dosés à 0,50 centigrammes d'Helmitol Bayer.

DOSE : De 2 à 6 par jour.

COMPRIMÉS DE KOLADONE

COMPOSITION : Chaque comprimé correspond à un gramme de noix fraîche de kola.

1º *Comprimés simples de koladone ;*

2º *Comprimés de koladone sans sucre* pour les diabétiques,

3º *Comprimés de koladone au quinquina ;*

4º *Comprimés de koladone au quinquina et à la rhubarbe.*

DOSE : 1 ou 2 comprimés de temps à autre ou bien de 1 à 5 à la fin de chacun des deux principaux repas.

COMPRIMÉS NEYRET

COMPOSITION : Chaque comprimé contient 5 milligrammes de lactate hydrargyrique.

DOSE ET MODE D'EMPLOI : On en prend de 3 à 9 par jour ; les laisser fondre un à un dans la bouche, entre les repas.

INDICATIONS : Ces comprimés s'appliquent au traitement simultané de la syphilis et des syphilides muqueuses de la bouche, de la langue et de la gorge.

COMPRIMÉS PENIÈRES

COMPOSITION : Comprimés dosés à 0,10 centigrammes du mélange suivant :

Résine pure de cubèbe .... 25 grammes.

4.

Résine pure de genièvre.............. 1,50 centigr.
Résine pure de gaïac .... 2 grammes.
Mélange résineux .... Q. S.

INDICATIONS ET DOSES : S'emploient dans toutes les manifestations rhumatismales à la dose de 10 à 12 par jour, dans les cas aigus, de 6 à 8 dans les rhumatismes chroniques. Les avaler 2 par 2, ou 3 par 3, dans une cuillerée de liquide au moment des repas.

COMPRIMÉS ROGÉ-CAVAILLÈS

1° Comprimés iodurés.

COMPOSITION : Dosés à 1 gramme d'iodure de potassium par comprimé.

DOSE : On en prend 1 ou 2 par jour.

2° Comprimés biiodurés.

COMPOSITION : Chaque comprimé contient :

Biiodure de mercure .... 0,01 centigr.
Iodure de pctassium.............. 0,50 —

DOSE : On en prend de 2 à 4 par jour.

3° Comprimés iodobenzoatés.

COMPOSITION : Chaque comprimé contient :

Benzoate de soude............... 0,25 centigr.
Iodure de potassium.............. 0,25 —

DOSE : On en prend de 2 à 8 par jour.
Le benzoate de soude a pour but d'éviter les manifestations iodiques.

COMPRIMÉS VICHY-ÉTAT

COMPOSITION : Pastilles effervescentes à base des sels naturels extraits des eaux de Vichy (sources de l'État) et dosées à 0,33 centigrammes de ces sels par comprimé.

Dose : 3 à 4 comprimés pour un verre d'eau.

CONDURANGO GRANULÉ ASTIER

Composition : Granulé effervescent à base de condurango.

Dose : 2 à 4 cuillerées à café par jour, aux repas dans un peu de vin ou dans **tout** autre liquide.

CONICINE GUILLIERMOND

1º **Baume de conicine Guilliermond.**

Indications : Pour onctions et applications externes.

2º **Pilules.**

Composition : Dosées à 1 milligramme de conicine.

La conicine est le principe actif de la ciguë.

Dose : On en prend de 1 à 3 par jour.

CONVALLARIA MAIALIS LANGLEBERT

Composition : Trois préparations différentes à base de convallaria maïalis.

1º **Granules,** on en prend 4 par jour.

2º **Sirop,** la dose en est de 2 à 3 cuillerées à soupe par jour.

COPAHIDIA MAZERON

Composition : Cachets contenant chacun 1 gramme de baume de copahu solidifié.

Dose : 2 le matin, 2 à midi et 2 le soir, en mangeant.

COSMÉTIQUE ARNAULT

COMPOSITION : Liqueur jaune ambrée, à base de mucilage de semences de coings, antiseptique.

INDICATIONS : Crevasses du sein pendant l'allaitement.

MODE D'EMPLOI : Un pinceau est joint au flacon et sert à étendre le cosmétique sur le bout de sein crevassé ; après le badigeonnage, recouvrir le bout de sein avec l'un des capuchons en étain qui sont joints au flacon.

CRAYONS CHAUMEL

Crayons intra-utérins, souples, fusibles, d'une introduction facile, contenus dans des tubes de verre stérilisés.

Se préparent à presque tous les médicaments.

CRÈME DE MORUE PÉQUART

COMPOSITION : Une cuillerée à soupe contient :

Huile de foie de morue	10 grammes.
Phosphate monocalcique	0,20 centigr.
Iode	0,01 —
Principes digestifs	Q. S.

DOSE : On peut en porter la dose à 10 cuillerées à soupe par jour, grâce à la présence des principes digestifs, qui évitent toute fatigue de l'estomac.

CRÉOCITHINE FREYSSINGE

COMPOSITION : Ampoules de 2 centimètres cubes d'huile d'olive stérilisée tenant en solution les médicaments suivants : acide valérianique, camphre, créosote, lécithine.

DOSE : 1 injection de 1 ampoule tous les 2 jours.

CRÉOSOCONES KÜGLER

COMPOSITION : Suppositoires dosés à 0,25 centigrammes à 0,50 centigrammes et à 1 gramme de créosote.

DOSE : 2 à 4 suppositoires ; suivant la tolérance, on emploie les suppositoires à 0,25 ou à 1 gramme.

CRÉOSOFORME GRANULÉ BRISSONNET

COMPOSITION : Le créosoforme est une combinaison de créosote et de formol contenant 96 p. 100 de créosote. Le granulé contient 1 gramme de créosoforme par cuillerée à café.

DOSE : 1 à 3 cuillerées à café par jour à tout moment de la journée.

CRYOGÉNINE LUMIÈRE

COMPOSITION : Comprimés dosés à 0,50 centigrammes de cryogénine Lumière.

DOSE : Le premier jour, dose massive de 1 à 3 comprimés suivant l'âge, ensuite un seul comprimé.

CUSCUTINE FOULON

COMPOSITION : Médicament à base d'extrait hydroalcoolique éthéré de la cuscute du lin, employé contre la constipation. Il n'y a pas trace de phénolphtaléine.

1º **Pilules** répondant à la formule :

Extrait sec de la cuscute.......... 0,06 centigr.
Excipient............. Q. S. p. 0,08 à 0,09

DOSE : 1 à 2 pilules au repas du soir.

2º **Sirop** répondant à la formule :

> Extrait sec de la cuscute......... 0,025 milligr.
> Sirop de café léger et vanillé Q. S. p. une cuillerée à café.

DOSE : *Enfants*, 1 à 2 cuillerées à café.
Adultes, 1 à 2 cuillerées à bouche.

CYPRIDOL DU Dr CHAPELLE

COMPOSITION : Huile biiodurée au centième.
1º **Capsules**.
COMPOSITION : Dosées à 2 milligrammes de bi-iodure de mercure par capsule.
2º **Injections**.
COMPOSITION : Ampoules pour injections intra-musculaires.

CYTOPLASMINE DUCATTE

COMPOSITION : Granulé à base de Damiana (plante très employée à l'étranger comme tonique et reconstituant), associée à l'hémoglobine, aux nucléines et aux phosphates des céréales.
INDICATION ET DOSE : S'emploie comme reconstituant à la dose de 2 à 4 cuillerées à café par jour.

CYTULINE COUTURIEUX

COMPOSITION : Nucléo-enzymoïdes des levures en ampoules injectables de 3 centimètres cubes pour injections intramusculaires.
INDICATION : A employer contre le cancer.
DOSE : 1 ampoule tous les 5 ou 10 jours, selon l'ancienneté du traitement.

D

DÉSILES GRANULÉ

COMPOSITION : Granulé à base de kola, coca, tanin, quinquina, phosphate de chaux et lécithine.

DOSE : 3 cuillerées à café par jour.

DIACHUSINE

COMPOSITION : Préparation à base de résorcine, tanin, salol, fleur de soufre, chlorate de soude, acier salicylique, borate de soude et pyoktanin.

INDICATIONS ET MODE D'EMPLOI : S'emploie contre les tumeurs : *En poudre,* pour le pansement des tumeurs ulcérées. *En solution,* pour les injections dans la tumeur. *En vernis,* pour badigeonner les tumeurs ulcérées, suintantes et saignantes.

DIALYL

COMPOSITION : Granulé à base de méthyl-lithium (sel double de lithine et de méthylamine) associé à un sérum artificiel concret mais soluble.

INDICATIONS : Solubilisant des déchets organiques.

DOSES : De 2 à 6 mesures (mesure jointe au flacon) par jour, dans un verre d'eau pure.

DIASTÉNINE GRÉMY

COMPOSITION : A base du principe actif de la glande interstitielle du testicule.

1° Ampoules.

De 2 centimètres cubes à 0,02 centigrammes de diasténine par centimètre cube.

DOSE : Une injection intra-musculaire tous les deux jours.

2° **Gouttes.**

Dosées à 0,02 centigrammes par 20 gouttes.

Dose : 30 à 40 gouttes 2 ou 3 fois par jour aux repas, dans un peu de vin rouge.

3° **Pilules.**

Dosées à 0,02 centigrammes.

Dose : 5 à 6 pilules par jour aux repas.

4° **Sirop.**

Dosé à 0,03 centigrammes par cuillerée à soupe.

Dose : 2 à 3 cuillerées à soupe.

DIGALÈNE

Composition : C'est une solution de digitoxine (principe actif de la feuille de la digitale pourprée). 1 centimètre cube contient trois dixièmes de milligramme de digitoxine, correspondant à 0,15 centigrammes de poudre de feuilles de digitale.

Dose : La dose quotidienne maxima est de 4 centimètres cubes. On peut l'administrer par la bouche, par le rectum ou en injections sous-cutanées ou intra-veineuses.

DIGESTIF CAPMARTIN

Composition : Liqueur renfermant par verre à liqueur :

Pepsine médicinale...............	0,40 centigr.
Papaïne......................	0,05 —
Acide chlorhydrique..............	0,05 —
Chlorhydrate de cocaïne	0,002 milligr.

Dose : 1 verre à liqueur à la fin de chaque repas.

DIGESTIF CLIN

Composition : Liquide contenant par verre à liqueur :

Pepsine extractive .... 0,20 centigr.
Pancréatine .... 0,05 —
Acide chlorhydrique............. 0,10 —
Teinture de Baumé.............. V gouttes.

DOSE : 1 verre à liqueur dans un peu d'eau, avant ou après chaque repas.

DIGITALE ECALLE

1º **Alcoolature de digitale Ecalle.**

COMPOSITION : Alcoolature de digitale titrée.

10 gouttes du flacon spécial renferment un dixième de milligramme de digitaline.

DOSE : 40 à 100 gouttes, par 24 heures.

2º **Comprimés de digitale Ecalle.**

COMPOSITION : Chaque comprimé renferme 0,10 centigrammes de poudre de digitale titrée quantité correspondant exactement à un quart de milligramme de digitaline cristallisée.

DOSE : Destinés soit à une infusion, soit à une macération ; on en prend de 2 à 4 en 24 heures.

DIGITALINE CRISTALLISÉE ECALLE

1º **Ampoules de digitaline Ecalle.**

COMPOSITION : Ces ampoules à véhicule huileux s'injectent directement sans le secours d'une seringue. Elles sont titrées au cinquième de milligramme.

DOSE : On en injecte 1 ou 2 en 24 heures.

2º **Granules de digitaline cristallisée Ecalle.**

COMPOSITION : Ils sont dosés à un dixième de milligramme.

DOSE : On en prend de 4 à 10 en 24 heures.

3º **Solution de digitaline cristallisée Ecalle.**

COMPOSITION : 5 gouttes du flacon spécial renferment un dixième de milligramme de digitaline cristallisée.

DOSE : 20 à 50 gouttes par jour.

DIGITALINE CRISTALLISÉE NATIVELLE

1° Ampoules.

Pour injections sous-cutanées. Elles sont dosées au quart de milligramme.

DOSE : On en injecte de 1 à 4 par 24 heures.

2° Granules.

Il y en a qui sont dosés au quart de milligramme ; on en prend de 1 à 4 par jour.

D'autres sont dosés au dixième de milligramme et s'ordonnent à la dose de 2 à 10 par jour.

3° Huile digitalique.

En ampoules de 1 centimètre cube, dosées au quart de milligramme, pour injections sous-cutanées.

DOSE : On en injecte de 1 à 4 ampoules par jour.

4° Solution au millième.

5 gouttes renferment un dixième de milligramme.

DOSE : On en prend de 20 à 50 gouttes par 24 heures.

Un compte-gouttes calibré est joint au flacon.

DIGITALINE D'HOMOLLE ET QUÉVENNE

1° Granules de digitaline.

COMPOSITION : Ils sont dosés à 1 milligramme de *digitaline chloroformique*.

DOSE : 1 à 3 par jour.

2° Solution de digitaline.

COMPOSITION : Dosée à 1 p. 1000 de *digitaline*

cristallisée. 5 gouttes représentent un dixième de milligramme.

Dose : 20 à 50 gouttes par jour.

DIONINE MERCK

La dionine Merck a été spécialisée par le Dr Bousquet, sous différentes formes :

1º **Ampoules injectables.**

Composition : Ampoules de 1 centimètre cube. Les unes sont titrées à 0,02 centigrammes, les autres à 0,05, la dionine s'employant à des doses doubles ou triples de la morphine.

2º **Pâte du Dr Bousquet.**

Petits bonbons jaunes à la dionine de Merck, dont on suce une vingtaine par jour.

3º **Sirop du Dr Bousquet.**

Composition : Chaque cuillerée à bouche contient :

Dionine Merck .... 0,01 centigr.
Bromoforme .... II gouttes.
Alcoolature de racines d'aconit..... VI —

Dose : Pour les *adultes*, 4 à 8 cuillerées à potage.
Pour *les enfants*, 1 à 4 cuillerées à potage, suivant l'âge.

4º **Tablettes du Dr Bousquet.**

Ce sont des comprimés dosés à 0,02 centigrammes de dionine Merck et destinés soit à l'ingestion directe, soit à la préparation de solutions injectables.

DRAGÉES ANTI-NERVEUSES ROGÉ

Composition : Chaque dragée contient 0,10 centigrammes de valérianate d'ammoniaque.

Dose : 4 à 6 par jour, le matin au réveil, le soir au coucher, loin des repas.

DRAGÉES BAYER D'ISOPRAL

Composition : Dragées dosées à 0,50 centigrammes d'isopral. L'isopral est un alcool trichlorisopropylique.
Indications : Insomnies.
Doses : De 1 à 4 dragées au moment du coucher ; avaler avec un peu d'eau, sans les mâcher.

DRAGÉES BEAUFUMÉ

Composition : Chaque dragée contient :

Scopolia Japonica (Belladone du Japon)..................	0,003 milligr.	
Cytisine	0,001 —	
Strychnine basique	0,002 —	1/2

Indications : Elles sont employées contre l'incontinence nocturne d'urine.
Dose : Elles se prennent à la dose de 1 à 6, en augmentant progressivement les doses jusqu'à résultat. Ne pas en donner aux enfants ayant moins de 3 ans ; jamais plus de 6 par jour.

DRAGÉES BENGUÉ

Composition : Chaque dragée contient :

Menthol	0,02 centigr.
Borate de soude	0,01 —
Cocaïne	0,001 milligr.

Dose : 6 à 8 par jour contre toutes les affections de la gorge ; les laisser fondre dans la bouche.

DRAGÉES BLOTTIÈRE

Composition : Elles sont à base d'apiine et de para-acétylphénétidine.

INDICATIONS: S'emploient contre la dysménorrhée, les tranchées utérines et les accidents de la ménopause.

DOSE : 2 à 6 par jour.

DRAGÉES DE BONDONNEAU

COMPOSITION : Dragées aux iodures natifs de potassium et de sodium dosées à 0,25 centigrammes.

DOSE : 4 à 6 dragées par jour.

DRAGÉES CABANÈS

1° **Dragées biiodurées hydrargyriques.**

COMPOSITION : Cette préparation répond à la formule suivante :

Biiodure de mercure	0,005 milligr.
Iodure de potassium	0,25 centigr.

Chaque dragée correspond à une demi-cuillerée à bouche de sirop de Gibert.

2° **Dragées iodurées.**

COMPOSITION : Dosées à 0,25 centigrammes d'iodure de potassium chimiquement pur.

DRAGÉES DEMAZIÈRE

COMPOSITION : A base de cascara sagrada.

DOSE : 4 par jour, 2 le matin, 2 le soir, aux repas.

DRAGÉES DUBOURG

COMPOSITION : Dragées violettes à base de cascaraloïne, combinaison spéciale de cascara et d'aloïne.

DOSE : 1 à 2 par jour, le soir au coucher.

DRAGÉES DUROZIEZ

COMPOSITION : Chaque dragée contient 0,10 centigrammes de protoxalate de fer.

DOSE : 2 à 6 par jour.

DRAGÉES DE FER BRISS

COMPOSITION : Chaque dragée contient :

Protoxalate de fer	0,10	centigr.
Artémisine	0,001	milligr.
Quassine cristallisée	0,001	—

DOSE : 2 au commencement de chacun des deux principaux repas. Au total, 4 par jour.

DRAGÉES DE FER COGNET

COMPOSITION : Dragées de couleur rose, à base de protoxalate de fer et de quassine cristallisée.

DOSE : 5 dragées par jour, au moment des repas.

DRAGÉES DE FER RABUTEAU

COMPOSITION : Chaque dragée contient 0,025 milligrammes de protochlorure de fer.

DOSE : 4 à 8 par jour, au moment des repas.

DRAGÉES DE FER TROUETTE

COMPOSITION : A base d'albuminate de fer et de manganèse.

DOSE : 2 à 6 dragées par jour, en deux doses, à chacun des deux principaux repas.

DRAGÉES FERRO-ERGOTÉES MANNET

COMPOSITION : Chaque dragée contient :

Ergot de seigle	0,05	centigr.
Citrate de fer ammoniacal	0,10	—

DOSE : 2 à 5 par jour.

DRAGÉES GÉLINEAU

COMPOSITION : A base de bromure de potassium, d'arsenic et de picrotoxine.

INDICATIONS : S'emploient contre l'hystérie, l'épilepsie et la chorée, mais surtout contre les accidents nerveux de la menstruation.

DOSE : 2 à 5 par jour, aux repas.

DRAGÉES DE GÉLIS ET CONTÉ

COMPOSITION : Chaque dragée contient 0,05 centigrammes de lactate de fer.

DOSE : 4 à 8 par jour, aux repas.

DRAGÉES DE GILLE

COMPOSITION : Chaque dragée contient 0,05 centigrammes de protoiodure de fer.

DOSE : 4 à 6 par jour, au milieu ou à la fin des repas.

DRAGÉES GRIMAUD

COMPOSITION : Chaque dragée contient :

Limaille de fer pur porphyrisée .... 0,10 centigr.
Seigle ergoté.................... 0,025 milligr.

DOSE : 6 à 20 par jour, suivant l'âge, avant les repas.

DRAGÉES DU Dr HECQUET

COMPOSITION : Chaque dragée contient 0,05 centigrammes de sesquibromure de fer.

DOSE : 2 à 3 dragées avant chaque repas.

DRAGÉES D'HÉMAMÉNINE

COMPOSITION : Dragées roses à base d'hydrastis

canadensis, hamamelis virginica, capsicum et piscidia.

DOSE : 4 à 10 par jour.

DRAGÉES MARIANI

COMPOSITION : Chaque dragée contient :

Malate de fer .... 0,025 milligr.
Carbonate de manganèse .... 0,01 centigr.

DOSE : 4 par jour, 2 au commencement de chacun des deux principaux repas.

DRAGÉES PAUTAUBERGE

COMPOSITION : Chaque dragée contient :

Soufre doré d'antimoine .... 0,015 milligr.
Chlorhydrate de morphine .... 0,004 —
Extrait de belladone .... 0,002 —

INDICATIONS : Elles calment la toux et facilitent l'expectoration.

DOSE : On en prend 6 par jour en moyenne, 2 à la fois 1 heure avant, ou 3 heures après les repas, avec un peu d'eau.

Ne jamais en donner aux enfants au-dessous de 13 ans.

DRAGÉES DE LA REINE DU FER

COMPOSITION : A base des sels naturels de la source « la Reine du Fer » à Antraigues (Ardèche).

DOSE : 2 au milieu de chaque repas.

DRAGÉES DE RUIZIA

COMPOSITION : A base de boldo (ruizia fragans), de créosote de hêtre et d'eucalyptus.

DOSE : 4 à 6 par jour.

DRAGÉES SAINT-ANDRÉ

COMPOSITION : Chaque dragée contient :

Colchicine pure .... 1/10 milligr.
Carbonate de lithine .... 0,10 centigr.
Benzoate de lithine............. 0,10 —
Salicylate de lithine .... 0,10 —

DOSE : 4 à 8 par jour.

INDICATIONS : S'emploient dans toutes les manifestations de la goutte ou du rhumatisme.

DRAGÉES DE SAINT-HONORÉ

COMPOSITION : Dragées contenant chacune :

Monosulfure de sodium 0,02   centigr.
Arséniate de soude .... 0,001 milligr.

DOSE : De 1 à 4 par jour.

DRAGÉES TONI-CARDIAQUES LE BRUN

COMPOSITION : A base de strophantus, caféine, spartéine et iodoforme.

DOSE : 3 à 6 par jour, à distance des repas ou bien en mangeant.

DYSPEPTINE HEPP

COMPOSITION : Suc gastrique extrait de l'estomac du porc vivant.

DOSE : *Adultes*, 1 à 1 cuillerée 1/2 à soupe avant ou pendant chaque repas.

Enfants, 1 cuillerée à café avant chaque tétée ou prise d'aliments.

E

EAU ANTILEUCORRHÉIQUE BLOTTIÈRE

COMPOSITION : A base de bichromate de potasse et d'hypochlorite de soude.

5.

DOSE : 1 cuillerée à café dans 250 grammes d'eau bouillie, pour faire des injections vaginales.

ÉLATINE BOUIN

COMPOSITION : Solution balsamique extraite du sapin de Norvège, (gemme et goudron).

DOSE : Par cuillerées à café dans le liquide de boisson habituelle, ou 2 à 3 cuillerées à soupe dans du lait chaud plusieurs fois par jour.

ÉLIXIR ANTIBACILLAIRE DUPEYROUX

COMPOSITION : Cet élixir contient par cuillerée à soupe :

Créosote	0,01	gramme
Glycérophosphate de chaux	0,50	centigr.
Iode bi-sublimé................	0,015	milligr.
Tanin de la noix de galle	0,10	centigr.
Véhicule spécial	12,350	milligr.

DOSE : 1 cuillerée à soupe dans un demi-verre de vin blanc ou rouge, ou d'eau, à la fin des repas, ou en lavements.

ÉLIXIR ANTIGASTRALGIQUE DAVID

COMPOSITION : Élixir à base de différentes plantes stomachiques et de stovaïne (0,02 centigrammes par verre à liqueur).

DOSE : Un verre à liqueur après les repas et au moment des crises douloureuses.

ÉLIXIR D'ANTIPYRINE LAROZE

COMPOSITION : Élixir aromatisé aux écorces d'oranges amères, contenant 1 gramme d'antipyrine par cuillerée à bouche.

DOSE ET MODE D'EMPLOI : Se prend pur ou délayé dans l'eau froide, aux mêmes doses que l'antipyrine.

ÉLIXIR BALSAMO-DIURÉTIQUE DU Dr ADEL

COMPOSITION : Élixir à l'extrait de Buchu, plante de la famille des Diosmées.

INDICATIONS : S'emploie contre les maladies des voies urinaires.

DOSE : 1 cuillerée à café 3 fois par jour entre les repas, dans un quart de verre d'eau ou de tisane. On peut aller jusqu'à 8 cuillerées à café.

ÉLIXIR BONJEAN

COMPOSITION : Liqueur limpide, de coloration rouge clair, à base d'éther associé à la menthe, aux zestes d'oranges amères, au cachou et à diverses essences.

INDICATIONS : S'emploie contre la gastralgie et les troubles digestifs.

DOSE : 1 verre à liqueur après les repas. Dans les cas sérieux, on prend 1 cuillerée à soupe d'heure en heure.

ÉLIXIR BOVEIL

COMPOSITION : Chaque cuillerée à bouche contient :

Pepsine .... 0,10 centigr.
Diastase .... 0,05 —
Éther pur.................... 0,10 —
Élixir parégorique .... VIII gouttes.

DOSE : 4 à 5 cuillerées à bouche par jour, 1 cuillerée à la fin de chaque repas, renouveler au besoin dans l'intervalle.

ELIXIR BRAVAIS

COMPOSITION : Répond à la formule suivante :

Curaçao de Hollande	1 litre.
Essence de coca	1 gramme.
Caféine	0,60 centigr.
Théobromine	0,60 —
Benzoate de soude	0,60 —
Vanilline	0,05 —
Guaranine	0,005 milligr.

Dose : 2 à 3 verres à liqueur par jour.

ÉLIXIR CRÉOSOTÉ BONNEFOND

Composition : Contient 0,10 centigrammes de créosote par cuillerée à soupe. Il est bien toléré par l'estomac, car la créosote se trouve en solution diluée et parfaite dans un liquide approprié (glycérine).

Dose : 1 à 3 cuillerées à soupe par jour dans de l'eau, de la tisane, ou mieux du lait chaud et sucré.

ÉLIXIR DERET

Composition : Solution vineuse d'iodure double de tanin et de mercure.

Son dosage correspond au dosage habituel des mercuriaux.

Dose : *Adultes*, 1 à 3 cuillerées à soupe par jour aux principaux repas.

Enfants, 1 à 2 cuillerées à café.

ÉLIXIR EUSTHÉNIQUE DU Dr PELLETAN

Composition : Élixir rappelant le goût de la chartreuse et contenant par verre à liqueur :

| Pyrophosphate de fer | 0,20 centigr. |
| Seigle ergoté | 0,10 — |

Dose : 1 verre à liqueur avant ou après chaque repas.

ÉLIXIR FERRO-ERGOTÉ MANNET

COMPOSITION : Cet élixir contient par cuillerée à café :

Ergot de seigle	0,05	centigr.
Citrate de fer ammoniacal........	0,10	—

DOSE : 2 à 5 cuillerées à café par jour.

ÉLIXIR GREZ

COMPOSITION : Préparation chlorhydropepsique additionnée de quina et coca.

DOSE : 1 verre à liqueur à la fin de chaque repas.

ÉLIXIR DU Dr HECQUET

COMPOSITION : Chaque cuillerée à bouche contient 0,10 centigrammes de sesquibromure de fer.

DOSE : 1 verre à liqueur 2 ou 3 fois par jour avant les repas.

ÉLIXIR HOUDÉ

COMPOSITION : Contient par 20 grammes :

Chlorhydrate de cocaïne	0,02	centigr.
Pepsine	0,50	—
Pancréatine	0,10	—

DOSE : 1 verre à madère à la fin de chacun des deux principaux repas ; on peut en prendre également au moment des crises douloureuses.

ÉLIXIR MANNET IODURÉ

COMPOSITION : Il en existe deux variétés :
1º *L'un à l'iodure de potassium ;*

2° *L'autre à l'iodure de sodium.*

Ils sont dosés tous les deux à 1 gramme d'iodure par cuillerée à bouche, additionnés de salol, pour éviter les accidents de l'iodisme.

DOSE : 1 à 3 cuillerées à bouche aux repas.

ÉLIXIR MARIANI

COMPOSITION : Liqueur alcoolique trois fois plus chargée en principes extractifs de la feuille de coca que le vin de Mariani.

DOSE : 1 verre à liqueur après chaque repas.

ÉLIXIR PAUSODUN

COMPOSITION : A base d'élixir parégorique, d'éther et de divers autres principes stimulants diffusibles.

DOSE : De 1 à 3 cuillerées à café dans un peu d'eau ou d'infusion aromatique.

ÉLIXIR DE PEPSINE MIALHE

COMPOSITION : Préparé par macération des muqueuses stomacales du porc ; 1 cuillerée à soupe contient en dissolution la dose de pepsine nécessaire à la digestion d'un repas.

DOSE : *Adultes*, 1 cuillerée à bouche après chaque repas.

Enfants, 1 cuillerée à café.

ÉLIXIR POLYBROMURÉ YVON

COMPOSITION : 1 cuillerée à bouche de 20 grammes renferme 3 grammes de bromure de potassium, de sodium et d'ammonium associés à des teintures amères et toniques.

Dose : De 1 ou 2 cuillerées à café jusqu'à 1 à 3 cuillerées à bouche.

ÉLIXIR RABUTEAU

Composition : Chaque cuillerée à soupe contient 0,10 centigrammes de protochlorure de fer.

Dose : 1 cuillerée à soupe à chaque repas.

ÉLIXIR TONI-FORMIQUE ROUSSEL

Composition : Dosé à 0,50 centigrammes de formiate de soude par cuillerée à dessert.

Dose : Suivant l'âge, on donne de 1 à 3 cuillerées à café, à dessert ou à soupe, au début des repas.

ÉLIXIR TONI-RADICAL BLOTTIÈRE

Composition : A base de racine de colombo de Ceylan, entièrement dépourvue d'amertume.

Dose : 1 ou 2 verres à liqueur avant chaque repas.

ÉLIXIR TONIQUE ANTIGLAIREUX
DU Dr GUILLIÉ

Composition : Élixir à base de jalap et de turbith.

Dose : *Purgative* : 3 cuillerées à bouche le matin à jeun.

Dépurative : 1 cuillerée à bouche pour les *adultes* ; 1 cuillerée à café pour les *enfants* dans 1/4 de verre d'eau sucrée le matin au premier déjeuner.

ÉLIXIR TRIBROMURÉ MANNET

Composition : Chaque cuillerée à café contient un gramme de tribromure (potassium, sodium et ammonium), associé au salol pour éviter les accidents bromiques.

DOSE : 1 cuillerée à café à 3 cuillerées à soupe, suivant les besoins. Délayer dans un peu d'eau sucrée, manger avant et après un petit morceau de chocolat et le goût des bromures passe inaperçu.

ÉLIXIR VIRENQUE

COMPOSITION : A base de pepsine, diastase et cocaïne.

DOSE : 1 à 2 verres à liqueur à chaque repas.

ÉLIXIR DE VIRGINIE DE NYRDAHL

COMPOSITION : A base d'hamamelis virginica et de capsicum brasiliense.

INDICATIONS : Contre les maladies du système veineux.

DOSE : 2 verres à liqueur par jour, 1 à la fin de chaque repas pur ou coupé d'eau.

ÉLIXIR VITAL QUENTIN

COMPOSITION : A base d'extrait de feuilles de noyer, de coca, de colombo et de biphosphate de chaux.

Succédané de l'huile de foie de morue.

DOSE : 1 verre à liqueur au commencement ou à la fin de chaque repas.

ÉLIXIR ZIDAL

COMPOSITION : Dosé à 0,50 centigrammes de formiate de soude par cuillerée à bouche.

DOSE : 2 à 6 cuillerées à bouche par jour, au commencement des repas.

ELKOSSAM

COMPOSITION : Comprimés à base de brucea suma-trana.

INDICATIONS : Employé contre la dysenterie et les diarrhées chroniques.

DOSE : 6 comprimés par jour, le matin à jeun.

ÉMULSION BONNEFOND

COMPOSITION : A base de résine de pin mugho.

INDICATIONS : Remède contre la leucorrhée.

DOSE : 2 cuillerées à soupe par litre d'eau pour injections vaginales.

ÉMULSION DEFRESNE

1° Émulsion simple.

COMPOSITION : Liquide de couleur crème, presque blanche, composé d'huile de foie de morue, de pancréatine en quantité juste suffisante pour assurer la stabilité de l'émulsion, d'eau additionnée d'une essence aromatique, d'une petite quantité d'iodure et de phosphate.

DOSE : Se prend à la dose de 1 cuillerée à bouche, pure ou délayée dans un peu d'eau, au commencement de chaque repas.

2° Émulsion pancréatique.

COMPOSITION : Crème composée d'huile de foie de morue complètement saponifiée par un excès de pancréatine ; blanche au début, se teinte en jaune clair dans la suite par l'action constante de la pancréatine sur l'huile.

DOSE : Se prend à la dose de 1 cuillerée à café

dans un peu d'eau, au commencement de chaque repas.

ÉMULSION MARCHAIS

COMPOSITION : Chaque cuillerée à café contient :

Créosote de hêtre	0,10	centigr.
Baume de Tolu	0,20	—
Glycérophosphate de chaux	0,20	—

DOSE : 3 à 6 cuillerées à café, dans un peu de lait ou de tisane, tiède et sucré.

ÉMULSION SCOTT

COMPOSITION : Elle contient pour 30 grammes :

Huile de foie de morue	15 gr.
Hypophosphite de chaux........	0,30 centigr.
Hypophosphite de soude........	0,15 —
Gommes et essences	Q. S.
Glycérine	Q. S. pour faire
Eau	30 gr. d'émulsion.

DOSE : 1 cuillerée à café à 1 cuillerée à bouche après chaque repas.

ÉNERGÉTÈNES VÉGÉTAUX

COMPOSITION : Ce sont des sucs titrés de plantes fraîches contenant la totalité des principes actifs, à l'état même où ces principes existent dans le végétal vivant.

1 gramme d'un énergétène représente toujours 1 gramme de plante fraîche.

36 gouttes pèsent 1 gramme.

1° **Énergétène de colchique.**

DOSE : 30 à 50 gouttes par jour.

2° **Énergétène de digitale.**

DOSE : 10 à 36 gouttes par jour.

3° **Énergétène de genêt.**

DOSE : 36 gouttes, de 1 à 4 fois par jour.

4° **Énergétène de gui.**

DOSE : 30 à 50 gouttes par jour.

5° **Énergétène de muguet.**

DOSE : 36 gouttes, de 1 à 3 fois par jour.

6° **Énergétène de ribes nigrum** (cassis).

DOSE : 2 à 3 cuillerées à café par jour.

7° **Énergétène de sauge.**

DOSE : 40 à 50 gouttes, 2 fois par jour.

8° **Énergétène de valériane.**

DOSE : 1 à 2 cuillerées à café par jour.

ÉNÉSOL

COMPOSITION : Ampoules de 2 centimètres cubes, dosées à 0,03 centigrammes d'énésol par centimètre cube. L'énésol est du salicylarsinate de mercure.

MODE D'EMPLOI : Sont destinées à des injections intramusculaires ; on en injecte de 2 à 4 centimètres cubes par jour.

ENTÉROKINONE DE CHAIX

COMPOSITION : Ce sont des pilules dosées à 0,20 centigrammes d'entérokinone. Elles sont enrobées d'une substance inattaquable par le suc gastrique.

L'entérokinone est l'extrait de la macération des muqueuses du duodénum et du jéjunum du porc.

DOSE : 2 à 4 pilules avant les repas.

ENTÉROZYME CHEVRETIN-LEMATTE.

COMPOSITION : C'est le micro-ferment pur des laits

caillés bulgares acclimaté sur bouillon de malt minéralisé.

Il est plus actif que la levure de bière.

DOSE : 1 verre à madère avant les deux principaux repas.

ÉPOQUALINE FRANÇOIS

COMPOSITION : Liqueur à base d'alcoolatures d'armoise, d'anémone et d'hamamelis ; chaque cuillerée à soupe contient 20 gouttes d'alcoolatures.

DOSE : De 1 à 4 cuillerées à soupe par 24 heures.

ERGOTINE BONJEAN

1º **Ampoules.**

Ampoules stérilisées pour injections hypodermiques ; 1 centimètre cube représente 1 gramme de seigle ergoté.

2º **Dragées.**

COMPOSITION : Dosées à 0,15 centigrammes par dragée.

DOSE : De 4 à 8 par jour.

3º **Solution stérilisée.**

Au dixième, pour ingestion stomacale.

ERGOTINE YVON

COMPOSITION : Solution stérilisée pour injections hypodermiques ; 1 centimètre cube représente 1 gramme d'ergot de seigle.

DOSE : Une seringue de Pravaz par injection.

ERGOTININE TANRET

A base d'un alcaloïde cristallisé extrait de l'ergot de seigle dont il est le principe actif.

1° Sirop d'ergotinine Tanret.

COMPOSITION : Ce sirop répond à la formule suivante :

Ergotinine......................	0,05 centigr.
Acide lactique.	0,10 —
Eau distillée	5 grammes.
Sirop de fleurs d'oranger	995 —

Chaque cuillerée à café renferme par conséquent un quart de milligramme d'ergotinine.

DOSE : 1 à 4 cuillerées à café.

2° Solution hypodermique.

COMPOSITION : Solution pour injections sous-cutanées contenant 1 milligramme d'ergotinine par centimètre cube ; le milligramme d'ergotinine correspond à 1 gramme d'ergot de seigle.

DOSE : De 1/2 à 1 seringue de Pravaz.

ERSÉOL PRUNIER

COMPOSITION : Cachets dosés à 0,25 centigrammes de sulfo-salicylate de quinoléine pur.

INDICATIONS : Rhumatismes, névralgies et infections.

DOSE : 4 cachets dans les 24 heures.

ÉTHER AMYL-VALÉRIANIQUE BRUEL

COMPOSITION : L'éther amyl-valérianique est le principe actif de la pomme de reinette, il est ici obtenu par synthèse et renfermé en capsules dosées à 0,15 centigrammes.

INDICATIONS : Ce médicament agit comme antispasmodique dans les névroses, et comme dissolvant des calculs dans les coliques hépatiques ou néphrétiques.

DOSE : On prend de 8 à 10 capsules par jour, de 1 à 3 à la fois.

EUCALYPTINE LE BRUN

1º **Ampoules** pour injections sous-cutanées et liquide injectable stérilisé en flacons spéciaux.

COMPOSITION : Chaque centimètre cube contient :

Iodoforme	0,01 centigr.
Gaïacol........................	0,05 —
Eucalyptol	0,10 —

DOSE : 1 injection tous les jours.

2º **Capsules.**

COMPOSITION : La même que celle des ampoules, mais à des doses moindres.

DOSE : 4 à 8 par jour.

EUCALYPTOL RAMEL

1º **Capsules.**

COMPOSITION : Elles contiennent chacune :

Eucalyptol	0,10 centigr.
Créosote	0,10 —

DOSE : On en prend de 5 à 10 par jour.

2º **Globules.**

COMPOSITION : Dosés à 0,20 centigrammes d'eucalyptol pur.

DOSE : On en prend de 4 à 10 par jour.

EUGÉINE PRUNIER

COMPOSITION : Granulé contenant 0,10 centigrammes de phospho-mannitate de fer par cuillerée à café.

DOSE : 3 ou 4 cuillerées à café par jour, à prendre indifféremment avant ou après le repas.

EUKÉNOL

COMPOSITION : A base de sels normaux de la bile.

DOSE : 1° **Dragées** : 2 à 6 dragées par jour en 2 ou 3 fois au début des repas.

2° **Granulé** : 2 à 4 cuillerées à café par jour délayé dans un peu de liquide.

EUKINASE

COMPOSITION : Elle est extraite de la muqueuse duodénale du porc.

1° **Capsules.**

2° **Granulé**, avec mesure accompagnant le flacon.

DOSES : Pour obtenir un effet digestif, il faut prendre 10 doses de granulé ou 10 capsules au commencement de chacun des deux principaux repas. Quand l'effet digestif est obtenu, prendre seulement 2 à 4 doses ou capsules pour le maintenir.

EUMICTINE LANCOSME

COMPOSITION : Capsules enrobées au gluten contenant chacune :

Santalol	0,20 centigr.	
Salol	0,05	—
Urotropine	0,05	—

DOSE : 6 à 12 capsules par jour, aux repas.

INDICATIONS : Contre les affections aiguës des voies urinaires.

EUPEPTIQUE MONAVON

COMPOSITION : Liqueur contenant par cuillerée à bouche :

Pepsine	0,50	centigr.
Diastase	0,20	—
Kola sans tanin pour ne pas pré- cipiter la pepsine.............	0,06	—
Chlorhydrate de cocaïne	0,005	milligr.

DOSE : 1 ou 2 verres à liqueur, à la fin de chaque repas.

EUPHORINE DU Dr CHABOUD

COMPOSITION : C'est un médicament liquide constituant un succédané de l'antipyrine.

DOSE : 1 cuillerée à soupe au moment des crises
douloureuses, une deuxième 20 minutes après la première.

Au-dessous de 6 ans, donner seulement une cuillerée à café.

EUPNINE VERNADE

COMPOSITION : Solution à base d'iodure de caféine,
dosée à 0,50 centigrammes par cuillerée à café.

DOSE : 1 à 4 cuillerées à café par jour, mélangées
au potage, à du lait, de la bière ou de l'eau.

EUSÉCRÉTINE

COMPOSITION : Capsules à base de macération des
glandes intestinales du porc.

DOSE : Contre la *constipation opiniâtre*, on prendra
6 à 8 capsules.

Contre la *constipation moyenne*, on se contentera
de 4 à 6 capsules.

Deux des capsules se prennent à la fin du repas ;
les autres se prennent par capsule de demi-heure en
demi-heure.

EUSÉMINE

COMPOSITION : Solution pour anesthésie locale

par injections sous-cutanées; en ampoules de 1 ou 2 centimètres cubes, 1 centimètre cube d'eusémine renferme :

Chlorhydrate de cocaïne................. 0,0075
Chlorhydrate d'adrénaline............... 0,00005

dans une solution de sel marin.

EXALGINE DEFRESNE

Composition : Cachets contenant chacun 0,10 centigrammes d'exalgine. Mêmes indications que l'antipyrine.

Dose : 1 à 3 cachets par jour à intervalles de un quart d'heure ; ou bien en une seule fois si l'on veut obtenir un effet intense.

EXTRAIT DE CÉRÉALES ADRIAN

Composition : Liquide sans alcool. Reminéralisateur à base de graines des céréales suivantes : blé, orge, seigle, avoine, maïs et sarrasin.

Dose : *Adultes*, 4 cuillerées à soupe par jour.

Enfants, 4 cuillerées à dessert.

Mode d'emploi : Le plus simple est de l'ajouter à l'eau de boisson. On peut également le prendre pur, avant ou après chaque repas, car il possède un goût agréable.

EXTRAITS TOTAUX CHOAY

1° **Extrait de bile.**

Composition : Pilules dosées à 0,10 centigrammes.

Dose : 4 à 8 par jour.

2° **Extrait hépatique.**

Composition et dose :

Gardette. — Formul. des Spécialités. 1911.   6

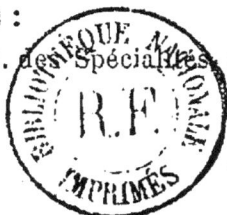

a) *Pilules*, dosées à 0,25 centigrammes : 4 à 8 par jour.

b) *Comprimés*, dosés à 0,25 centigrammes : 4 à 8 par jour.

c) *Cachets*, dosés à 0,50 centigrammes : 2 à 4 par jour.

d) *Paquets*, dosés à 2 grammes : 1 à 6 par jour.

e) *Suppositoires*, dosés à 3 grammes : 1 à 4 par jour.

3º **Extrait ovarien.**

Composition et dose :

a) *Pilules*, dosées à 0,10 centigrammes : 2 à 6 par jour.

b) *Comprimés*, dosés à 0,10 centigrammes : 2 à 6 par jour.

c) *Cachets*, dosés à 0,10 centigrammes : 2 à 6 par jour.

d) *Cachets*, dosés à 0,05 centigrammes : 2 à 4 par jour.

4º **Extrait thyroïdien.**

Composition et dose :

a) *Pilules*, dosées à 0,10 centigrammes : 2 à 6 par jour.

b) *Cachets*, dosés à 0,10 centigrammes, à 0,5 centigrammes et à 0,025 milligrammes : 2 à 6 par jour.

c) *Comprimés*, dosés à 0,10 centigrammes, 0,05 centigrammes, 0,025 milligrammes, 0,010 milligrammes : 2 à 6 par jour.

5º **Extrait entérique.**

Composition et dose :

a) *Pilules*, dosées à 0,25 centigrammes : 2 à 6 par jour.

b) *Cachets*, dosés à 0,25 centigrammes : 2 à 6 par jour.

c) *Comprimés*, dosés à 0,25 centigrammes : 2 à 6 par jour.

6º **Extrait gastrique.**

Composition et doses :

a) *Pilules*, dosées à 0,25 centigrammes : 4 à 8 par jour.

b) *Cachets*, dosés à 0,50 centigrammes : 2 à 4 par jour.

c) *Comprimés*, dosés à 0,25 centigrammes : 4 à 8 par jour.

7° **Extrait orchitique.**

COMPOSITION ET DOSE :

a) *Pilules*, dosées à 0,25 centigrammes : 2 à 6 par jour.

b) *Comprimés*, dosés à 0,25 centigrammes : 2 à 6 par jour.

c) *Cachets*, dosés à 0,25 centigrammes : 2 à 6 par jour.

d) *Suppositoires*, dosés à 1 gramme : 1 ou 2 par jour.

8° **Extrait pancréatique:**

COMPOSITION ET DOSE :

a) *Pilules*, dosées à 0,25 centigrammes : 4 à 8 par jour.

b) *Cachets*, dosés à 0,25 centigrammes : 4 à 8 par jour.

c) *Comprimés*, dosés à 0,25 centigrammes : 4 à 8 par jour.

d) *Suppositoires*, dosés à 3 grammes : 1 à 4 par jour.

9° **Extrait surrénal.**

COMPOSITION ET DOSE :

a) *Pilules*, dosées à 0,10 centigrammes : 2 à 4 par jour.

b) *Cachets*, dosés à 0,10 centigrammes : 2 à 4 par jour.

c) *Comprimés*, dosés à 0,10 centigrammes : 2 à 4 par jour.

10° **Extrait rénal.**

COMPOSITION ET DOSE :

a) *Pilules*, dosées à 0,10 centigrammes : 2 à 6 par jour.

b) *Cachets*, dosés à 0,25 centigrammes : 2 à 4 par jour.

c) *Comprimés*, dosés à 0,25 centigrammes : 2 à 4 par jour.

11° **Extrait hypophysaire.**

COMPOSITION ET DOSE :

a) *Pilules*, dosées à 0,10 centigrammes : 2 à 4 par jour.

b) *Cachets*, dosés à 0,10 centigrammes : 2 à 4 par jour.

c) *Comprimés*, dosés à 0,10 centigrammes : 2 à 4 par jour.

F

FER BRAVAIS

COMPOSITION : Combinaison de fer et d'oxygène en gouttes concentrées.

DOSE : *Adultes*, 12 à 15 gouttes, on peut même aller jusqu'à 20.

Enfants, 1 goutte par année d'âge.

On les prend dans un peu d'eau ou sur un morceau de sucre.

FER GLASSER

1º **Ampoules.**

Pour injections hypodermiques, dosées à 0,03 centigrammes de cacodylate de fer par centimètre cube.

2º **Granules.**

COMPOSITION : Dosés à 0,025 milligrammes de cacodylate de fer par granule.

DOSE : La dose est de 2 à 10 en 24 heures, aux repas.

3º **Liqueur.**

COMPOSITION : Dosée à 0,01 centigramme de cacodylate de fer par goutte.

DOSE : La dose est de 10 à 25 gouttes dans un peu d'eau.

FER INJECTABLE ROUSSEL

COMPOSITION : Préparation à l'usage sous-cutané dont chaque centimètre cube contient 1 centigramme de chlorure double de fer et quinine. L'injection est indolore.

DOSE : 1 à 2 centimètres cubes, tous les jours dans

10

les anémies rebelles ; 2 à 4 centimètres cubes, dans l'anémie pernicieuse. .

FER LARCADE

COMPOSITION : Vin à base de peroxyde de fer peptonisé.

DOSE : Deux verres à liqueur par jour.

FER MARTIAL BODIN

COMPOSITION : Granulé d'oxyde ferro-manganique soluble et glycérophosphate de soude.

DOSE : 2 à 3 cuillerées à café aux repas.

FER QUEVENNE

COMPOSITION : Fer réduit par l'hydrogène ; au contact du suc gastrique, il se décompose en donnant du fer naissant, immédiatement assimilable.

1° **Poudre.**

2° **Dragées.**

COMPOSITION : Dosées à 0,05 centigrammes.

3° **Pastilles chocolatées.**

COMPOSITION : Dosées à 0,025 milligrammes.

DOSE : La dose moyenne est de 0,10 centigrammes par jour ; soit pour la poudre une cuillerée-mesure jointe au flacon ; 2 dragées, ou 4 pastilles chocolatées.

FERMENTS DIGESTIFS CHAIX

COMPOSITION : Ces ferments préparés en comprimés renferment uniformément 0,25 centigrammes du ferment pur. Il existe les comprimés suivants : *pepsine, ptyaline, entérokinase, pancréatine, diatase, trypsine, extrait biliaire.*

6.

Dose : Se prennent tous à la dose de 1 ou 2 comprimés pendant ou après les repas, avalés tels quels, ou dans une gorgée d'eau.

FERMENT PUR DE RAISINS DE JACQUEMIN

Composition : Ferment pur des raisins des pays chauds.

Dose : 2 verres à liqueur par jour, 1 heure avant les repas. A prendre dans un demi-verre d'eau sucrée avec un demi-morceau de sucre scié. Le sucre est nécessaire pour l'évolution des levures et, employé par elles, il peut être pris par les diabétiques.

FERMENTS ORGANIQUES ZÉVOR

Composition : Comprimés préparés avec les ferments naturels des glandes de l'organisme.

1º **Ferments digestifs.**

Dose : 2 à 4 comprimés au milieu de chacun des deux principaux repas.

2º **Ferments entériques.**

Dose : 2 à 4 comprimés avec un peu d'eau, après les deux principaux repas.

3º **Ferments capsulaires.**

Dose : 1 à 2 comprimés, matin et soir, au moment des repas.

Pour l'usage externe, délayer 1 ou 2 comprimés dans de l'eau tiède pour faire une solution contre les hémorragies externes.

4º **Ferments thyroïdiens.**

Dose : 1 à 2 comprimés matin et soir.

5º **Ferments mammaires.**

Dose : 4 à 8 comprimés dans les 24 heures.

6º **Ferments hépatiques.**

DOSE : 8 à 10 comprimés dans les 24 heures.

7º **Ferments reiniques.** ·

DOSE : 6 à 12 comprimés dans les 24 heures.

8º **Ferments ovariques.**

DOSE : 6 à 12 comprimés par jour.

9º **Ferments placentaires.**

DOSE : 2 à 5 comprimés par jour.

FEROXAL

COMPOSITION : Granulé de protoxalate de fer assimilable dosé à 0,10 centigrammes par cuillerée à café.

DOSE : De 1 à 4 cuillerées à café par jour.

FERRATINE

COMPOSITION : La ferratine reproduit la formule de la combinaison ferro-albuminique que l'on trouve dans le foie et d'autres organes des animaux.

Préparée en tablettes dosées à 0,25 centigrammes.

DOSE : 2 tablettes 3 à 4 fois par jour après les repas.

FERRICODILE

COMPOSITION : Ampoules injectables, dosées à 0,05 centigrammes de cacodylate ferrique.

DOSE : 1 injection pendant 8 jours, période de repos et reprise des injections.

FERROCODILE

COMPOSITION : Pilules dosées à 0,025 milligrammes de cacodylate ferreux.

DOSE : 4 pilules par jour aux repas.

FERROXYLINE ÉPARVIER

COMPOSITION : Ouate hémostatique aseptisée, à base de fer et d'analgésine.

INDICATIONS : Pour arrêter l'hémorragie consécutive à l'extraction des polypes, des dents, des coupures, des blessures, des sangsues, etc.

FERRUGINE MALTO-PHOSPHATÉE

COMPOSITION : Préparation liquide renfermant par verre à madère :

Maltose	1 gr.
Substances azotées..............	0,75 centigr.
Phosphate de chaux..............	0,10 —
Phosphate de fer................	0,01 —

DOSE : 2 à 3 verres à madère par jour, après les repas.

FIGADOL

1º **Vin de Figadol.**

COMPOSITION : 1 cuillerée à soupe représente 2 cuillerées à soupe d'huile de foie de morue.

2º **Capsules de Figadol.**

COMPOSITION : 1 capsule représente 2 cuillerées à bouche d'huile de foie de morue.

DOSE : On prend tous les jours 1 cuillerée à soupe de vin ou 1 capsule ; le moment est indifférent.

FIXINE GRÉMY

COMPOSITION : Granulé à base de lactate d'alumine; chaque grain est enrobé de telle façon qu'il arrive intact dans l'intestin, où il se dédouble en donnant de l'acide lactique qui lutte contre la putréfaction intestinale, et de l'alumine à l'état gélatineux qui entraîne mécaniquement les poisons et les microbes intestinaux.

Chaque cuillerée à café de 5 grammes contient 1 gramme d'alumine lactique.

DOSE : 1 à 2 cuillerées à café après les 3 repas. Avaler avec un peu d'eau, sans croquer.

FLAVÉINE BYLA

COMPOSITION : Capsules enrobées spécialement pour la digestion intestinale et dosées à 0,05 centigrammes de corps jaune de l'ovaire.

DOSE : 5 pilules dans les 24 heures.

FLUÈNE.

COMPOSITION : Granulé aromatisé, dérivé de la théobromine et titré à 20 p. 100. Chaque cuillerée à café représente 1 gramme de fluène.

DOSE : 1 à 3 cuillerées à café de granulé, soit en nature, soit en dissolution dans une infusion très chaude.

FLUID BOS

COMPOSITION : Préparation liquide de suc frais de viande pasteurisé à froid ; chaque cuillerée à bouche représente 120 grammes de pulpe de viande crue.

DOSE : 1 à 4 cuillerées à bouche, pure ou bien dans du bouillon, ou de l'eau sucrée.

FLUID LISTÉROL

COMPOSITION : Liquide antiseptique composé, à base de diverses essences antiseptiques combinées aux acides formique, benzoïque, borique, salicylique et au résorcinate de thymol.

INDICATIONS : Employé surtout pour l'antisepsie de la peau et des muqueuses.

DOSE : 1 cuillerée à soupe par litre d'eau.

FORMAGNOL BOUTY

COMPOSITION : Médicament à base de formiate de soude.

1º **Ampoules injectables.**

DOSE : 1 par jour.

2º **Gouttes.**

DOSE : 40 gouttes par 24 heures, représentant 2 grammes de formiate.

3º **Granulé.**

DOSE : 2 mesures par 24 heures ; la mesure représente un gramme de formiate de soude.

FORMINOL

COMPOSITION : Liquide incolore à base d'aldéhyde formique, de castoréum, d'acide pyroligneux et d'essence de mandarines.

INDICATIONS : Surtout employé pour l'hygiène vaginale.

DOSE : 1 cuillerée à bouche par 2 litres d'eau tiède.

FORTOSSAN CIBA

COMPOSITION : Poudre blanche constituée par un mélange de phytine et de lactose, réservée aux enfants au-dessous de 2 ans.

DOSE : Jusqu'à 2 mois : 2 fois 2 mesures par jour ; de 2 à 6 mois, 2 fois 4 mesures ; de 6 mois à un an, 3 fois 4 mesures ; de 1 à 2 ans, 4 fois 4 mesures par jour, en solution dans du lait, de la bouillie, etc. Le biberon peut être stérilisé après l'addition du produit.

FRUCTALINE LOGEAIS

COMPOSITION : Dragées à base de trixis fructicosa.

DOSE : *Laxative :* une dragée le soir au coucher, une deuxième le matin au lever ; *purgative :* 2 le soir, autant le matin.

FUCOGLYCINE GRESSY

COMPOSITION : Produit végétal se présentant sous la forme d'un sirop extrait des algues marines et contenant le brome, l'iode et le phosphore sous la forme organique où ces corps existent dans les algues et fucus. C'est un succédané de l'huile de foie de morue.

DOSE : *Enfants :* 1 ou 2 cuillerées à café.

Adultes : 1 ou 2 cuillerées à soupe, à prendre pure ou étendue d'eau, 10 minutes avant les repas.

G

GABIANOL TERRIAL

COMPOSITION : Le gabianol est un mélange de carbures d'hydrogène retirés de l'huile de naphte naturelle.

En capsules de pâte de jujube renfermant 0,25 centigrammes de gabianol.

DOSE : En moyenne 2 à 8 capsules par jour, 2 avant chacun des 3 repas.

GADIODINE

COMPOSITION : Huile de foie de morue superiodée à 4 grammes d'iode par litre.

DOSE : 1 à 6 cuillerées à soupe, de préférence aux repas.

GAIACOL PHOSPHATÉ PAUTAUBERGE

COMPOSITION : Solution contenant par cuillerée à soupe :

Gaïacol....................... 0,10 centigr.
Chlorhydrophosphate de chaux .... 0,50 —

DOSE : 2 à 4 cuillerées à soupe dans un demi-verre d'eau sucrée, avant ou de suite après les repas.

GAIACOL SÉRAFON

1° **Ampoules de gaïacol iodoformé.**

COMPOSITION : Chaque ampoule de 1 centimètre cube contient :

Gaïacol....................... 0,05 centigr.
Iodoforme .... 0,01 —

2° **Ampoules de gaïacol-eucalyptol iodoformé.**

COMPOSITION : Chaque ampoule de 1 centimètre cube contient :

Gaïacol....................... 0,05 centigr.
Eucalyptol .... 0,15 —
Iodoforme .... 0,01 —

3° **Capsules de gaïacol-eucalyptol iodoformé.**

COMPOSITION : Chaque capsule contient

Gaïacol....................... 0,05 centigr.
Eucalyptol .... 0,10 —
Iodoforme .... 0,02 —

DOSE : 1 capsule avant chaque repas, pendant 3 jours, puis 2 et enfin 3, au bout de quelques jours.

4° **Capsules de gaïacol iodoformé.**

COMPOSITION : Chaque capsule contient :

Gaïacol....................... 0,05 centigr.
Iodoforme .... 0,02 —

DOSE : Mêmes doses que 3°.

5° **Solution de gaïacol iodoformé.**

Composition : Même formule que les ampoules.

6° **Solution de gaïacol-eucalyptol iodoformé.**

Composition : Même formule que les ampoules.

7° **Sirop de gaïacol bromoformé.**

Composition : Sirop à base de gaïacol et de bromoforme associés.

Dose : *Adultes* : 4 à 5 cuillerées à bouche par jour. *Enfants* : 2 à 6 cuillerées à café suivant l'âge dans une tasse de tisane ou de lait chaud.

GAIACOPHOSPHAL CLIN

Composition : Le gaïacophosphal est du phosphite neutre de gaïacol contenant 92 p. 100 de gaïacol et 7 p. 100 de phosphore organique assimilable.

1° **Capsules.**

Composition : Enrobées au gluten et dosées à 0,15 centigrammes de gaïacophosphal cristallisé par capsule.

Dose : 2 à 6 capsules par jour.

2° **Solution.**

Composition : Titrée à 0,10 centigrammes de gaïacophosphal par cuillerée à café.

Dose : Elle s'administre à la dose de 2 à 6 cuillerées à café par jour, dans un peu de lait, avant les repas.

Elle peut se prendre aussi en lavements.

3° **Tubes stérilisés** de 3 centim. cubes pour injections hypodermiques.

Composition : Titrés à 0,05 centigrammes par centimètre cube.

Dose : 1 ampoule tous les deux jours.

GAIARSINE DUCATTE

COMPOSITION : Préparation à base de cacodylate de gaïacol chimiquement pur.

1° **Ampoules.**

Dosées à 0,05 centigrammes par centimètre cube.

2° **Dragées.**

Dosées à 0,05 centigrammes par dragée.

DOSES : *Ampoules* : Une injection par jour ou tous les deux jours.

Dragées : 1 à 2 par jour aux repas.

GARGARISME SEC DU Dr WILLIAMS

COMPOSITION : Pastilles contenant chacune :

Extrait de suc de mûres	0,10	centigr.
Extrait de roses	0,10	—
Chlorhydrate de cocaïne	0,001	milligr.
Borate de soude	0,05	centigr.
Sucre	Q. S.	

DOSE : 8 à 10 pastilles par jour.

GASTÉRINE

COMPOSITION : Suc gastrique sécrété par l'estomac du chien vivant, isolé d'après la méthode du Dr Frémont.

DOSE : 1 à 4 cuillerées à soupe dans du bouillon, de la bière, avant et pendant le repas.

GASTRICINE DU Dr DUHOURCAU

COMPOSITION : Suc gastrique artificiel concentré renfermant tous les éléments naturels du suc gastrique.

DOSE : Se prend par cuillerées à café, étendues dans de l'eau, de la bière, du thé, etc., avant, pendant, ou après les repas.

GASTROZYMASE

COMPOSITION : Comprimés à base de suc naturel prélevé sur l'estomac du porc vivant.

DOSE : De 2 à 3 comprimés avant chaque repas.

GELÉE ANTIDIARRHÉIQUE LUMIÈRE

COMPOSITION : En flacons d'une contenance de 30 grammes, remplis d'une gelée titrée à un dixième de gélatine. Chaque flacon de 30 grammes représente donc 3 grammes de gélatine.

DOSE : 1 à 5 flacons par jour ; faire liquéfier au bain-marie et mélanger le contenu liquéfié au lait du biberon.

Faire prendre avec un peu d'eau sucrée aux enfants nourris au sein.

GEMME SAPONINÉE LAGASSE

COMPOSITION : Émulsion à la résine de pin maritime et à divers antiseptiques.

INDICATIONS : Pour lavages des plaies et injections vaginales.

DOSE : 1 cuillerée à bouche par litre d'eau bouillie.

GÉRASEPTOL.

COMPOSITION : Capsulines contenant chacune :

Urotropine....................... 0,20 centigr.
Essence de pelargonium............. 0,20 —

DOSE : 10 à 12 capsulines par jour.

GLASSER-RHÉNATE DE SOUDE

COMPOSITION : Le glasser-rhénate de soude est du monométhylarsinate de soude.

1º Ampoules.

COMPOSITION : Ampoules pour injections hypodermiques dosées à 0,50 centigrammes de glasser-rhénate.

2º Granules.

COMPOSITION : Dosés à 0,02 centigrammes par granule.

DOSE : 2 à 3 par jour aux repas.

3º Liqueur.

COMPOSITION : Elle contient 0,01 centigramme par 5 gouttes.

DOSE : On en prend 5 à 12 gouttes 2 fois par jour aux repas, dans un demi-verre de la boisson habituelle.

GLOBÉOL

COMPOSITION : Pilules à base de fer colloïdal, manganèse colloïdal, et des extraits protoplasmiques totaux des globules sanguins.

DOSE : De 2 à 3 pilules au début de chaque repas.

GLOBULES DUQUESNEL

COMPOSITION : Globules à enveloppe de gluten renfermant le principe amer de l'absinthe, à l'état pâteux.

DOSE : 3 à 6 globules, 1/4 d'heure avant les repas, 2 fois par jour.

GLOBULES DU Dʳ FUMOUZE

Globules à enrobage Duplex (glutino-résineux) préparés à de très nombreux médicaments.
Les principaux sont :

1º Globules antiasthmatiques.

COMPOSITION :

Iodure de potassium..............	0,20	centigr.
Extrait de lobélie	0,03	—
Polygala	0,02	—

DOSE : 1 à 4 par jour.

2º Globules antidiarrhéiques.

COMPOSITION :

Extrait d'opium	0,01	centigr.
Chlorhydrate de morphine	1/2	milligr.

DOSE : 1 à 8 par jour.

3º Globules antinévralgiques.

COMPOSITION :

Valérianate de zinc..............	0,05	centigr.
Valérianate de quinine...........	0,10	—
Extrait d'opium	0,01	—
Extrait de belladone	0,01	—

DOSE : 1 à 3 par jour.

4º Globules antisudoraux.

COMPOSITION :

Extrait d'agaric	0,10	centigr.
Extrait thébaïque...............	0,01	—

DOSE : 1 à 2 par jour.

5º Globules antivariqueux.

COMPOSITION :

Extrait d'hamamelis	0,10 centigr.
Extrait d'hydrastis	0,05 —

DOSE : 1 à 2 par jour.

6° Globules au chlorhydrate d'héroïne.

COMPOSITION : Dosés à 0,003 milligr.

DOSE : De 1 à 5 par jour.

7° Globules de biline.

COMPOSITION : Dosés à 0,20 centigrammes d'extrait de bile.

DOSE : 2 à 4 au repas du soir.

8° Globules de cynoglosse.

COMPOSITION :

Extrait thébaïque................	0,01 centigr.
Semence de jusquiame...........	0,01 —
Écorce de racine de cynoglosse.....	0,01 —

DOSE : 1 à 5 par jour.

9° Globules iodurés.

a) *A l'iodure de potassium*, dosés à 0,25 et à 0,10 centigrammes.

b) *A l'iodure de sodium*, dosés à 0,25 et à 0,10 centigrammes.

c) *Au protoiodure de mercure*, dosés à 0,05 centigrammes.

d) *Au biiodure d'hydrargyre*, dosés à 0,01 centigr.

e) *Au biiodure ioduré.*

Iodure de potassium	0,25 centigr.
Biiodure de mercure...........	0,005 milligr.

10° Globules purgatifs.

COMPOSITION : Aloès ; résines de scammonée, de

jalap et de gomme-gutte; extrait de coloquinte ãã 0,02 centigrammes.

Dose : 1 à 2 pour une purgation.

GLOBULES LAINCAR DE LANCOSME

Composition : Chaque globule contient 0,004 milligrammes de chlorhydrate d'héroïne, additionnés des principes suivants : phosphate de gaïacol, terpine et tanin.

Dose : 1 à 2 globules 3 fois par jour.

GLOBULES TÆNIFUGES DE SÉGRÉTAN

Composition : Extrait éthéré des rhizomes frais de la fougère mâle des Vosges.

Dose : 50 capsules prises le matin à jeun, de 5 minutes en 5 minutes, par 5 ou 10 à la fois.

GLUTACIDES GOURMAND

Composition : Acide tartrique enrobé au gluten.

Indications : Sont employés comme laxatifs et stimulants des glandes digestives.

Dose : 2 à 4 globules aux repas.

GLUTO-BULLES JOUGLA

Composition : Globules dosés à 0,25 centigrammes d'iodure de potassium, enrobés au gluten.

Dose : 2 à 8 par jour.

GLYCÉRO-DALLOZ

Composition : Granulé dosé à 0,30 centigrammes de glycérophosphate de chaux par cuillerée à café.

Dose : 1 à 2 cuillerées à café, au commencement de chaque repas.

GLYCÉRO-KOLA ANDRÉ

COMPOSITION : Granulé contenant par 5 grammes ou cuillerée à café :

Kola	0,50	centigr.
Glycérophosphate de chaux	0,25	—
Coca	0,25	—

DOSE : 1 cuillerée à café avant chaque repas.

GLYCÉROMÉTHYLARSINIÉ FERRÉ

COMPOSITION : Granulé renfermant par mesure jointe au flacon :

Méthylarsinate disodique	0,01	centigr.
Glycérophosphate de chaux	0,15	—
Glycérophosphate de magnésie.....	0,15	—

DOSE : *Adultes*, 2 mesures avant les deux principaux repas.
Enfants, 1 mesure.

GLYCÉROPHOSPHATE DE CHAUX CRÉOSOTÉ DE TROUETTE

COMPOSITION : Cachets contenant chacun :

Glycérophosphate de chaux	0,25	centigr.
Carbonate de créosote...........	0,03	—

DOSE : 2 ou 3 cachets par jour, aux repas.

GLYCÉROPHOSPHATE DE CHAUX FREYSSINGE

COMPOSITION : Deux préparations à base de glycérophosphate de chaux (*névrosthénine*).

1º **Solution,** dosée à 0,50 centigr. par cuillerée à soupe.
DOSE : 1 ou 2 cuillerées à soupe par jour aux repas.

2º **Granulé**, dosé à 0,25 centigr. par cuillerée à café.

DOSE : 2 à 4 cuillerées à café par jour aux repas.

GLYCÉROPHOSPHATE DE CHAUX GRANULÉ
BONJEAN

COMPOSITION : Granulé, dosé à 0,20 centigrammes de glycérophosphate par cuillerée à café.

DOSE : 3 à 4 cuillerées à café par jour.

GLYCÉROPHOSPHATE BRUEL

1º Élixir.

COMPOSITION : Il contient par cuillerée à café :

Glycérophosphate acide de sodium.	0,30 centigr.
Glycérophosphate acide de chaux..	0,12 —
Glycérophosphate acide de magnésie	0,08 —
Sulfate de strychnine	3/10e de mmg.
Élixir de Stonghton	75 gouttes.

DOSE : On en prend 1 cuillerée à café, 2 ou 3 fois par jour.

2º Granulé.

COMPOSITION : Il contient 0,30 centigrammes de glycérophosphate acide de chaux par cuillerée à café.

DOSE : 1 à 3 cuillerées à café par jour.

3º Sirop.

COMPOSITION : Il contient par cuillerée à soupe :

Glycérophosphate acide de chaux ..	0,30 centigr.
Glycérophosphate acide de magnésie	0,10 —

DOSE : 1 cuillerée à soupe matin et soir.

4º Solution injectable.

Pour injections hypodermiques.

COMPOSITION : Dosée à 0,30 centigrammes de glycérophosphate neutre de soude par centimètre cube.

7.

GLYCÉROPHOSPHATE SCHAFFNER

COMPOSITION : Granulé dosé à 0,30 centigrammes de glycérophosphate de chaux par cuillerée à café.

DOSE : 2 à 3 cuillerées à café par jour.

GLYCÉROPHOSPHATES EFFERVESCENTS LE PERDRIEL

1° Glycérophosphate de chaux granulé.

COMPOSITION : Dosé à 0,30 centigrammes par mesure jointe au bouchon.

DOSE : La dose est de 2 à 3 mesures par jour.

2° Glycérophosphate de soude granulé.

COMPOSITION : Dosé à 0,30 centigrammes par mesure jointe au bouchon.

DOSE : La dose est de 2 à 3 mesures par jour.

3° Glycérophosphate de fer granulé.

COMPOSITION : Dosé à 0,20 centigrammes par mesure jointe au flacon.

DOSE : La dose est de 2 à 3 mesures par jour.

GLYCÉROPHOSPHATES FOURNIER

1° Sirop Fournier tonique glycérophosphaté.

COMPOSITION : A base de sirop de cerises, contenant par cuillerée à soupe :

Glycérophosphates associés de chaux, magnésie, potasse et soude..................	0,60 centigr.
Glycérophosphate de fer	0,05　—
Noix vomique...............	0,01　—

Il contient également de la pepsine, de la maltine et de la noix de kola.

DOSE : De 1 cuillerée à dessert à 1 cuillerée à soupe.

matin et soir, aux repas. Ne doit pas être pris pur, mais dans un demi-verre de la boisson habituelle.

2° Dragées Fournier glycérophosphatées.

COMPOSITION : Elles sont à base de glycérophosphate de fer et de manganèse et contiennent les mêmes adjuvants que le sirop (pepsine, maltine, noix de kola et noix vomique).

DOSE : On prend 1 ou 2 dragées au milieu de chacun des deux principaux repas.

3° Granulés Fournier glycérophosphatés.

COMPOSITION : Une mesure est jointe au flacon et chacune d'elles contient exactement le même dosage de principes actifs que la cuillerée à soupe de sirop.

DOSE : 1 mesure matin et soir aux repas, dans un demi-verre de la boisson habituelle.

4° Solution Fournier glycérophosphatée.

Pour injections hypodermiques.

Il existe :

a) *Solution n° 1*, en ampoules de couleur blanche, dosées à 0,30 centigrammes de glycérophosphate de soude.

b) *Solution n° 3*, en ampoules de couleur rose, contenant un mélange de glycérophosphate de soude et de fer.

Les solutions n° 2 et n° 4, qui contenaient du glycérophosphate de chaux, ont été supprimées en raison de l'instabilité des solutions concentrées de glycérophosphate de chaux.

GLYCÉROPHOSPHATE ROBIN

1° Comprimés effervescents.

COMPOSITION : Chaque comprimé contient 0,25 centigrammes de glycérophosphate de chaux.

DOSE : Mettre 2 à 3 comprimés dans un peu d'eau, pour avoir une solution gazeuse.

Ils ne contiennent pas de sucre et peuvent être pris par les diabétiques.

2º **Glycéro-injectable Robin.**

En ampoules de 1 centimètre cube, dosées à 0,20 centigrammes de glycérophosphate de soude.

3º **Granulé.**

COMPOSITION : Dosé à 0,30 centigrammes de glycérophosphate de chaux par cuiller-mesure en aluminium, jointe au flacon.

DOSE : 2 à 3 cuillerées-mesure par jour aux repas.

GLYCOGÈNE CLIN

1º **Capsules.**

COMPOSITION : Elles sont enrobées au gluten et dosées à 0,20 centigrammes de glycogène par capsule.

DOSE : 3 à 5 capsules par jour.

2º **Granulé.**

COMPOSITION : Dosé à 0,20 centigrammes de glycogène par cuillerée à café.

DOSE : 3 à 5 cuillerées à café par jour.

On ne prescrira pas cette forme aux diabétiques, car elle contient un peu de sucre.

3º **Tubes stérilisés.**

COMPOSITION : Ampoules de 1 centimètre cube, dosées à 0,05 centigrammes de glycogène.

DOSE : 1 ou 2 injections par jour.

GLYCOGÈNE DU Dr DE NITTIS

1º **Ampoules.**

COMPOSITION : Dosées à 0,10 centigrammes de glycogène par ampoule de 1 centimètre cube.

Dose : 1 injection tous les jours.

2° **Capsules.**

Composition : Dosées à 0,05 centigrammes de glycogène par capsule.

Dose : 5 à 10 capsules par jour.

GLYCOMORRHUUM FAUDON

Composition : Elixir à base d'extrait de foie de morue véritable et d'hypophosphites ; succédané de l'huile de foie de morue, dont il contient tous les principes actifs.

Dose : 2 cuillerées à soupe par jour.

GLYCO-PHÉNIQUE DU Dr DÉCLAT

Composition : Solution d'acide phénique pur, titrée à 10 p. 100.

Mode d'emploi : S'emploie additionnée de plus ou moins d'eau, suivant les cas.

GLYCOPHOSPHATES GRANULÉS ASTIER

Composition : Chaque cuillerée à café contient 0,20 centigrammes de glycérophosphates associés de chaux, de soude, de magnésie, de fer et de potasse.

Dose : 2 cuillerées à café par jour aux repas.

GLYKOLAÏNE ROBIN

Composition : Granulé contenant par cuillerée à café tous les éléments constitutifs de la kola naturelle, additionnés de 0,25 centigrammes de glycérophosphate de chaux.

Dose : 1 ou 2 cuillerées à café par repas.

GLYPHOSPHATES G. CHANTEAUD

COMPOSITION : Granulé à base des quatre glycéro-phosphates de chaux, de soude, de fer et de magnésie.

DOSE : 2 à 3 cuillerées à café par jour.

GOBÉROL

COMPOSITION : Poudre antiseptique à base de perborate de soude chimiquement pur.

INDICATIONS : Principalement employée pour les injections vaginales et contre les pertes blanches.

DOSE : Une cuillerée à soupe pour deux litres d'eau.

GOMÉNOL

COMPOSITION : C'est un antiseptique à base d'essence extraite d'une variété du malaleuca viridiflora.

1º **Goménol pur.**

S'emploie en inhalations, pulvérisations et pour les pansements.

2º **Eau goménolée.**

Une petite cuillerée à café par litre d'eau, pour lavages antiseptiques (2 p. 1000).

3º **Capsules et glutinules.**

INDICATION : Contre les bronchites et les affections du rein et de l'intestin.

DOSE : 4 à 16 par jour.

4º **Huiles goménolées.**

A 5 et 10 p. 100 pour injections trachéales et pulvérisations nasales.

A 10 et 20 p. 100 pour instillations de la vessie.

A 20 et 33 p. 100 pour injections intramusculaires.

A 50 p. 100 pour lavements et pansements.

5° **Ovules gynécologiques et glycérine goménolée.**

6° Il existe également du sirop au goménol, des pâtes (bonbons) au goménol, de l'onguent goménolé, pour pansement et du baume pour frictions et massage.

GOSIÉRINE DALLOZ

COMPOSITION : Dragées contenant chacune :

Menthol .... 0,02 centigr.
Cocaïne .... 0,001 milligr.
Borate de soude .... 0,10 centigr.

DOSE : 6 à 8 dragées par jour.

GOUDRON FREYSSINGE

COMPOSITION : Liqueur obtenue par concentration de l'eau de goudron du Codex.

DOSE ET MODE D'EMPLOI : En *boisson*, 2 cuillerées par litre pour faire de l'eau de goudron.

En *lotions*, *injections*, *pulvérisations*, dans la proportion de 1 partie de goudron pour 2 ou 3 parties d'eau.

GOUDRON GUYOT

COMPOSITION : Liqueur de goudron végétal associé au carbonate de soude.

DOSE : 2 cuillerées à soupe par litre, pour faire de l'eau de goudron.

GOUDRON LE BŒUF

COMPOSITION : Émulsion de goudron végétal

obtenpe à l'aide de la teinture de quillaya saponaria.

MODE D'EMPLOI : En boisson : une cuillerée à bouche par litre pour faire de l'eau de goudron ou une cuillerée à café par tasse de tisane ou de lait chaud sucrés.

En lotions et injections : on l'emploie à la dose de 1 à 3 cuillerées à soupe par litre d'eau.

GOUTTES AMÈRES DE GIGON

COMPOSITION : Elles reproduisent la formule exacte des gouttes amères de Baumé.

DOSE : 4 à 5 gouttes avant les deux principaux repas.

GOUTTES LIVONIENNES DE TROUETTE-PERRET

COMPOSITION : Capsules contenant chacune :

Créosote de hêtre	0,05	centigr.
Goudron de Norvège	0,075	milligr.
Baume de Tolu	0,075	—

DOSE : 2 capsules au milieu de chacun des deux principaux repas.

GOUTTES NÉVROSTHÉNIQUES FRAISSE

COMPOSITION : 25 gouttes contiennent :

Cacodylate de strychnine	1/2	milligr.
Glycérophosphate de soude	0,10	centigr.

DOSE : 15 à 20 gouttes par jour.

GOUTTES NICAN

COMPOSITION : Liquide à base de bromoforme pur, d'aconit, de belladone, de codéine, de drosera et de grindelia.

Dose : De 5 à 50 gouttes, suivant l'âge, 2 ou 3 fois par jour, loin des repas, dans un liquide quelconque.

GOUTTES SCANDINAVES

Composition : Capsules à base de sève de pin, de goudron créosoté, de codéine et de bromoforme.

Dose : 3 capsules dans la matinée, 3 dans l'après-midi, avant les repas.

GRAINS AMERS DE BAUMÉ DE GIGON

Composition : Chaque grain correspond à 2 gouttes amères.

Dose : 1 à 3 grains amers 1/4 d'heure avant chaque repas.

GRAINS DE CROS

Composition : Granules enrobés à la kératine et au gluten, ne se dissolvant que dans l'intestin. Chaque granule contient :

Podophyllin	0,01	centigr.
Extrait de cascara sagrada	0,01	—
Extrait de belladone	0,005	milligr.
Essence d'anis	I goutte.	

Dose : 2 à 4 au repas du soir, ou au moment de se coucher.

GRAINS DE SANTÉ DU Dr FRANCK

Composition : Chaque granule contient :

Aloès	0,06	centigr.
Gomme-gutte.................	0,03	—
Acide borique	0,01	—

Dose : 2 à 3 grains le soir, avant de se coucher.

GRAINS DE SULLY

COMPOSITION : Chaque grain renferme :

Protoxalate de fer 0,10   centigr.
Arrhénal Adrian 0,01   —
Quassine cristallisée .... 0,001 milligr.

DOSE : De 1 à 4 par jour aux repas.

GRAINS DE VALS

COMPOSITION : Grains laxatifs à base de podophyllin, de cascara sagrada et de bourdaine.

DOSE : 1 à 2 le soir au repas, ou bien en se couchant.

GRAINS DE VIE DE CLÉRAMBOURG

COMPOSITION : Grains laxatifs à base d'aloès, d'extrait de quinquina, de cannelle et de miel.

DOSE : 1 ou 2 grains le soir au repas, ou avant de
se coucher.

GRANULÉ BRAVAIS

COMPOSITION : Répond à la formule suivante :

Extrait mou de kola................. 15 grammes.
Extrait mou de coca................. 10   —
Extrait mou de quinquina 10   —
Glycérophosphate de chaux.......... 20   —
Glycérophosphate de soude.......... 20   —
Sucre................................ Q. S.

DOSE : De 2 à 4 cuillerées à café par jour.

GRANULÉ CALMA FRENKEL

COMPOSITION : Granulé contenant par cuillerée à

café 1 gramme du mélange des peroxydes de calcium et de magnésium.

INDICATIONS : Contre tous les troubles stomacaux.

DOSE : 1 cuillerée à café 1 heure avant chaque repas et au moment des douleurs.

GRANULÉ IODO-TANNIQUE OLIVIERO

COMPOSITION : Granulé contenant par cuillerée à café :

Iodotannin (iode, acide tannique et extrait de fucus vesiculosus).....	0,05	centigr.
Phosphate acide de chaux.........	0,20	—
Phosphate de fer.................	0,02	—
Iodure de manganèse.............	0,01	—

DOSE : *Enfants*, de *3* à *5 ans*, demi-cuillerée à café au petit déjeuner du matin; de *5* à *10 ans*, 1 cuillerée à café le matin.

Adultes, 2 ou 3 cuillerées à café aux repas.

GRANULÉ DU Dr MOUSSAUD

COMPOSITION : Granulé aux stigmates de maïs ; chaque cuillerée à bouche représente 2 gr. 40 d'extrait de stigmates.

DOSE : 1 à 3 cuillerées à soupe par jour, dans la boisson habituelle.

GRANULÉ DE QUASSIA-KINA RABOT

COMPOSITION : Même composition que le quassia-kina Rabot sous forme de vin ; c'est-à-dire à base de quassia, de quinquina et d'écorces d'oranges amères.

DOSE : *Enfants*, 1/2 cuillerée à café aux deux principaux repas.

Adultes, 1 cuillerée à café.

GRANULES ANTIMONIAUX DU Dr PAPILLAUD

COMPOSITION : Granules dosés à 1 milligramme d'arséniate d'antimoine pur.

DOSE : 2 à 8 granules par jour.

GRANULES ANTIMONIAUX FERREUX DU Dr PAPILLAUD

COMPOSITION : Granules dosés à 1 milligramme d'arséniate d'antimoine, associé au fer.

DOSE : 2 à 8 granules par jour.

GRANULES DE BAUMÉ DU Dr LEGROS

COMPOSITION : Chaque granule correspond à 2 gouttes de teinture de Baumé et à la composition suivante :

Fève de Saint-Ignace pulvérisée........	2 gr. 50
Sucre de lait pulvérisé	1 — 50
Gomme arabique pulvérisée	1 —
Sirop de Tolu.................	Q. S.

DOSE : 2 à 3 avant chaque repas.

GRANULES DE BOURCET

COMPOSITION : Granules dosés à 1 milligramme de vanadate de soude.

DOSE : 2 à 4 par jour, et seulement 3 à 4 fois par semaine.

GRANULES BRUEL

COMPOSITION : Granules dosés au quart de milligramme de chlorhydrate d'ergotinine.

DOSE : 2 à 10 par 24 heures.

GRANULES CLIN

A base de nombreux médicaments :

1º *Acide arsénieux*, dosés à 1 milligramme ;

2º *Aconitine amorphe*, dosés au demi-milligramme ;

3º *Aconitine cristallisée*, dosés au 10ᵉ de milligr. ;

4º *Agaricine*, dosés à 1 milligramme ;

5º *Arséniate d'antimoine*, dosés à 1 milligramme ;

6º *Arséniate de fer*, dosés à 1 milligramme ;

7º *Arséniate de potasse*, dosés à 1 milligramme ;

8º *Arséniate de quinine*, dosés à 1 milligramme ;

9º *Arséniate de soude*, dosés à 1 milligramme ;

10º *Arséniate de strychnine*, dosés à 1 milligramme ;

11º *Atropine*, dosés à 1/4, 1/2 et 1 milligramme ;

12º *Bichlorure de mercure*, dosés à 1/2 et à 1centigr. ;

13º *Biiodure de mercure*, dosés à 1/2 et à 1 centigr. ;

14º *Brucine*, dosés à 1/2 et à 1 milligramme ;

15º *Caféine*, doés à 1 centigramme ;

16º *Chlorhydrate de cocaïne*, dosés à 1 milligramme et à 1 centigramme ;

17º *Cicutine*, dosés à 1 milligramme ;

18º *Codéine*, dosés à 1 centigramme ;

19º *Colchicine*, dosés à 1 milligramme ;

20º *Daturine*, dosés à 1 milligramme :

21º *Digitaline amorphe*, dosés à 1/2 et à 1 milligr. ;

22º *Digitaline cristallisée*, dosés à 1/10 et à 1/5 de milligramme ;

23º *Dioscoride*, dosés à 1 milligramme ;

24º *Hyosciamine cristallisée*, dosés à 1/2 et à 1 milligr.;

25º *Iodoforme*, dosés à 1 milligr. et à 1 centigr.;

26º *Morphine*, dosés à 1 centigramme ;

27º *Phosphure de zinc*, dosés à 5 milligrammes ;

28º *Pilocarpine*, dosés à 1 milligramme ;

29º *Quassine amorphe*, dosés à 1 centigramme ;

30º *Quassine cristallisée*, dosés à 1 milligramme ;

31° *Strophantine*, dosés au 1/10 de milligramme ;
32° *Strychnine*, dosés à 1 milligramme ;
33° *Sulfate d'atropine*, dosés au 1/2 milligramme ;
34° *Sulfate de strychnine*, dosés à 1 milligramme ;
35° *Valérianate d'atropine*, dosés à 1 milligramme ;
36° *Vératrine*, dosés à 1 milligramme.

GRANULES DOSIMÉTRIQUES DE CHARLES CHANTEAUD

Granules destinés à la médication dosimétrique et à base de tous les médicaments alcaloïdaux.

GRANULES DE FOWLER DU Dr LEGROS

COMPOSITION : Granules dosés à 1 milligramme d'arsénite de potasse par granule et correspondant à 2 gouttes de la liqueur de Fowler.

DOSE : 3 à 10 granules par jour.

GRANULES HOUDÉ

A base de nombreux médicaments :

1° *Aconitine*, dosés au 1/10 de milligr., 4 à 6 par jour ;

2° *Adonidine*, dosés à 1 milligr., 3 à 6 par jour ;

3° *Agaricine*, dosés à 1 centigr., 3 à 6 par jour ;

4° *Aloïne*, dosés à 4 centigrammes ;

Dose laxative, 1 à 2 granules aux repas.

Dose purgative, 3 à 4 granules le soir au coucher.

5° *Apioline*, dosés à 2 centigr., 5 à 10 par jour ;

6° *Biiodure d'hydrargyre*, dosés à 2 milligr., 4 à 6 par jour.

7° *Boldine*, dosés à 1 milligramme, 5 à 8 par jour ;

8° *Cannabine*, dosés à 1 centigr., 4 à 6 par jour ;

9° *Cantharidine*, dosés au 1/10 de milligr., 3 à 6 par jour ;

10° *Codéine*, dosés à 5 milligrammes, 4 à 6 par jour;

11° *Colchicine*, dosés à 1 milligr., 4 le soir au coucher;

12° *Digitaline*, dosés à 1/5 de milligr., 3 à 6 par jour;

13° *Duboisine*, dosés à 1/2 milligr., 4 à 6 par jour;

14° *Émétine*, dosés à 5 milligr., 1 à 4 par jour;

15° *Ergotinine*, dosés à 1/5 de milligr., 3 à 6 par jour;

16° *Gelsémine*, dosés à 1 milligr., 4 à 6 par jour;

17° *Hydrastinine*, dosés à 2 milligr., 4 à 6 par jour;

18° *Hyoscyamine*, dosés à 1 milligr., 3 à 6 par jour;

19° *Lobéline*, dosés à 1 milligramme, 4 à 6 par jour;

20° *Morphine*, dosés à 2 milligr., 2 à 6 par jour;

21° *Pelletiérine*, dosés à 1 centigr., 40 à 60 par jour;

22° *Pilocarpine*, dosés à 1 milligr., 4 à 6 par jour;

23° *Quassine*, dosés à 2 milligr., 3 à 6 par jour;

24° *Strophantine*, dosés à 1/10 de milligr., 4 à 6 par jour;

25° *Strychnine*, dosés à 1 milligr., 4 à 10 par jour.

GRANULES LABOUREUR

COMPOSITION : A base de valérianate d'ammoniaque solide et cristallisé.

DOSE : 2 granules matin et soir dans de l'eau sucrée ou une infusion de tilleul.

GRANULÉS MENTHEL

1° Granulé Menthel au bismuth.

COMPOSITION : A base de poudre de sous-nitrate de bismuth.

DOSE : 3 à 5 cuillerées à café.

2° Granulé Menthel au kousso.

COMPOSITION : A base de poudre de kousso.

DOSE : 2 à 3 cuillerées à café.

3° Granulé Menthel à la rhubarbe.

COMPOSITION : A base de poudre de rhubarbe de Chine.

DOSE : 2 à 3 cuillerées à café.

GRANULES TROIS CACHETS

COMPOSITION : Chaque granule est dosé à 4 milligrammes de phosphure de zinc, correspondant à 1/2 milligramme de phosphore actif.

DOSE : *Adultes,* 2 à 4 granules à chacun des deux principaux repas.

Enfants, Demi-dose ou quart de dose.

GRANULES DES VOSGES

COMPOSITION : Chaque granule contient :

Extrait alcoolique de drosera...... 0,05 centigr.
Extrait alcoolique d'aconit........ 0,01   —

DOSE : 2 le matin vers 9 heures ; 2 l'après-midi vers 5 heures ; 3 autres le soir en se couchant.

Ne pas dépasser 10 en 24 heures.

Ne pas en donner aux enfants avant moins de 6 ans.

GRANULES DU Dr WATELET

COMPOSITION : Granules dosés à 1 milligramme de colchicine cristallisée.

INDICATIONS : S'emploient contre les manifestations de la goutte et du rhumatisme.

DOSE : Au moment des crises aiguës, on prendra les six premiers jours de chaque mois, pendant 1 an au moins, le matin à jeun, à un quart d'heure d'intervalle, dans un peu d'eau : le 1er et le 2e jour : 3 granules ; le 3e et le 4e jour : 2 granules ; le 5e et le 6e jour : 1 granule.

Si la crise se reproduit, faire une nouvelle série de 6 jours de traitement, et reprendre quand même le mois suivant.

GUIPSINE

1º **Pilules.**

COMPOSITION : Dosées à 0,05 centigrammes des principes utiles du gui.

INDICATIONS : S'emploie comme médicament hypotenseur.

DOSE : 4 à 8 pilules par jour, entre les repas.

2º **Ampoules** de 1 centimètre cube.

COMPOSITION : Dosées à 0,05 centigrammes par ampoule.

DOSE : 1 à 2 injections intramusculaires par jour.

GYROL

COMPOSITION : On fabrique sous ce nom un crayon et un papier révulsifs à la capsicine.

INDICATIONS : Le papier s'emploie par simple application sur la peau.

Le crayon en frictions contre la migraine et les névralgies.

H

HAMAMÉLINE ROYA

COMPOSITION : Préparation liquide saturée du principe actif aromatique de l'hamamelis virginica à l'état frais.

DOSE : 2 à 4 cuillerées à soupe par jour.

GARDETTE. — Formul. des Spécialités, 1911.   8

HAMAMELIS DU Dr LUDLAM

1° Gouttes concentrées.

Contenant les principes actifs de l'hamamelis virginica. — On en prend 12 à 24 gouttes par jour.

2° Solution titrée.

On en emploie 1 cuillerée à café pour faire une lotion ou pour mettre sur une compresse.

HAMAMELIS NATTON

1° Granulé.

COMPOSITION : Chaque cuillerée à café représente 0,50 centigrammes de plante fraîche entière : tannin spécial, huile essentielle et résines.

DOSE : De 1 à 6 cuillerées à café 3 ou 4 fois par jour.

2° Gouttes.

COMPOSITION : 10 gouttes représentent 0,50 centigrammes de plante fraîche.

DOSE : De 15 à 30 gouttes et plus.

HAMAMELIS VIRGINICA LOGEAIS

COMPOSITION : Liquide concentré contenant les deux principes actifs de l'hamamelis virginica : son essence et son tanin.

DOSE : 15 à 20 gouttes 3 fois par jour, dans un peu d'eau, une demi-heure avant les repas.

HECTARGYRE

COMPOSITION : A base de mercure et d'hectine

(l'hectine est du benzosulfone paraaminophénylarsinate de soude).

1° **Ampoules** : Elles renferment, les unes :

Hectine	0,10	centigr.
Mercure	0,005	milligr.

les autres :

Hectine	0,20	centigr.
Mercure,	0,01	—

DOSE : Injecter une ampoule par jour pendant 10 à 15 jours.

2° **Gouttes** : 20 gouttes équivalent à :

Hectine	0,05	centigr.
Mercure	0,005	milligr.

DOSE : De 20 à 80 gouttes par jour.

HECTINE

COMPOSITION : L'hectine est du benzosulfone paraaminophénylarsinate de soude.

1° **Ampoules** : De 1 centimètre cube, elles sont dosées à 0,10 centigrammes et à 0,20 centigrammes d'hectine.

DOSE : Injecter une ampoule tous les jours ou tous les deux jours ;

2° **Gouttes** : 20 gouttes renferment 0,05 centigrammes d'hectine.

DOSE : Les 6 premiers jours, 20 gouttes par jour ; les jours suivants, de 40 à 100 gouttes par jour.

HÉLÉNINE DU Dr KORAB

COMPOSITION : L'hélénine est du camphre d'aunée.

INDICATIONS : Employée contre les affections des voies respiratoires, en particulier la tuberculose.

1º **Globules d'hélénine.**

DOSE : On en prend de 2 à 4 par jour.

2º **Sirop d'hélénine.**

DOSE : On en prend de 4 à 5 cuillerées à café par jour.

HÉMAGÈNE TAILLEUR

COMPOSITION : Dragées dosées à 0,20 centigrammes de pétroseline mentholée, dérivée du persil.

INDICATIONS : Tous les troubles menstruels.

DOSE : 2 à 12 par jour.

HEMAGÉNINE DU Dr GIRAUD

COMPOSITION : Médicament à base de triiodure d'arsenic en solution glycéro-phosphorique, additionnée de teinture de noix vomique.

1º **Gouttes.**

DOSE : A prendre à doses progressivement ascendantes et descendantes, de 2 à 10 gouttes matin et soir chez les enfants, de 10 à 20 gouttes matin et soir chez les adultes.

2º **Élixir.**

DOSE : Par cuillerées à café chez les enfants ; à dessert chez les adolescents ; à bouche chez les adultes. 1 à 2 cuillerées par jour.

HÉMATO-ÉTHYROÏDINE

COMPOSITION : C'est une préparation glycérinée du sang d'animaux ayant subi depuis un mois au moins la thyroïdectomie totale, chez lesquels existe par conséquent de l'hypothyroïdisation.

INDICATIONS : Cette préparation est destinée à lutter contre la maladie de Basedow.

DOSE : Elle s'emploie à la dose de 1 à 3 cuillerées à café par jour dans un peu d'eau. et à distance des repas.

HÉMATOPOIÉTINE DU Dr TUSSAU

1º **Élixir.**

COMPOSITION : Chaque cuillerée à soupe contient :

Bromofer...................... 0,10 centigr.
Extrait physiologique des glandes
  hématopoïétiques............. 0,50   —

DOSE : La dose est de 1 à 3 cuillerées à soupe par jour aux repas, pur ou avec un peu d'eau ou de vin.

2º **Perles.**

COMPOSITION : De même composition que l'élixir.

DOSE : 2 à 4 perles aux repas.

3º **Gouttes concentrées.**

COMPOSITION : Également de même composition que l'élixir.

DOSE : De 20 à 40 gouttes par jour au milieu des repas.

HÉMAZONE DELESTRE

COMPOSITION : Préparation liquide, contenant de l'azote à l'état soluble et additionnée de fer et de soufre combinés dans un état moléculaire identique à celui du sang naturel.

DOSE : *Adultes*, 2 à 4 cuillerées à soupe par jour. *Enfants*, 2 à 4 cuillerées à café.

A prendre avant les repas avec un peu d'eau rougie ou toute autre boisson.

Agiter au moment de s'en servir.

8.

HÉMOGLOBINE CRINON

COMPOSITION : Cachets contenant du sang desséché et réduit en petits grains.

DOSE : 4 à 8 cachets par jour.

HÉMOGLOBINE DALLOZ

COMPOSITION : Granulé dont chaque cuillerée à café contient 0,50 centigrammes d'hémoglobine.

DOSE : 2 cuillerées à café dans un peu d'eau, avant ou après chacun des deux principaux repas.

HÉMOGLOBINE DESCHIENS

1º Sirop.

Constitue la forme la plus active; il est dosé à 2 gr. 50 d'hémoglobine par cuillerée à soupe.

DOSE : On en prend de 2 à 4 cuillerées à soupe avant ou après les repas.

2º Granulé.

COMPOSITION : Dosé à 1 gr. 50 d'hémoglobine par cuillerée à café.

DOSE : On en prend de 2 à 6 cuillerées à café, avant ou après les repas.

3º Vin.

COMPOSITION : Dosé à 3 grammes d'hémoglobine par verre à madère.

DOSE : 1 verre de madère à la fin des repas.

4º Dragées.

COMPOSITION : Dosées à 2 gr. 50 d'hémoglobine par dragée.

DOSE : 2 à 4 par jour.

5º Élixir.

COMPOSITION : Dosé à 3 grammes par verre à liqueur.

DOSE : 1 verre à liqueur à la fin des repas.

HÉMOGLOFER CROS

COMPOSITION : Granulé dont chaque cuillerée à café contient :

Oxyhémoglobine .... 0,30 centigr.
Glycérophosphate de fer .... 0,15 —
Glycérophosphate de magnésie..... 0,15 —

DOSE : 2 à 3 cuillerées à café par jour.

HÉMOLITHOL

COMPOSITION : Composé synthétique sec des sels de sérum sanguin.

1 gramme représente les sels contenus dans 150 centimètres cubes de sérum sanguin de l'homme.

1 gramme représente 15 centimètres cubes de sérum inorganique concentré.

DOSE ET MODE D'EMPLOI : 3 fois par jour, une demi-heure avant les repas, prendre une mesure (annexée au flacon) dissoute dans un peu d'eau.

Peut également se donner en lavements ou en injections hypodermiques, mais à titre d'exception.

Pour les *enfants,* saler la nourriture avec l'hémolithol.

HÉMONEUROL COGNET

COMPOSITION : Granulé contenant par 5 grammes :

Oxyhémoglobine .... 0,40 centigr.
Noix de kola .... 1 gramme.
Glycérophosphate de chaux .... 0,20 centigr.

DOSE : 3 à 6 cuillerées à café par jour au commencement ou à la fin des repas.

HÉMOPLASE LUMIÈRE

COMPOSITION : L'hémoplase est un extrait protoplasmique de globules sanguins, à l'exclusion des stromas globulaires.

1° **Ampoules.**

Pour injections sous-cutanées ou intra-musculaires de préférence, d'une contenance de 10 centimètres cubes.

DOSE : 2 à 4 ampoules par semaine.

2° **Dragées.**

Se prennent à la dose de 6 à 8 au moment des repas. .

HÉMOVASINE

COMPOSITION : Pommade à base d'avasine (phospho-albuminate d'adrénaline) et extrait de belladone, dans la proportion suivante :

Avasine 1/10
Belladone 2/10

MODE D'EMPLOI : Gros comme un pois de cette pommade 2 ou 3 fois par jour sur les hémorroïdes.

HÉMOZOL

COMPOSITION : Élixir au nucléinate de fer ou fer organique assimilable.

DOSE : 1 cuillerée à bouche après chaque repas.

HERMOPHÉNYL LUMIÈRE

COMPOSITION : Sel organo-métallique contenant 40 p. 100 de mercure métallique.

1° Comprimés.

COMPOSITION : Colorés en vert et titrés à 1 gramme par comprimé pour faire des solutions.

2° Solution.

COMPOSITION : Pour voie stomacale, dosée à 0,02 centigrammes par cuillerée à soupe.

3° Sirop.

COMPOSITION : Dosé également à 0,02 centigrammes par cuillerée à soupe.

4° Dragées.

COMPOSITION : Dosées à 0,02 centigrammes par dragée.

5° Ampoules.

COMPOSITION : 2, 4, 10 et 15 centigrammes par centimètre cube.

6° Savon pour désinfection chirurgicale des mains.

7° Ovules vaginaux.

8° Tous objets de pansements.

DOSE : L'hermophényl s'emploie à la dose de 2 à 20 p. 1 000 et même 50 p. 1 000 pour désinfection chirurgicale.

Par voie stomacale, on en donne de 2 à 12 centigrammes par jour.

Par voie sous-cutanée, de 2 à 4 centigrammes par 24 heures.

HÉROÏNE VICARIO

1º Tablettes.

COMPOSITION : Dosées à 0,0025 dixièmes de milligramme d'héroïne.

DOSE : On en prend 2 à 8 par jour.

2º Tablettes.

COMPOSITION : Dosées à 0,005 milligrammes de chlorhydrate d'héroïne.

DOSE : On en prend de 1 à 4 par jour.

HÉTOL CARTAZ

COMPOSITION : Ampoules stérilisées de cinnamate de soude, dosées à 1, 2, 5, 10, 20 et 25 milligrammes par centimètre cube.

DOSE : S'emploient en injections intraveineuses ou intramusculaires contre la tuberculose pulmonaire, à la dose d'une injection tous les 2 jours. On injecte chaque fois de 1 à 25 milligrammes.

HIPPOPLASINE GRAN

COMPOSITION : Liquide sirupeux préparé par expression du muscle de cheval sain, reposé et sacrifié en pleine vigueur, associé au manganèse colloïdal.

Chaque cuillerée à bouche de suc musculaire concentré (plasma) contient 0,01 centigramme de manganèse colloïdal.

DOSE : 3 à 6 cuillerées à bouche dans un peu d'eau froide, au besoin gazeuse, à toute heure du jour ou de la nuit.

HIPPOSARCINE ROY

COMPOSITION : Préparation sirupeuse à base de suc

musculaire frais pris sur le cheval immolé en pleine santé.

Doses : 3 à 6 cuillerées à soupe par jour, soit pure, soit coupée à volonté d'eau, d'eau de Seltz ou de tout autre liquide non alcoolique froid ou seulement tiède.

HISTOGÉNOL NALINE

Composition : L'histogénol est constitué par de la nuclarrhine.

La nuclarrhine est une association de méthylarsinate de soude et de nucléopsarine.

La nucléopsarine est un composé phosphoré organique provenant de la laitance du hareng.

1º **Émulsion.**

Dose : Se prend à la dose de 2 cuillerées à soupe par jour, 1 heure avant chaque repas.

2º **Élixir.**

Dose : 2 cuillerées à soupe par jour.

3º **Granulé.**

Dose : 2 mesures par jour.

4º **Ampoules.**

Dose : 1 injection par jour.

5º **Comprimés.**

Dose : 4 par jour.

HOLOS-THER

Composition : Extrait osseux, présenté en tablettes aromatisées au cacao et contenant le corps osseux et le périoste broyés en poudre impalpable à laquelle sont ajoutées les cellules myélogènes actives extraites de la moelle par un sérum isotonique. Chaque tablette contient 1 gramme de substance osseuse.

Dose : 2 ou 3 tablettes par jour, croquées à un moment quelconque de la journée.

HORDÉNINE LAUTH

Composition : Préparation à base de sulfate d'hordénine ; l'hordénine est un alcaloïde extrait des touraillons d'orge.

1º **Ampoules** : De 1 centimètre cube dosées à 0,25 centigrammes.

2º **Bulles** : Contenant chacune 0,10 centigrammes de substance active.

Indications : Maladies du cœur et du tube digestif.

Dose : De 5 à 10 bulles par jour.

HOPOGAN

Composition : Peroxyde de magnésium agissant par dégagement d'oxygène à l'état naissant.

Indications : Employé pour l'antisepsie gastro-intestinale et pour la désinfection de la bouche et de la gorge.

1º **Comprimés.**

Composition : Dosés à 0,25 centigrammes.

Dose : 1 à 2 par jour.

2º **Cachets.**

Composition : Dosés à 0,25 centigrammes.

Dose : 1 à 2 par jour.

3º **Paquets.**

Composition : Dosés à 0,25 centigrammes.

Dose : 1 à 2 par jour.

4º **Granulé.**

Composition : Dosé à 0,50 centigrammes par cuillerée à café.

DOSE : 1 cuillerée entre les repas.

5° **Pilules.**

COMPOSITION : Pilules kératinisées, dosées à 0,15 centigrammes.

DOSE : 1 à 2 pilules 2 heures après les repas.

HUILE BIIODURÉE COUTURIEUX

COMPOSITION : Solution huileuse de biiodure de mercure dosée à 4 milligrammes par centimètre cube.

DOSE : 1 à 3 centimètres cubes par jour, en injections intramusculaires.

HUILE DE FOIE DE MORUE BERTHÉ

1° **Huile de foie de morue médicinale.**

COMPOSITION : Extraite des foies de morues pêchées à Bergen et garantie de toute pureté.

2° **Huile de foie de morue créosotée.**

COMPOSITION : Elle contient par cuillerée à bouche 5 centigrammes de créosote alpha.

DOSE : 2 à 4 cuillerées par jour.

HUILE GRISE DURET

COMPOSITION : 1 centimètre cube représente 0,10 centigrammes de mercure. Elle est homogène et indolore.

Le mercure dans cette préparation est en suspension dans un mélange de palmitine et de gaïacoloïd.

Le gaïacoloïd est une combinaison de camphre et de gaïacol, destinée à rendre l'injection indolore.

DOSE : On doit injecter 0,10 centigrammes de mercure par semaine.

HUILE DE POURTAL A L'EUCALYPTOL

COMPOSITION : Mélange obtenu avec :

Huile de foie de morue........... 100 grammes.
Eucalyptol absolu .... 10 —

DOSE : De 1 à 4 cuillerées à chaque repas.

HYDRARGOL

COMPOSITION : Ampoules contenant chacune 1 centigramme de succinimide de mercure, équivalant à 7 milligrammes de mercure.

DOSE : 1 injection de 1 centimètre cube, tous les jours ou tous les 2 jours.

HYPOPHOSPHITES DU Dr CHURCHILL

1° **Hypophosphite de chaux.**
COMPOSITION : Sirop dosé à 0,20 centigrammes par cuillerée à soupe.
DOSE : 1 à 2 cuillerées à soupe 2 fois par jour.

2° **Hypophosphite de soude.**
COMPOSITION : Sirop dosé à 0,20 centigrammes par cuillerée à soupe.
DOSE : 1 à 2 cuillerées à soupe 2 fois par jour.

3° **Hypophosphite de fer.**
COMPOSITION : Sirop dosé à 0,10 centigrammes par cuillerée à soupe.
DOSE : 2 à 4 cuillerées à soupe par jour.

4° **Hypophosphite de manganèse.**
COMPOSITION : Sirop dosé à 0,20 centigrammes par cuillerée à soupe.

Dose : 1 à 2 cuillerées à soupe après chacun des deux principaux repas.

5º **Sirop d'hypophosphites composé.**

Composition : Il contient 0,20 centigrammes par cuillerée à soupe du mélange d'hypophosphites de chaux, de soude, de potasse et de fer.

Dose : 1 à 2 cuillerées à soupe après chacun des deux principaux repas.

6º **Pilules d'hypophosphite de quinine.**

Composition : Dosées à 0,06 centigrammes par pilule.

Dose : 2 à 10 pilules par jour.

7º **Tablettes pectorales à l'hypophosphite d'ammoniaque.**

Composition : Chaque tablette est dosée à 0,03 centigrammes.

Dose : 6 à 8 par jour.

I

IBOGAÏNE NYRDAHL

Composition : Dragées à base d'ibogaïne, extrait de l'iboga du Congo.

Indications : Employées contre l'atonie musculaire, les suites de convalescence, la neurasthénie ; elles sont légèrement aphrodisiaques.

Dose : 2 à 6 par jour, généralement au milieu de chaque repas.

ICHTYO-GAÏACOL SÉBASTE

Composition : Capsules glutineuses contenant chacune 0,30 centigrammes d'ichtyol pur, associé au gaïacol et au baume du Pérou.

Dose : 4 à 12 capsules par jour, à prendre aux repas et par doses progressivement croissantes et décroissantes.

INJECTION BROU

Composition : Injection zinco-saturnine, suivant la formule de l'Hôpital du Midi.

Mode d'emploi : Employer l'injection Brou dès que l'écoulement commence ; les premières injections ne doivent représenter qu'une demi-seringue.

INJECTION PARAT

Composition : Solution à base de gonococcine, résultat de la combinaison d'un sel alcalin avec le sublimé.

Dose : Faire des injections urétrales avec une vingtaine de grammes de l'injection Parat, étendue de 2/3 ou 1/2 d'eau bouillie.

INJECTION RAQUIN

Composition : Préparation pour injections urétrales au copahivate de soude silicaté.

Dose : 2 à 6 injections par jour.

INJECTIONS MERCURIELLES ROGÉ-CAVAILLÈS

1° **Huile grise.**

a) *Huile dosée* à 0,20 centigrammes par centimètre cube.

b) *Huile dosée* à 0,40 centigrammes par centimètre cube.

On doit injecter de 6 à 8 centigrammes de mercure par semaine.

2º **Huile biiodurée.**

3º **Solution biiodurée.**

Pour ces deux derniers produits, le dosage est fait à la volonté du praticien. On doit injecter 1 à 2 centigrammes de biiodure de mercure tous les jours ou tous les deux jours.

IODALIA

COMPOSITION : Granulé contenant par cuillerée à café 0,06 centigrammes d'iode pur combiné au tanin.

DOSE : 2 à 6 cuillerées à café par jour.

IODALOSE GALBRUN

COMPOSITION : Liquide tenant en dissolution une combinaison d'iode et de peptone.

5 gouttes renferment 1 centigramme d'iode et agissent comme 0,25 centigrammes d'iodure.

DOSE : *Enfants*, 5 à 20 gouttes.

Adultes, 10 à 50 gouttes.

A prendre pendant ou immédiatement après les repas, dans un peu d'eau pure ou sucrée.

IODÉINE MONTAGU

COMPOSITION : Préparation à base de biiodure de codéine.

INDICATIONS : Contre la dyspnée et la toux.

1º **Ampoules injectables.**

COMPOSITION : Dosées à 2 centigrammes de biiodure de codéine.

2º **Pilules.**

COMPOSITION : Dosées à 1 centigramme.

DOSE : La dose en est de 4 à 8 par jour.

3° **Sirop.**

COMPOSITION : Dosé à 4 centigrammes de biiodure de codéine par cuillerée à bouche.

DOSE : La dose en est de 1 à 4 cuillerées à bouche par jour.

IODÉOL VIEL

COMPOSITION : Iode colloïdal (chimique) associé à un véhicule spécial, assurant sa stabilisation. En ampoules de 1 centimètre cube.

DOSE : Une injection de 1 centimètre cube tous les 2 jours pendant 10 jours, puis 2 ampoules chaque jour pendant 20 jours ; cesser et reprendre un mois après.

IODOGÉNOL

COMPOSITION : Préparation liquide : combinaison albuminique iodée, peptonisée dont 20 gouttes contiennent 1 centigramme d'iode.

DOSE : *Enfants*, 10 à 20 gouttes.

Adultes, 40 gouttes et plus en deux fois, aux repas, dans un peu d'eau.

IODOLÉINE SCHAFFNER

COMPOSITION : Huile de foie de morue iodo-saccharinée, dosée à 2 grammes d'iode par litre.

DOSE : *Adultes*, 2 verres à liqueur par jour ; on augmente d'un verre tous les 2 jours, jusqu'à dose tolérée.

Enfants, 2 cuillerées à café, en augmentant d'une tous les 2 jours.

· IODOMAÏSINE

C'est une combinaison d'iode avec la maïsine albumine végétale extraite du maïs.

1° Globules d'iodomaïsine.

COMPOSITION : Ces globules ne se dissolvent que dans l'intestin; ils sont dosés à 1 centigramme d'iode combiné.

DOSE : A prendre aux repas de midi et du soir, à la dose de 4 à 6 pour les *enfants*, de 6 à 10 pour les *adultes*.

2° Solution d'iodomaïsine.

COMPOSITION : 5 gouttes de cette solution contiennent 1 centigramme d'iode combiné.

DOSE : 20 à 50 gouttes par jour aux repas.

IODONE ROBIN

COMPOSITION : Préparation liquide à base d'iode et de peptone.

5 gouttes contiennent 1 centigramme d'iode combiné à la peptone.

20 gouttes correspondent à 1 gramme d'iodure de potassium.

· DOSE : La dose moyenne est de 10 à 40 gouttes, à prendre dans un peu de boisson au milieu des repas.

IODOR

COMPOSITION : Liquide à base d'iode organique et d'iodures dont l'usage n'amène pas d'accidents d'iodisme.

20 gouttes correspondent à 2 grammes d'iodure ou à 8 centigrammes d'iode combiné.

Dose : *Adultes*, 15 à 50 gouttes.
Enfants, 5 à 25 gouttes.
A prendre dans un peu d'eau, en deux doses aux repas.

IODOTANNIA

Composition : Granulé dont une cuillerée à café équivaut à 1 cuillerée à bouche de sirop iodotannique et renferme en plus 0,15 centigrammes de glycéro-phosphate de chaux et 0,03 centigrammes d'iode.
Dose : 2 à 4 cuillerées à café par jour aux repas.

IODURAL NOVAT

Composition : Comprimés dosés à 0,25 centigrammes d'iodure de potassium chimiquement pur.
Dose : 2 à 4 par jour.

IODURASE COUTURIEUX

Composition : Association d'iodure de potassium avec des enzymes de la levure de bière, pour éviter les accidents de l'iodisme.
En capsules glutinisées renfermant chacune :

Iodure de potassium .... 0,50 centigr.
Enzymes .... 0,10 —

Dose : De 1 à 8 capsules par jour.

IODURES CROS

1º **Biiodure.**
Composition : Pilules contenant chacune :

Iodure de potassium............. 0,20 centigr.
Biiodure de mercure............. 0,005 milligr.

Dose : 5 à 6 par jour.

2º Iodure de potassium.

Composition : Pilules dosées à 0,25 centigrammes.

Dose : 2 à 4 par jour en moyenne.

3º Iodure de sodium.

Composition : Pilules dosées à 0,25 centigrammes.

Dose : 2 à 4 par jour en moyenne.

IODURES FOUCHER

1º Dragées d'iodure de fer et manne.

Composition : Dosées à 0,20 centigrammes de sel de fer ; elles ne sont dissoutes qu'après la traversée de l'estomac.

Dose : 3 à 5 par jour.

2º Dragées d'iodure de potassium purifié.

Composition : Ne provoquant pas de troubles d'iodisme, ne contenant ni iode, ni iodates.

Elles sont dosées à 0,20 centigrammes.

Dose : La dose moyenne est de 3 à 5 par jour.

3º Dragées d'iodure de sodium.

Composition : Elles sont dosées également à 0,20 centigrammes.

Dose : 3 à 5 par jour.

IODURES LAROZE

Sirops à base des différents iodures et de sirop d'écorces d'oranges amères.

1º Sirop à l'iodure de potassium.

Composition : Dosé à 1 gramme par cuillerée à bouche.

2º Sirop à l'iodure de sodium.

9.

COMPOSITION : Dosé à 1 gramme par cuillerée à bouche.

3° **Sirop à l'iodure de strontium.**

COMPOSITION : Dosé à 1 gramme par cuillerée à bouche.

4° **Sirop de protoiodure de fer.**

COMPOSITION : Dosé par cuillerée à bouche à 0,05 centigrammes de protoiodure de fer associé au quassia amara.

IODURES SOUFFRON

1° **Iodure de potassium ou de sodium Souffron.**

a) *Solution.*

COMPOSITION : Dosée à 1 gramme par cuillerée à soupe.

b) *Sirop.*

COMPOSITION : Dosé également à 1 gramme par cuillerée à soupe.

c) *Dragées.*

COMPOSITION : Dosées à 0,25 centigrammes par dragée.

2° **Iodure biioduré Souffron.**

a) *Dragées.*

COMPOSITION : Chacune contient :

Iodure de potassium.............. 0,25 centigr.
Biiodure de mercure.............. 2 milligr. 1/2

b) *Solution.*

COMPOSITION : Chaque cuillerée à soupe contient :

Iodure de potassium............. 1   gramme.
Biiodure de mercure............. 0,01 centigr.

3° **Ampoules Souffron** d'une contenance de 1 centimètre cube.

a) *Huile biiodurée :* ampoules titrées à 0,004 milligrammes, 0,01 centigramme et 0,02 centigrammes.

b) *Solution aqueuse :* aux mêmes titrages.

J

JUBOL

COMPOSITION : Comprimés à base d'agar-agar, extraits biliaires et extraits complets de toutes les glandes intestinales.

DOSE : De 1 à 3 comprimés le soir en se couchant tous les soirs.

JUGLANDINE FERROUILLAT

COMPOSITION : Préparation liquide à base des principes actifs du noyer, du quassia, du quinquina, associés à l'iode, aux glycérophosphates et au fer.

DOSE : 1 verre à liqueur avant chaque repas pour les *adultes.*

Demi-dose pour les *enfants.*

JUGLANRÉGINE

COMPOSITION : Élixir dont chaque cuillerée à bouche contient :

Iode	0,015 milligr.
Extrait de noyer...............	0,20 centigr.
Chlorhydrophosphate de chaux ...	0,20 —

DOSE : *Adultes,* 1 à 3 cuillerées à bouche par jour. *Enfants,* 1 à 3 cuillerées à café.

K

KÉFIR CARRION

COMPOSITION : Lait fermenté au moyen de ferments spéciaux ; 3 numéros. Le n° 1 est légèrement laxatif ; le n° 2 le plus employé ; le n° 3 légèrement constipant.

DOSE : On en prend 1 flacon ou un demi-flacon par jour.

KÉLÈNE

COMPOSITION : Tubes de verre renfermant du chlorure d'éthyle pur pour les anesthésies locales ou générales.

KÉPHALINE

COMPOSITION : Cachets à base d'antifébrine et de théobromine.

INDICATIONS : Toutes les manifestations douloureuses et névralgiques.

DOSE : 1 à 3 cachets par jour.

KERLOL

COMPOSITION : C'est un polyphénate de fer résultant de la combinaison du sesquioxyde de fer avec des phénates basiques de fer.

INDICATIONS : Médicament employé contre les ecchymoses, les plaies de toute nature et notamment les plaies variqueuses, les hémorroïdes, les varices, la blennorragie.

DOSES ET MODE D'EMPLOI : Ce médicament est préparé sous les formes suivantes :

1° Liquide.

Peut s'employer à toutes les doses, pur ou allongé d'eau bouillie ; sur des compresses recouvertes de toile imperméable.

2° Poudre.

S'emploie à l'état naturel pour pansements des plaies.

3° Pommade.

Elle répond à la formule suivante :

Kerlol en poudre	0,50 centigr.
Lanoline	10 grammes.
Eau de roses	10 —
Vaseline	20 —

4° Suppositoires Lerck.

Ils répondent à la formule suivante :

Kerlol en poudre	0,30 centigr.
Beurre de cacao	4 grammes.

KINEURINE MONCOUR

COMPOSITION : Sphérulines contenant chacune 0,10 centigrammes de glycérophosphate de quinine.
DOSE : 6 à 12 par jour.

KIPSOL

COMPOSITION : Pilules dosées à 0,10 centigrammes d'extrait des tanins spéciaux de la noix de galle et du cacao.
DOSE : 4 à 8 par jour.

KOLA-BAH-NATTON

Différents produits renfermant tous les principes actifs de la noix de kola.

1º Élixir.

COMPOSITION : Chaque verre à liqueur de 25 grammes renferme 5 centigrammes de principes actifs.

DOSE : 2 à 6 verres à liqueur par jour, de préférence après les repas, pur ou étendu d'eau.

2º Extrait fluide.

DOSE : S'emploie quand les préparations alcooliques sont contre-indiquées, à la dose de 10 à 40 gouttes dans un peu d'eau sucrée, 2 à 6 fois par jour.

3º Granulé soluble.

DOSE : 2 à 3 cuillerées à café par jour, pur ou dans tout liquide.

4º Pilules.

COMPOSITION : Elles ont la composition suivante :

Extrait hydroalcoolique de kola ....   0,10 centigr.
Poudre de kola   0,10   —

DOSE : 2 à 5 pilules par jour.

5º Vin.

DOSE : 2 à 4 verres à madère par jour.

KOLA-FER TROUETTE

COMPOSITION : Élixir à base de peptonate de fer et d'extrait de kola.

DOSE : 1 verre à liqueur à la fin de chaque repas.

KOLA GRANULÉE ASTIER

COMPOSITION : Granulé contenant 0,10 centigrammes de principe actif de la noix de kola par cuillerée à café.

DOSE : 2 à 3 cuillerées à café par jour dans un

peu d'eau, de vin ou de tisane, à n'importe que moment.

KOLA GRANULÉE ROY

Composition : Granulé contenant 0,10 centigrammes par cuillerée à café de principe actif de la noix de kola.

Dose : 1 à 4 cuillerées à café par jour, pur ou dissous dans un liquide quelconque.

KOLA MONAVON

1° Élixir.

Composition : Il contient 1 gr. 20 de kola par verre à liqueur.

Dose : 2 à 4 verres à liqueur par jour, avant ou après les repas.

2° Granulé.

Composition : Contient 1 gr. 20 de kola par cuillerée à café.

Dose : 2 à 4 cuillerées à café par jour.

3° Pastilles.

Dose : En sucer 10 à 15 par jour.

4° Vin.

Composition : Il contient 1 gr. 20 de kola par verre à bordeaux.

Doses : 2 à 3 verres à bordeaux par jour.

KOLANINE PLANCHE

Composition : Pastilles à base du principe actif complet de la noix de kola fraîche.

Dose : Laisser fondre dans la bouche de 5 à 10 pastilles par jour.

KOLA PAUSODUN

COMPOSITION : Élixir de noix fraîche de kola ; chaque verre à liqueur correspond à 5 grammes de noix fraîche de kola.

DOSE : 1 verre à liqueur avant, pendant ou après les deux principaux repas.

L

LAB-LACTO-FERMENT MIALHE

COMPOSITION : Préparation sous forme de poudre donnant une solution de Lab-ferment physiologique, produit sécrété normalement par la muqueuse de l'estomac dans la digestion du lait. La solution ainsi obtenue répond, comme teneur en Lab-ferment, à un suc gastrique normal.

DOSE ET MODE D'EMPLOI : Une mesure est jointe au flacon. La dose est :

Pour *adultes* : 1 mesure par verre de lait.

Pour *enfants* : 1 demi-mesure par verre de lait.

Mettre la dose indiquée dans le verre avec environ 2 cuillerées à bouche d'eau froide. Dès que l'effervescence aura disparu, compléter le verre avec le lait froid ou tiède.

LACTAGOL

COMPOSITION : Farine extraite de la semence du cotonnier et possédant un pouvoir galactogène considérable.

DOSE : 3 à 4 cuillerées à café par jour.

LACTÉOL DU Dᴿ BOUCARD

COMPOSITION : Comprimés de ferment lactique.

DOSE : De 2 à 6 comprimés par jour, suivant l'âge ; les délayer dans un peu d'eau pure ou sucrée et prendre une demi-heure avant les repas.

LACTIFERM

COMPOSITION : Comprimés à base de ferment lactique constitué par différentes bactéries lactigènes sélectionnées.

DOSE : *Adultes*, 1 à 2 comprimés 3 fois par jour, une demi-heure avant ou une heure après les repas.

Enfants, 1/2 à 1 comprimé 3 fois par jour écrasé et mélangé avec un peu d'eau sucrée.

LACTIMASE

COMPOSITION : Comprimés de 0,50 centigrammes dosés à 0,05 centigrammes de ferment lactique en culture pure et sèche.

DOSE : De 2 à 6 comprimés par jour.

LACTOBACILLINE

COMPOSITION : Ferment préparé d'après les données du travail du professeur Metchnikoff sur la valeur thérapeutique du lait aigri, ayant la propriété d'empêcher les putréfactions intestinales.

Il est composé du mélange, en proportions déterminées, de deux variétés de microbes producteurs d'acide lactique, l'une appartient à la flore orientale, l'autre à la flore européenne.

1° **Lactobacilline liquide.**

COMPOSITION : En tubes contenant la quantité

nécessaire à la fermentation d'un tiers de litre, soit un bol.

2° **Lactobacilline en poudre.**

Composition : Un tube contient la dose nécessaire pour ensemencer un litre de lait. Elle peut aussi être ingérée directement à la dose de 1/10 du contenu du tube à chacun des deux principaux repas, avec un peu de miel ou de confiture.

3° **Comprimés.**

Composition : Dosés à 0,30 centigrammes.

Dose : 3 par jour, 1 après chacun des trois repas avec un aliment sucré.

LACTOCHOL

Composition : Comprimés composés par association de ferments lactiques purs (bacille bulgare) et d'extraits biliaires mêlés à du sucre de lait et aromatisés à la vanilline.

Dose : De 2 à 6 comprimés par jour, 1/4 d'heure avant les repas dans un peu d'eau sucrée.

LACTOPHOSPHINE MERVEAU

Composition : Farine lactophosphatée et chocoatée.

Dose : Délayer 1 cuillerée à café dans un demi-verre de lait et faire cuire jusqu'à la consistance voulue.

LACTOZYMASE CHEVRETIN-LEMATTE

Composition : Ce sont des comprimés d'une poudre blanche obtenue en mélangeant des cultures des ferments bulgares centrifugées à des hexoses.

Dose : 2 à 6 comprimés par jour avec un peu d'eau sucrée.

Ces comprimés servent également pour préparer du lait caillé bulgare.

LAXAGARINE

Composition : Agar-agar sans addition d'aucun principe médicamenteux.

Dose : a) **Paillettes** : 1 à 5 cuillerées à café à chaque repas.

b) **Cachets** : 1 à 5 cachets à chaque repas.

LAXAGARINE BELLADONÉE

Composition : Association de l'agar-agar avec la belladone.

Dose : a) **Paillettes** : 1 à 3 cuillerées à café à chaque repas.

b) **Cachets** : 1 à 3 à chaque repas.

LAXARINE TERRIAL

Composition : A base de rhamnus frangula, additionné de différents autres laxatifs.

1º **Elixir.**

2º **Pilules.**

Doses : 1º **Elixir** : *Adultes*, 1 cuillerée à café dans un peu d'eau au commencement du repas du soir.

Enfants, de 25 à 50 gouttes dans un peu d'eau.

2º **Pilules** : *Adultes*, de 1 à 3 pilules avant le repas du soir.

Enfants, de 1 à 2 suivant l'âge.

LAXATIF BOURGUIGNON

Composition : C'est la poudre laxative de Dujardin-Beaumetz mise sous forme granulée.

Dose : *Adultes*, 1 à 3 cuillerées à café le soir en se couchant.

Enfants, demi-dose à prendre avec un peu d'eau.

LAXOL FRAUDIN

Composition : Granulé à base des principes actifs du cascara sagrada associés au benzoate de magnésie.

Dose : 1 cuillerée à dessert le soir en se couchant.

LAXYL EFFERVESCENT

Composition : Laxatif sous forme de granulé effervescent entièrement soluble.

Dose : *Dose laxative* : 2 à 3 cuillerées à café au coucher dans un quart de verre d'eau.

Dose purgative : 4 à 5 cuillerées à dessert dans un verre d'eau le matin à jeun.

LÉCITHINE ADRIAN

1° **Ampoules** pour injections hypodermiques.

Composition : Chaque ampoule de 1 centimètre cube renferme 0,05 centigrammes de lécithine.

Dose : 1 injection tous les jours.

2° **Dragées.**

Composition : Dosées à 0,05 centigrammes de lécithine par dragée.

Dose : 3 à 6 dragées par jour.

3° **Granulé.**

Composition : Contenant 0,10 centigrammes de lécithine par mesure ou cuiller à café.

Dose : 2 à 3 cuillerées à café par jour.

4° **Pilules.**

Composition : Dosées à 0,05 centigrammes de lécithine par pilule.

Dose : 3 à 6 par jour.

LÉCITHINE BOUTY

COMPOSITION : Granulé contenant par cuiller-mesure :

Lécithine de l'œuf................ 0,05 centigr.
Lécithine de cervelle .... 0,05 —

DOSE : 3 à 4 mesures dans les 24 heures.

LÉCITHINE CARTAZ

COMPOSITION : Médicament à base de lécithine de l'œuf.

1º **Ampoules.**
Pour injections intramusculaires. Elles sont dosées à 0,15 centigrammes.

2º **Granulé.**
Dosé à 0,05 centigrammes par cuillerée à café.

3º **Pilules.**
Dosées à 0,05 centigrammes de lécithine pure par pilule.

DOSE : Les injections se font 2 fois par semaine.
Le granulé se prend dans un peu de lait ou d'eau, à la dose de 3 à 4 cuillerées à café pour les *adultes* ; de 1 à 2 cuillerées à café pour les *enfants*.
Les pilules se donnent à la dose de 3 à 4 par jour, et de préférence au moment des repas.

LÉCITHINE CLIN

1º **Granulé.**
COMPOSITION : Dosé à 0,10 centigrammes de léci-thine par cuillerée à café. Chaque flacon est accom-pagné d'une cuiller-mesure dont la capacité repré-sente exactement une demi-cuillerée à café.

Dose : 2 à 6 cuillerées-mesure par jour, de préférence 2 heures avant les repas, dans un peu d'eau ou de lait.

2° **Pilules.**

Composition : Pilules à enveloppe de gluten, dosées à 0,05 centigrammes de lécithine par pilule.

Dose : 2 à 6 pilules par jour.

3° **Solution** pour injections hypodermiques.

Composition : Ampoules de 1 centimètre cube fermées à la lampe et contenant une solution huileuse tyndallisée, titrée à 0,05 centigrammes de lécithine par centimètre cube.

Dose : 1 à 2 injections intramusculaires par jour.

LÉCITHINE LEGRAND

1° **Capsules.**

Composition : Dosées à 0,10 centigrammes par capsule.

Dose : 3 à 4 par jour.

2° **Granulé.**

Composition : Contenant 0,20 centigrammes de lécithine pure de l'œuf par cuillerée à café.

Dose : *Adultes*, 3 à 5 cuillerées à café par jour.
Enfants, demi-dose.

LÉCITHINE LEMAITRE

Composition : Granulé de lécithine au cacao dosé à 0,10 centigrammes de lécithine par cuillerée à café.

Doses : *Enfants* : 2 à 6 cuillerées à café.
Adultes : 6 à 10 cuillerées à café.

LÉCITHINE RABOT

1° Ampoules.

COMPOSITION : Pour injections sous-cutanées, dosées à 0,05 centigrammes de lécithine.

2° Granulé.

COMPOSITION : Dosé à 0,10 centigrammes par cuillerée à café.

DOSE : 3 à 4 cuillerées par jour.

3° Pilules.

COMPOSITION : Dosées à 0,05 centigrammes par pilule.

DOSE : 3 à 6 par jour aux repas.

LÉCITHINE VACHERON

1° Granulé.

COMPOSITION : Dosé à 0,10 centigrammes de lécithine par cuillerée à café.

DOSE : 4 à 5 cuillerées à café par jour.

2° Pilules.

COMPOSITION : Dosées à 0,05 centigrammes par pilule.

DOSE : 5 à 10 pilules par jour.

LÉCITHINE VIAL

COMPOSITION : Capsules dosées à 0,05 centigrammes de lécithine pure de l'œuf par capsule.

DOSE : *Adultes*, 3 à 6 capsules par jour.

Enfants, 1 à 3 capsules par jour.

LÉCITHO-MALTOSE BONJEAN

COMPOSITION : Farine alimentaire contenant par cuillerée à soupe :

     Lécithine .... 0,15 centigr.
     Malt 0,10   —

DOSE : 1 à 3 cuillerées à soupe par potage, 2 ou 3 fois par jour.

LÉCITHOSINE ROBIN

1º Granulé.

COMPOSITION : Dosé à 0,10 centigrammes de lécithine par cuiller-mesure.

DOSE : 2 à 3 à chacun des deux principaux repas.

2º Pilules.

COMPOSITION : Dosées à 0,05 centigrammes de lécithine.

DOSE : 2 à 3 à chacun des trois repas.

LEPTANDRINE ROYER

COMPOSITION : Comprimés logés dans des cachets à base de leptandrine et de poudre de racines de leptandrica virginica.

DOSE : 1 ou 2 cachets le soir au repas, contre la constipation habituelle.

LEVURARGYRE ADRIAN

COMPOSITION : Le levurargyre est une combinaison de mercure avec le nucléoprotéide.

Il s'obtient en cultivant des levures sélectionnées dans un milieu riche en sublimé corrosif.

Par son mercure, il est antisyphilitique ; par son nucléoprotéide, il est stimulant de la nutrition générale.

Il est présenté en ampoules de 2 centimètres cubes titrées à 0,01 centigramme par centimètre cube.

DOSE : La dose moyenne est de 0,02 centigrammes par jour, c'est-à-dire une injection.

LEVURE DE BIÈRE ADRIAN

1° **Levure sèche.**

COMPOSITION : 1 cuillerée à café de 3 grammes représente 2 cuillerées à café de levure fraîche.

DOSE : 1 à 2 cuillerées à café par jour. Délayer dans un peu d'eau sucrée ou de bière.

2° **Levure granulée.**

COMPOSITION : La mesure placée sous la capsule du bouchon représente une cuillerée à café de levure sèche.

DOSE : 2 à 4 mesures par jour.

3° **Levure comprimée.**

COMPOSITION : 4 comprimés représentent 1 cuillerée à café de levure fraîche.

DOSE : 4 comprimés 3 fois par jour ; les déposer sur la langue et entraîner avec une gorgée d'eau.

LEVURE DE BIÈRE TOURTAN

COMPOSITION : Levure sèche obtenue à la brasserie Tourtel.

DOSE : 1 mesure délayée dans un peu d'eau ou de bière à chaque repas.

LEVURE CARRION

COMPOSITION : Levure desséchée :

1° **Granulé.**

DOSE : On en prend de 2 à 4 cuillerées à café par jour.

2° **Cachets.**

DOSE : 2 à 3 cachets par jour.

GARDETTE. — Formul. des Spécialités, 1911.   10

LEVURE COIRRE

COMPOSITION : Levure sèche de bière.

DOSE : 3 cuillerées à café par jour aux repas, délayée dans un peu d'eau ou de bière.

LEVURE PURE STRAUSS

COMPOSITION : Levure pure de bière desséchée.

1° Poudre.

DOSE : 1 à 2 cuillerées à café dans un peu de bière ou d'eau sucrée avant chaque repas.

2° Cachets.

DOSE : 1 ou 2 avant chaque repas.

LEVURINE BRUTE COUTURIEUX

COMPOSITION : Levure de bière sèche sélectionnée, 1 gramme correspond à 6 grammes de levure fraîche.

1° Poudre.

DOSE : 2 à 3 cuillerées à café par jour.

2° Cachets.

COMPOSITION : Dosés à 1 gramme.

DOSE : 4 à 8 par jour.

3° Comprimés.

COMPOSITION : Dosés à 0,50 centigrammes.

DOSES : 4 à 10 par jour.

LEVURINE EXTRACTIVE COUTURIEUX

COMPOSITION : Enzymes de la levure de bière.

1 gramme correspond à 35 grammes de levure fraîche.

1° Comprimés.

COMPOSITION : Dosés à 0,20 centigrammes.

DOSE : 2 à 8 par jour.

2º **Ampoules.**

COMPOSITION : Ampoules injectables de 3 centimètres cubes.

DOSE : 1 ou 2 par jour.

LINIMENT DE MOUSSETTE

COMPOSITION : Liniment à base d'aconitine, pour frictions, dans les cas de névralgies et de douleurs rhumatismales.

LIPIODOL DE LAFAY

COMPOSITION : Huile iodée sans trace de chlore, équivalant au point de vue curatif à 4 fois son poids d'iodure de potassium. Elle est obtenue par la réaction de l'acide iodhydrique sur l'huile d'œillette.

1º **Injection.**

COMPOSITION : 1 centimètre cube contient 0,54 centigrammes d'iode et équivaut à 428 gouttes de teinture d'iode, ou à 0,71 centigrammes d'iodure de potassium.

DOSE : On injecte de 10 à 20 centimètres cubes chaque semaine.

2º **Capsules.**

COMPOSITION : Une capsule, dosée à 0,50 centigrammes de lipiodol, représente 0,25 centigrammes d'iodure de potassium, ou 158 gouttes de teinture d'iode.

DOSE : On en emploie de 2 à 5 par jour, en moyenne.

3º **Émulsion.**

COMPOSITION : 1 cuillerée à café, dosée à 0,50 centigrammes de lipiodol, représente 0,25 centigrammes d'iodure de potassium.

DOSE : La dose est de 2 à 5 cuillerées à café par jour pour les *adultes* ; 1 à 2 pour les *enfants*.

LIPOCHOL BYLA

Composition : Préparation à base de cholestérine pure.

1º **Émulsion.**

Dosée à 0,30 centigrammes par cuillerée à bouche. Se prend de préférence dans un peu de lait sucré ou non.

2º **Pilules.**

Dosées à 0,20 centigrammes.

LIQUEUR BOURGUIGNON

Composition : Solution en gouttes concentrées de biiodure de mercure et d'iode organique.

30 gouttes renferment :

Biiodure de mercure..............	0,01 centigr.
Iode organique	0,05 —

Dose : *Adultes*, 30 à 60 gouttes par jour (80 et même 100 gouttes en cas d'urgence, en surveillant).

Enfants, 10 à 20 gouttes par jour, soit 2 à 3 gouttes par année d'âge de 1 à 5 ans, dans de l'eau sucrée.

LIQUEUR DIGESTIVE RÉMY HANCHETT

Composition : Liqueur digestive destinée à la digestion artificielle du lait ou de toute autre nourriture.

Dose et mode d'emploi : 2 cuillerées à café de la liqueur sont nécessaires pour obtenir la digestion des farineux et du lait. Le lait doit être au préalable étendu d'un tiers d'eau froide. — 1 cuillerée à bouche est nécessaire pour la digestion de la viande.

LIQUEUR D'HERMÈS

COMPOSITION : Liqueur contenant par cuillerée à bouche :

Iodure de potassium.............. 1 gramme.
Biiodure de mercure.............. 0,01 centigr.

DOSE : 1 à 2 cuillerées à bouche par jour.

LIQUEUR DE LAVILLE

COMPOSITION : Répond à la formule suivante :

Convallaria maïalis.............. 0,10 centigr.
Gentiana lutea .... 0,10 —
Hermodactyles .... 0,10 —
Fraxinus excelsior............. 0,20 —
Scilla maritima................. 0,15 —
Quinium....................... 0,30 —
Chlorure de calcium............. 0,20 —
Phosphate de soude............. 0,15 —
Vin et alcool................... 60 grammes.

MODE D'ADMINISTRATION : Dans les douleurs très violentes de goutte, donner 1 cuillerée à café dans une tasse de thé ; si au bout de 6 à 7 heures il n'y a pas d'amélioration, renouveler la dose ; enfin si, après un nouvel intervalle de 6 à 7 heures, il n'y a eu ni soulagement ni évacuation, administrer une troisième cuillerée à café, puis attendre l'effet du médicament.

Si, 24 heures après l'ingestion de la première cuillerée, l'amélioration ne s'est pas dessinée, prescrire deux nouvelles doses, séparées par un intervalle de 8 heures. Dans les douleurs modérées, une cuillerée à café le matin, pendant 3 jours de suite.

LIQUEUR MARIANI

COMPOSITION : Liqueur contenant 0,20 centi-

10.

grammes de terpine par cuillerée à bouche, associée à la coca.

Dose : 1 à 2 cuillerées à bouche matin et soir, ou avant les repas.

LIQUEUR PEPTOPHOSPHORIQUE ADRIAN

Composition : Chaque cuillerée à soupe contient 0,25 centigrammes d'acide phosphorique anhydre. Son emploi constitue une application de la méthode de Joulie, c'est-à-dire occasionne l'absorption d'acide phosphorique pour acidifier l'organisme alcalinisé par la diathèse arthritique.

Dose : 4 à 6 cuillerées à café par 24 heures, à prendre aux repas et additionnée d'un peu d'eau. Si son emploi amène du pyrosis, lutter au moyen de comprimés de carbonate de chaux ou d'hydrate de magnésie, jamais de bicarbonate de soude (Joulie).

LISERONINE DU Dr DAVYSONN

Composition : Liqueur contenant par cuillerée à bouche :

Extrait de convolvulus	0,20 centigr.
Citrolactate de soude et lithine	0,10 —

Dose et mode d'emploi : S'emploie contre la goutte, la gravelle et le rhumatisme à la dose de 3 cuillerées à bouche le matin à jeun dans une infusion de feuilles de frêne ; le lendemain on prend seulement 2 cuillerées à bouche et on continue à cette dose.

En dehors des accès aigus, 1 ou 2 fois par semaine, on prend 1 cuillerée à bouche le matin à jeun dans une infusion.

LISTÉRINE

Composition : Liquide antiseptique composé d'essence de thym, eucalyptus, baptisia gaultheria et menthe des champs ; chaque cuillerée à café renferme également 0,10 centigrammes d'acide benzoborique pur.

Dose : Pour l'*usage interne*, 1 cuillerée à café 3 fois par jour, soit pure, soit étendue d'eau.

Pour l'*usage externe*, elle peut être employée seule ou diluée en toutes proportions.

LITHARSYNE

Composition : Médicament à base de chlorhydrométhylarsinate de lithine.

Indications : Employée contre le diabète suivant la méthode de Labadie-Lagrave.

1º **Gouttes.**

Dose : 25 gouttes avant chaque repas.

2º **Pilules.**

Dose : 4 à 6 par jour.

3º **Solution.**

Dose : 2 cuillerées à soupe avant chaque repas.

LITHINE EFFERVESCENTE LEPERDRIEL

Composition : Sels de lithine granulés, dosés à 0,20 centigrammes de sel actif par mesure jointe au bouchon du flacon.

1º *Carbonate de lithine ;*

2º *Citrate de lithine ;*

3º *Benzoate de lithine ;*

4º *Salicylate de lithine ;*
5º *Glycérophosphate de lithine ;*
6º *Bromhydrate de lithine.*

DOSE : On prend 2 à 5 doses par 24 heures de chacun de ces sels.

LITHINE GRANULÉE G. CHANTEAUD

COMPOSITION : Granulé à base de sels de lithine.
DOSE : 2 à 3 cuillerées à café par jour.

LOFOTINE STROSCHEIN

COMPOSITION : C'est une huile de foie de morue sans impuretés, de digestibilité parfaite, préparée avec des foies frais de morue et rectifiée dans un courant d'acide carbonique.

LOTION DEQUÉANT

COMPOSITION : Lotion contre la calvitie contenant 80 p. 100 d'éther méthyl-chlorhydroformique.
DOSE : 1 à 3 frictions par jour avec la lotion pure si possible, ou bien étendue d'eau (car la lotion est de prix élevé).

LUCININE BORELLE

COMPOSITION : Poudre antiseptique au boro-gallate de soude. Elle est plus active que l'acide borique et s'emploie de la même façon et avec les mêmes indications.

LUSOFORME

COMPOSITION : C'est un liquide clair, jaunâtre, résultant de la combinaison du formol avec le savon ;

antiseptique, désodorisant, et n'attaquant pas les instruments.

DOSE : S'emploie à la dose de 1 à 2 cuillerées à café par litre d'eau.

LYCÉTOL EFFERVESCENT VICARIO

COMPOSITION : Granulé effervescent. Le couvercle-mesure du flacon correspond à 0,25 centigrammes de lycétol pur.

DOSE : Dans les cas aigus, 2 à 6 mesures par jour ; puis on continue pendant une quinzaine de jours, à la dose de 2 à 3 mesures par jour.

LYSOL

COMPOSITION : C'est un liquide brun, de consistance huileuse, qui s'obtient en traitant le crésylol impur de houille par la potasse, en présence d'un corps gras ou résineux.

DOSE : S'emploie en solutions de 10 à 30 grammes par litre d'eau bouillie.

M

MAGNÉSIE ROY

COMPOSITION : Magnésie granulée effervescente.

DOSE : *laxative*, 1 à 2 cuillerées à café le matin à jeun dans un verre d'eau ; *purgative*, 2 à 3 cuillerées à bouche.

MALTÉSINE TISSOT

COMPOSITION : Préparation liquide stérilisée à base d'extrait de malt et de houblon.

Elle est digestive par les diastases ; tonique et

stomachique par le houblon ; laxative grâce au lupulin.

DOSE : Se prend en mangeant ou en dehors des repas, additionnée de 2/3 d'eau ordinaire ou minérale ou d'une infusion quelconque.

MANGANÉSIA

COMPOSITION : Solution permanganique arsenicale en flacon muni de son compte-gouttes.

INDICATIONS : Employée contre le diabète.

DOSE : 20 gouttes dans un demi-verre à bordeaux de vin rouge, au commencement du déjeuner et du dîner.

En cas d'intolérance, commencer par 10 gouttes et augmenter progressivement.

MARSYLE CLIN

COMPOSITION : C'est un composé défini et stable qui renferme en combinaison une molécule d'acide cacodylique avec une molécule de fer (0,05 de fer pour 0,12 d'acide cacodylique) ; c'est donc du cacodylate de protoxyde de fer.

1° Gouttes.

COMPOSITION : 5 gouttes contiennent 0,025 milligrammes de marsyle.

DOSE : 10 à 20 gouttes par jour, au moment des repas, dans un peu d'eau sucrée.

2° Globules.

COMPOSITION : Dosés à 0,025 milligrammes de marsyle par globule.

DOSE : 2 à 4 globules par jour.

3° Solution injectable.

COMPOSITION : En ampoules de 1 centimètre cube

dosées à 0,05 centigrammes de marsyle par centimètre cube.

DOSE : 1 injection par jour.

MATÉINE MACQUAIRE

COMPOSITION : Médicament sous forme granulée à
base de maté, présentant les mêmes avantages et les
mêmes indications que la kola.

DOSE : 2 à 4 cuillerées à café par jour en nature
ou en dissolution dans de l'eau ou la boisson habituelle.

MÉDICAMENTS BORIES

COMPOSITION : Médicaments préparés à l'huile de
chaulmoogra gynocardée.

INDICATIONS : Employés contre les maladies de la
peau.

1º **Ampoules Bories.**

COMPOSITION : Dosées à 0,05 centigrammes par
ampoule.

MODE D'EMPLOI : Pour injections sous-cutanées.

2º **Baume Bories.**

MODE D'EMPLOI : Pour onctions.

3º **Emplâtres Bories.**

MODE D'EMPLOI : Pour applications à demeure sur
les placards de peau malades.

4º **Globules Bories.**

DOSE ET MODE D'EMPLOI : Les prendre après les
repas, en commençant par un globule et augmenter
progressivement jusqu'à 10 à 12 par jour, faire
suivre d'une tasse de lait chaud.

5º **Savons Bories.**

MODE D'EMPLOI : Pour lavage en cas de maladies de peau.

6º **Suppositoires.**

COMPOSITION : Dosés à 1 gramme pour les *adultes* et 0,50 centigrammes pour les *enfants.*

7º **Vaginols Bories.**

MODE D'EMPLOI : Ovules pour gynécologie.

MENTHONIT VICARIO

COMPOSITION : Comprimés dragéifiés à base de menthol et d'aconit ; chaque comprimé contient 1 goutte d'alcoolature de feuilles d'aconit.

DOSE : 3 à 10 par jour ; les laisser fondre dans la bouche.

MERCURIAUX VIGIER

1º **Injections mercurielles intramusculaires.**

a) *Huile grise stérilisée Vigier* à 40 p. 100 (Codex 1908).

b) *Huile au calomel indolore* à 0,05 centigrammes par centimètre cube.

c) *Huile au biiodure de mercure indolore.*

α) A 0,01 centigramme par centimètre cube.

β) A 0,02 centigrammes par centimètre cube.

d) *Injections au benzoate de mercure* à 0,01 et à 0,02 centigrammes.

e) *Huile au sublimé,* dosée à 0,01 centigramme par centimètre cube.

2º **Savon mercuriel.**

COMPOSITION : A 33 p. 100 de mercure.

3º **Ovoïdes mercuriels.**

Composition : Dosés à 4 et à 6 grammes d'onguent pour frictions.

4° **Emplâtre caoutchouté au calomel de Quinquaud.**
INDICATIONS : Contre la syphilis infantile.

MÉROLÉOL

Composition : En combinant à l'oxyde de mercure un mélange d'acide oléique et d'acide érucique (retiré de l'huile de navette) on obtient un mélange d'oléate et de brassidate de mercure renfermant 30 p. 100 de mercure, c'est le méroléol, se présentant sous forme de gelée jaune clair, transparente.

MODE D'EMPLOI : Succédané des onguents mercuriels.

MÉTAUX COLLOÏDAUX CLIN

Métaux colloïdaux électriques, à petits grains, en solutions stériles, isotonisées et stabilisées.

1° **Électrargol,** argent colloïdal, de coloration rouge brun, et de pouvoir catalytique = 25.

2° **Électraurol,** or colloïdal, de coloration violet rose, et de pouvoir catalytique = 50.

3° **Électroplatinol,** platine colloïdal, de coloration grise, et de pouvoir catalytique = 100.

4° **Électropalladiol,** palladium colloïdal, de coloration brun clair, et de pouvoir catalytique = 250.

5° **Électr. Hg.,** mercure colloïdal électrique à petits grains.

Composition : En ampoules de 3 centimètres cubes.

Ces métaux colloïdaux sont livrés en :

a) **Tubes stérilisés** de 5 et 10 centimètres cubes.

DOSES : Injecter 5 ou 10 centimètres cubes le premier jour et augmenter de 5 centimètres cubes les jours suivants si la première injection est restée sans effet.

L'injection sous-cutanée ou intramusculaire suffit. L'injection intraveineuse n'est utile que dans les cas d'urgence.

b) **Flacons spéciaux**, stérilisés pour l'usage chirurgical, et pour *l'électrargol* seul. Ces flacons sont de 50 et de 100 centimètres cubes.

c) **Collyre en ampoule compte-gouttes** pour *l'électrargol* seul.

MÉTHARFER BOUTY

COMPOSITION : Préparation à base de méthylarsinate de fer.

1° **Ampoules** : Dosées à 0,05 centigrammes de métharfer.
DOSE : Une ampoule par 24 heures.

2° **Gouttes** : 20 gouttes contiennent 0,02 centigrammes de métharfer.
DOSE : De 20 à 40 gouttes par 24 heures.

3° **Pilules** : Chaque pilule est dosée à 0, 02 centigrammes.
DOSE : De 2 à 4 pilules par 24 heures.

MÉTHARSINATE CLIN

COMPOSITION : Préparation à base de méthylarsinate disodique pur, ou arrhénal.

1° **Globules de métharsinate Clin**.
COMPOSITION : Enrobés au gluten et dosés à 0,01 centigramme de métharsinate.
DOSE : 2 à 5 globules par jour.

2º **Gouttes de métharsinate Clin.**

COMPOSITION : 5 gouttes contiennent exactement 0,01 centigramme de métharsinate.

DOSE : 5 à 25 gouttes par jour.

3º **Solution de métharsinate Clin.**

COMPOSITION : Solution titrée à 0,05 centigrammes par centimètre cube et stérilisée en tubes de 1 centimètre cube.

DOSE : 1 injection par jour.

MÉTHARSINATE DE FER CLIN

COMPOSITION : Préparations à base de méthylarsinate de fer.

1º **Globules de métharsinate de fer.**

COMPOSITION : A enveloppe de gluten, dosés à 0,01 centigramme de métharsinate de fer.

DOSE : 2 à 10 globules par jour.

2º **Gouttes de métharsinate de fer.**

COMPOSITION : 5 gouttes contiennent 0,01 centigramme de métharsinate de fer.

DOSE : 10 à 15 gouttes par jour.

3º **Solution de métharsinate de fer.**

COMPOSITION : Solution titrée à 0,05 centigrammes par centimètre cube et stérilisée en tubes de 1 centimètre cube.

DOSE : 1 injection par jour.

MÉTHARSOL BOUTY

COMPOSITION : Préparation à base de méthylarsinate de soude.

1º **Ampoules** : Dosées à 0,05 centigrammes.

DOSE : Une injection par 24 heures.

2º **Pilules** : Dosés à 0,02 centigrammes par pilule

Dose : 2 à 4 pilules par 24 heures.

3º **Gouttes** : 20 gouttes renferment 0,02 centigrammes de métharsol.

Dose : De 20 à 40 gouttes par 24 heures.

MÉTHYLARSINATES VIGIER

1º Méthylarsinate disodique Vigier.

a) *Ampoules.*

Composition : Dosées à 0,05 centigrammes par centimètre cube.

Dose : 1 injection tous les jours.

b) *Gouttes.*

Composition : 5 gouttes représentent 0,01 centigramme de méthylarsinate.

Dose : 5 à 25 gouttes par jour.

c) *Perléines.*

Composition : Dosées à 0,025 milligrammes de méthylarsinate par perléine.

Dose : 8 à 20 par jour.

2º Pilules de méthylarsinate de gaïacol Vigier.

Composition : Dosées à 0,025 milligrammes de méthylarsinate par pilule.

Dose : 5 à 15 par jour.

MÉTRITOLS

Composition : Comprimés à base d'acide salicylique, de borate de soude, de sulfate de zinc, de thymol, et de formaldéhyde aromatisés au thym.

Indications : Employés surtout contre la leucorrhée.

Dose : 1 ou 2 comprimés pour une injection de deux litres.

MIGRAINOL FRANÇOIS

Composition : Cachets à base de bichlorhydrate de quinine, salipyrine et caféine.

Dose : 1 à 3 cachets par jour.

MONOL

COMPOSITION : Liquide antiseptique au permanganate de chaux.

DOSE : 1 cuillerée à soupe ou 20 grammes dans un litre d'eau.

MORRHUÉTINE JUNGKEN

COMPOSITION : Préparation liquide sans alcool, contenant par cuillerée à soupe :

Iode albuminoïdique assimilable	0,015 milligr.	
Hypophosphites (CaO, MgO, NaO, quinine)	aa 0,15	centigr.
Phosphate de soude pur.......	0,25	—

DOSE : *Adultes*, 1 cuillerée à soupe après chacun des deux principaux repas.

Enfants : De 8 à 12 ans : 1 cuillerée à dessert.

Au-dessous de 8 ans : 1 cuillerée à café.

MORRHUÏNE PUY

1° Morrhuïne simple.

COMPOSITION : Crème à l'huile de foie de morue contenant par grande cuillerée à soupe :

Huile de foie de morue..........	23 grammes.
Hypophosphites de soude et de chaux	0,25 centigr.
Malt digestif	2 grammes.

DOSE : 2 à 4 cuillerées à soupe par jour, pure ou dans un peu d'eau, de lait ou de bière, car elle est miscible à l'eau.

2° Morrhuïne gaïacolée.

COMPOSITION : Contient par grande cuillerée à soupe :

Morrhuïne simple	23 grammes.
Carbonate neutre de gaïacol (Duotal)	0,25 centigr.

DOSE : S'emploie aux mêmes doses et de la même façon que la morrhuïne simple.

3° Capsules de Morrhuïne.

COMPOSITION : Capsules à l'extrait complet d'huile de foie de morue ; chaque capsule contient 0,002 milligrammes d'iode combiné et correspond à 5 grammes d'huile de foie de morue.

DOSE : La dose est de 6 à 8 capsules par jour, à prendre de préférence au moment des repas et avec un peu d'eau ou de boisson habituelle.

MORRHUOL CHAPOTEAUT

COMPOSITION : Produit obtenu en traitant l'huile de foie de morue par l'alcool à 90°. Ce dernier, séparé de l'huile et distillé, donne le morrhuol, qui renferme tous les principes actifs de l'huile de foie de morue, sauf la partie grasse, et représente 25 fois son poids d'huile.

Il est renfermé dans des capsules dosées à 0,20 centigrammes de morrhuol, correspondant à 5 grammes d'huile.

DOSE : 3 à 6 capsules par jour et au delà, aux repas.

MORRHUOL CRÉOSOTÉ CHAPOTEAUT

COMPOSITION : En capsules contenant chacune :

Morrhuol simple	0,15 centigr.
Créosote	0,05 —

DOSE : 4 à 6 capsules par jour, au commencement des repas.

MORRHUOMALTOL ÉCALLE

COMPOSITION : Granulé contenant tous les principes actifs de l'huile de foie de morue, associés au malt et au glycérophosphate de chaux.

DOSE : *Adultes*, 2 mesures.

Enfants, 1 mesure.

Se prend avant chacun des deux principaux repas, dans un peu d'eau.

MORUBILINE

COMPOSITION : Gouttes à base d'extrait de foie frais de morue additionné de méthylarsinate de soude, iode et tannin.

DOSE : 15 gouttes aux deux principaux repas dans un liquide quelconque.

MUCOGÈNE

COMPOSITION : Capsules à base de diméthyl-para-ammonium β oxynaphtoxazine, produisant dans l'intestin une abondante sécrétion de mucus : les capsules sont dosées à 0,10 centigrammes.

DOSE : 2 à 3 capsules avant le repas du soir.

MUSCULOSINE BYLA

COMPOSITION : C'est un liquide sirupeux préparé à froid par expression de la chair de muscle du bœuf. 1 cuillerée à bouche équivaut à 125 grammes de viande hachée, débarrassée des parties fibrineuses.

DOSE : Se prend par cuillerées à bouche dans la boisson préférée, ou mieux dans de l'eau de seltz à tous moments de la journée.

MYOGLOBINE MAURIN

COMPOSITION : Saccharolé vermiculé à base d'oxyhémoglobine, de glycérophosphate de chaux et de
levure de bière.
DOSE : 3 à 4 cuillerées à café par jour.

MYOSÉINE DAVID

COMPOSITION : Tablettes de viande crue complète
et intégrale avec tous ses éléments, sans soustraction
aucune, édulcorées avec du sucre et aromatisées
avec du cacao.
DOSE : 4 à 8 tablettes par jour.

MYSOL

COMPOSITION : Capsules titrées à 0,20 centigrammes
de santalol, provenant de la distillation du bois de
santal du Mysore.
DOSE : 8 à 12 capsules par jour.

N

NARCYL GRÉMY

COMPOSITION : Médicament à base de chlorhydrate
d'éthylnarcéine, préparé sous deux formes.
INDICATIONS : C'est un spécifique de la toux.
1° Sirop.
COMPOSITION : Dosé à 0,03 centigrammes par
cuillerée à bouche.
DOSE : On en prend de 3 à 6 cuillerées à soupe par
jour, suivant l'intensité.
Chez les *enfants* de 7 à 15 *ans* : 1 cuillerée à soupe.

De 4 à 7 *ans* : 4 à 5 cuillerées à café.
De 2 à 4 *ans* : 1 à 3 cuillerées à café.

2º Granules.

COMPOSITION : Dosés à 0,02 centigrammes par granule.

DOSE : 4 à 8 par jour, suivant l'intensité.

NASOL FERTÉ

COMPOSITION : Vaseline boriquée au menthol en **tubes d'étain.**

MODE D'EMPLOI : Introduire l'extrémité du tube dans les narines, presser et renifler.

NAZALOL DU Dr PÉQUART

COMPOSITION : Ouate stérilisée et imbibée de menthol et d'eucalyptol.

MODE D'EMPLOI : Un léger tampon dans chaque narine contre le rhume de cerveau.

NÉOARSYCODILE

COMPOSITION : Médicament à base de méthylarsinate disodique ou arrhénal.

1º Ampoules.

COMPOSITION : Ampoules de 1 centimètre cube, dosées à 0,05 centigrammes par centimètre cube.

DOSE : 1 injection sous-cutanée tous les jours.

2º Pilules.

COMPOSITION : Dosées à 0,01 centigramme par pilule.

DOSE : On prend de 4 à 5 pilules par jour, pendant 10 à 12 jours ; s'arrêter 8 jours, reprendre ensuite.

NÉOFILHOS

COMPOSITION : Caustique de Filhos perfectionné présenté sous forme de crayons à usage gynécologique.

MODE D'EMPLOI : Ils servent aux cautérisations utérines, suivant les indications fournies par le docteur Richelot.

NÉVRALGOL BROSSARD

COMPOSITION : Cachets au lactobenzoate de quinéthéine.

DOSE : 1 à 3 cachets par jour.

NÉO-KOLA LUMIÈRE

COMPOSITION : Préparation contenant intacts les principes actifs tels qu'ils existent dans la noix fraîche de kola.

En comprimés contenant une fois leur poids de kola fraîche.

DOSE : 6 à 8 comprimés par jour.

NÉOL

COMPOSITION : Solution aqueuse à 10 p. 100 des sels de potassium et de sodium, résultant du groupement chimique sulfoné sur un composé organique ayant la constitution des térènes.

DOSE ET MODE D'EMPLOI : *A l'intérieur* : De 2 à 6 cuillerées à café par jour dans de l'eau pure ou sucrée.

A l'extérieur : Pur ou dilué du 1/10e au 1/30e.

NÉO-LAXATIF CHAPOTOT

COMPOSITION : Sirop laxatif au suc d'orange mannité.

Doses : *Enfants : jusqu'à 3 ans :* De 1/4 à 1 cuillerée à café ; *De 3 à 5 ans :* 1 à 2 cuillerées à café ; *De 6 à 10 ans :* 1 à 2 cuillerées à dessert.

Adultes : 1 à 2 cuillerées à soupe.

NÉOQUININE FALIÈRES

Composition : Différentes préparations à base de glycérophosphate de quinine cristallisé.

S'emploie aux mêmes doses que le sulfate ou le bichlorhydrate de quinine.

1º **Ampoules.**

Pour injections hypodermiques.

Composition : Chaque ampoule renferme 0,01 centimètre cube de solution neutre et stérilisée, dosée à 0,50 centigrammes de néoquinine.

2º **Cachets.**

Composition : Dosés rigoureusement à 0,25 centigrammes de néoquinine.

3º **Pilules.**

Composition : Dosées à 0,10 centigrammes par pilule.

4º **Suppositoires.**

Composition : Dosés à 0,15 centigrammes de quinine et 2 grammes de beurre de cacao ; ils peuvent donc être administrés aux enfants.

NÉOQUININE ARSINÉE FALIÈRES

Composition : C'est un sel résultant de la combinaison de deux acides : l'acide monométhylarsinique et l'acide glycérophosphorique salifiés par une base unique, la quinine.

Dose : Il s'administre aux mêmes doses que le sulfate de quinine.

1º **Ampoules de néoquinine arsinée Falières.**

COMPOSITION : Chaque ampoule renferme 1 centimètre cube de solution stérilisée, dosée à 0,50 centigrammes de néoquinine arsinée.

2º **Cachets de néoquinine arsinée Falières.**

COMPOSITION : Dosés à 0,25 centigrammes de néoquinine arsinée.

3º **Capsules de néoquinine arsinée Falières.**

COMPOSITION : Dosées à 0,10 centigrammes de néoquinine arsinée.

NERVOCITHINE TISSOT

COMPOSITION : Médicament à base de phosphométhylarsinate et nucléoglobine.

1º **Dragées.**

DOSE : 1 à 4 par jour ; se reposer 1 jour sur 6.

2º **Sirop.**

DOSE : 1 à 2 cuillerées à bouche par repas ; se reposer 1 jour sur 6.

NEURÈNE

COMPOSITION : Le neurène ou bornéol soluble est le principe actif de la valériane. Il est présenté en solution contenant 0,165 milligrammes de neurène par cuillerée à café.

DOSE : 2 à 5 cuillerées à café par jour. Chaque cuillerée dans un quart de verre d'eau sucrée.

NEUROGAIACOL

COMPOSITION : Granulé contenant par cuillerée à afé.

Gaïacol......................... 0,15 centigr.
Glycérophosphate de chaux .... 0,10 —

DOSE : 2 à 3 cuillerées à café par jour, dans un peu d'eau.

NEURO-IODURE

COMPOSITION : Granulé contenant par cuillerée à café :

Iodure de potassium.............. 0,33 centigr.
Glycérophosphate de chaux .... 0,15 —

DOSE : 3 à 4 cuillerées à café par jour.

NEUROSINE PRUNIER

COMPOSITION : C'est du phosphoglycérate de chaux pur.

1º Cachets.

COMPOSITION : Chaque cachet contient 0,30 centigrammes de phosphoglycérate de chaux.

DOSE : 2 à 3 cachets par jour.

2º Granulé.

COMPOSITION : Chaque cuillerée à café de granulé contient 0,30 centigrammes de phosphoglycérate de chaux.

DOSE : 2 à 3 cuillerées à café par jour, dans un peu de liquide.

3º Sirop.

COMPOSITION : Chaque cuillerée à bouche contient 0,30 centigrammes de phosphoglycérate de chaux.

DOSE : 2 à 3 cuillerées à bouche par jour.

NÉVROSTHÉNINE FREYSSINGE

COMPOSITION : Préparation liquide dont 10 gouttes

contiennent 0,20 centigrammes de glycérophosphate à base de soude, potasse et magnésie.

Ne contient ni chaux, ni sucre, ni alcool, et peut être donné par conséquent aux diabétiques, aux artérioscléreux et aux albuminuriques.

En flacons compte-gouttes.

DOSE : 10 à 20 gouttes à chaque repas.

NICINE ROL

COMPOSITION : Liquide constitué par une combinaison d'iode et d'extrait d'hamamelis.

DOSES : *Adultes* : 20 gouttes, 2 à 4 fois par jour. *Enfants* : Demi-dose.

NISAMÉLINE DE TROUETTE-PERRET

COMPOSITION : Médicament à base de guaco, liane originaire du Mexique.

INDICATIONS : Employé contre les affections cutanées et prurigineuses.

1º **Pilules.**

COMPOSITION : Dosées à 0,10 centigrammes par pilule.

DOSE : 4 par jour au début, augmenter jusqu'à 10 et 12.

2º **Sirop.**

COMPOSITION : Chaque cuillerée à café contient 0,20 centigrammes d'extrait de guaco.

DOSE : 2 à 4 cuillerées à soupe ou à café, suivant l'âge.

3º **Poudre.**

Un flacon pour un grand bain ; pour les applications sur la peau, aller de la solution claire à une bouillie épaisse.

4º **Savon.**

Pour lavages et soins hygiéniques.

NITRITE DE SOUDE ROUSSEL

Le nitrite de soude est un médicament vaso-dilatateur et hypotenseur.

1° Gouttes.

COMPOSITION : 10 gouttes représentent 5 centigrammes de nitrite de soude pur.

DOSE : 10 à 50 gouttes.

2° Sirop.

COMPOSITION : Ce sirop est dosé à 5 centigrammes par cuillerée à café.

DOSE : 1 à 5 cuillerées à café par jour.

NOSOL

COMPOSITION : Liquide à base d'adrénaline, destiné à être employé en pulvérisations nasales dans l'asthme des foins. Chaque flacon est accompagné d'un petit pulvérisateur.

MODE D'EMPLOI : Pulvérisation dans les fosses nasales 3 ou 4 fois par jour, au moment où commencent les crises d'asthme des foins.

NUCLÉAL ROBIN

COMPOSITION : Granulé contenant par cuillerée-mesure : 0,25 centigrammes de nucléophosphate de chaux et 0,05 centigrammes de nucléophosphate de soude, soit 0,30 centigrammes correspondant à 0,05 centigrammes d'acide nucléinique.

DOSE : De 3 à 6 cuillerées-mesure.

NUCLÉO-FER GIRARD

COMPOSITION : Pilules dosées à 0,10 centigrammes de nucléinate de fer pur par pilule.

DOSE : 4 à 6 pilules par jour, avant les repas.

NUCLÉOPEPTONE DU Dr VŒBT

COMPOSITION : Farine extraite des nucléines des végétaux et renfermant :

Des matières protéiques.	{ Albumine soluble. { Diastase ferment.
Des hydrates de carbone.	(Fécule grillée et diastasée.) Lactose.
Des éléments organiques et minéraux.	(Acide phosphorique conjugué.) Glycérophosphate alcalino-terreux.

DOSE : 2 cuillerées à bouche par jour, délayées dans 200 grammes de bouillon, de lait ou de thé léger ; une demi-heure avant les repas.

Si la nucléopeptone remplace toute autre alimentation, on en prend 8 à 10 cuillerées.

Il est inutile de faire cuire.

O

OCÉANINE

COMPOSITION: Eau de mer injectable, captée au large et remplaçant le sérum artificiel dans toutes ses applications.

DOSE: 1 ampoule tous les jours.

OCRÉINE GRÉMY

COMPOSITION : Préparation à base d'extrait des corps jaunes de l'ovaire, employée contre les troubles de la ménopause naturelle ou opératoire.

1° **Pilules.**

COMPOSITION: Dosées à 0,02 centigrammes d'ocréine.

DOSE : Dans la ménopause opératoire, 4 à 10 par jour ; dans la ménopause physiologique, de 2 à 6 par jour, jusqu'à disparition des troubles.

2° Gouttes.

COMPOSITION : Dosées à 0,02 centigrammes d'ocréine par 20 gouttes.

DOSE : 30 à 40 gouttes 2 ou 3 fois par jour aux repas dans un peu de vin.

3° Ampoules.

COMPOSITION : Les ampoules ont une contenance de 2 centimètres cubes, dosées à 0,02 centigrammes par centimètre cube.

DOSE : On pratique 1 injection intra-musculaire tous les 2 ou 3 jours.

ŒNASE DE COUTURIEUX

COMPOSITION : Comprimés dosés à 0,50 centigrammes de ferment de raisin de Champagne.

DOSE : 2 à 6 comprimés par jour, avant ou après les repas.

OLÉOZINC DU Dr JACK

COMPOSITION : Pommade composée à base d'oléate de zinc pur et inaltérable.

INDICATIONS : S'emploie contre l'eczéma, l'impétigo, le sycosis, l'herpès, etc... et en dehors de toute poussée aiguë.

OPIONAL DUCATTE

COMPOSITION : Ampoules contenant 0,01 centigramme par centimètre cube de sel de morphine.

DOSE : Mêmes doses que la morphine.

ORGANIODE

COMPOSITION : Peptone iodée renfermant 5 p. 100 en poids d'iode métalloïdique.

1º **Ampoules** : Renfermant 2,5 p. 100 d'iode pur combiné.

DOSE : Une injection par jour.

2º **Gouttes** : 27 gouttes pèsent 1 gramme et correspondent à 0,05 centigrammes d'iode métalloïdique.

DOSE : De 5 à 50 gouttes suivant l'âge.

3º **Pilules** : A enveloppe glutino-résineuse renfermant chacune 0,02 centigrammes d'iode combiné.

DOSE : De 1 à 5 pilules par jour.

OSSINE STROSCHEIN

COMPOSITION : Préparée avec de l'huile de foie de morue associée à l'albumine, aux œufs frais et au sucre.

De conservation indéfinie. Son goût ne rappelle en rien celui de l'huile de foie de morue. Elle peut être prise en été.

DOSE : Se prend à doses un peu moindres que l'huile de foie de morue. On peut la prendre pure, ou mélangée à du lait, du café, ou du chocolat, car elle s'émulsionne très facilement.

OSTÉINE MOURIÈS

COMPOSITION : Granulé à base de phosphate calcique albumineux, extrait directement des os de bœuf et mélangé à de la farine.

DOSE : 2 ou 3 cuillerées à café par jour, pur ou mélangé aux potages ou au lait.

OVO-LÉCITHINE BILLON

COMPOSITION : Médicament à base de lécithine de l'œuf que l'on prend de préférence à jeun ou une demi-heure avant les repas.

1° Ampoules.

COMPOSITION : Dosées à 0,05 centigrammes par ampoule de 1 centimètre cube.

DOSE : 1 injection tous les jours ou tous les 2 jours.

2° Dragées.

COMPOSITION : Dosées à 0,05 centigrammes d'ovo-lécithine.

DOSE : 3 à 6 par jour.

3° Granulé.

COMPOSITION : Contenant 0,10 centigrammes de lécithine par cuillerée à café.

DOSE : On en prend de 1 à 3 par jour ; demi-dose pour les enfants.

OVULES DERMA

Procédé de préparation des ovules, présentant toutes les garanties d'antisepsie désirables, grâce à l'enveloppe qui les entoure. Enlever la capsule extérieure avant leur introduction.

Ils se préparent à tous les médicaments employés en gynécologie.

OXYCYANURE D'HYDRARGYRE GUILLAUMIN

COMPOSITION : Comprimés dosés à 0,50 centigrammes d'oxycyanure par comprimé.

DOSE : 1 comprimé ou 2 par litre d'eau pour avoir une solution antiseptique plus ou moins concentrée.

OXYLITHE

COMPOSITION : Dérivé des métaux alcalins ou alcalino-terreux, l'oxylithe dégage spontanément de l'oxygène au contact de l'eau, comme le carbure dégage de l'acétylène, en laissant un résidu de lessive de soude, de potasse ou de chaux.

MODE D'EMPLOI : Se présente en pains de 50 grammes. Un pain mis en contact avec un litre d'eau dégage environ 150 litres d'oxygène.

P

PANCRÉATINE DEFRESNE

COMPOSITION : Diverses préparations à base de pancréatine.

1° Elixir digestif à la pancréatine.

DOSE : Se prend à la dose de 1 verre à liqueur à chaque repas. Il est dosé à 1 gramme de pancréatine par verre à liqueur.

2° Pilules kératinisées.

COMPOSITION : Dosées à 0,20 centigrammes de pancréatine.

DOSE : 4 à 5 pilules après chaque repas.

3° Poudre de pancréatine. Sans sucre.

DOSE : On prend de 2 à 4 fois par jour le contenu de la petite cuiller annexée au flacon.

4° Sirop de pancréatine.

COMPOSITION : Chaque cuillerée à bouche contient 1 gramme de pancréatine.

DOSE : On en prend 1 cuillerée à bouche après chaque repas.

S'emploie surtout chez les enfants auxquels on en donne 1 cuillerée à café après chaque prise de lait.

PANCRÉATOKINASE

1º **Capsules**
2º **Granulé.**

DOSE : On prend 8 doses ou 10 capsules pour obtenir l'effet désiré et 2 à 4 pour le maintenir. On cesse complètement quand l'effet eupeptique se maintient sans médicament.

A prendre au commencement de chacun des deux principaux repas.

PANDIGITALE HOUDAS

COMPOSITION : Préparation contenant tous les principes actifs de la feuille de digitale fraîche ; 50 gouttes de cette préparation correspondent à 1 milligramme de glucosides totaux.

DOSE : 20 à 30 gouttes par jour.

PANGADUINE

COMPOSITION : Ce médicament contient tous les principes actifs : phosphoglycérides et lécithines, et les alcaloïdes de l'huile de foie de morue.

1º **Dragées.**

COMPOSITION : Chaque dragée correspond à 2 cuillerées à bouche d'huile de foie de morue et est dosée à 0,05 centigrammes de pangaduine.

DOSE : 2 à 3 dragées par jour.

2º **Élixir.**

COMPOSITION : Dosé à 0,10 centigrammes de pangaduine par cuillerée à bouche.

DOSE : 1 à 2 cuillerées à bouche par jour.

3º **Granulé.**

COMPOSITION : Chaque cuillerée à café est dosée à

0,10 centigrammes de pangaduine : 1 cuillerée à café correspond à 4 cuillerées à bouche d'huile de foie de morue.

Dose : 1 ou 2 cuillerées à café par jour.

4° **Sirop.**

Composition : Dosé à 0,05 centigrammes par cuillerée à bouche, équivalant à 2 cuillerées à bouche d'huile de foie de morue.

Dose : 2 à 3 cuillerées à soupe par jour.

PANOPEPTON

Composition : Préparation liquide ayant comme véhicule le vin d'Espagne et comme principe actif 6 p. 100 de substances protéiques, 13 p. 100 de substances hydrocarbonées et 1 p. 100 de matières minérales.

A base de viande de bœuf cuite, puis soumise à l'action de la pepsine jusqu'à digestion complète, et de blé cuit et soumis à l'action des ferments pancréatiques jusqu'à dédoublement des hydrocarbures.

Mode d'emploi et doses : *Adultes :* 1 à 2 cuillerées à dessert plusieurs fois par jour (6 fois au maximum), de préférence avant les repas et au moment du coucher ; aller jusqu'à un demi et même un flacon par jour en cas d'emploi exclusif.

Enfants : 5 gouttes à une demi-cuillerée à café ; le moment n'a pas d'importance.

PANVALÉRINE DELATTRE

Composition : Capsules gélatineuses contenant 0,10 centigrammes d'éthers du bornéol, sous forme d'association d'acétate et de valérianate de bornéol.

Dose : De 3 à 6 capsules par jour.

PAPAÏNE TROUETTE-PERRET

COMPOSITION : C'est une pepsine végétale extraite du carica papaya.

1º **Cachets de papaïne.**

DOSE : 1 ou 2 après chaque repas.

2º **Élixir de papaïne.**

DOSE : 1 verre à liqueur après chaque repas.

3º **Sirop de papaïne.**

DOSES : *Enfants* : 1 cuillerée à café ou à dessert suivant l'âge. *Adultes* : 1 cuillerée à soupe à chaque repas.

4º **Vin de papaïne.**

DOSE : 1 verre à liqueur après chaque repas.

PAPIER FRUNEAU

COMPOSITION : A base de nitre, datura, lobélie, jusquiame, belladone et digitale.

MODE D'EMPLOI : Au moment des accès d'asthme, faire brûler un papier dans une soucoupe à proximité du malade.

PAPIER GICQUEL

COMPOSITION : A base de nitre, stramonium, belladone, digitale, lobélie et phellandrie.

MODE D'EMPLOI : Faire brûler à côté du malade au moment des crises d'oppression.

PAPIER SALICYGÈNE PETIT

Ce papier dégage, quand il a été trempé dans l'eau tiède, 3 grammes de salicylate de méthyle.

L'imperméabilité naturelle du papier évite l'emploi de taffetas gommé ou de gutta-percha.

PARATOXINE DU PROFESSEUR LEMOINE

COMPOSITION : Préparation extraite du foie et dont le principe actif est un produit voisin de la cholestérine, complètement privée de pigments biliaires.

1º Ampoules :

DOSE : Injecter 1 centimètre cube par jour ou 2 centimètres cubes tous les jours pendant 1 à 2 mois.

2º Pilules :

3 à 4 pilules les jours où l'on ne fait pas d'injections.

PASTILLES BRUNELET

COMPOSITION : Chaque pastille contient :

Borate de soude	0,06	centigr.
Menthol	0,05	—
Cocaïne	0,002	milligr.

DOSE : 10 à 12 par jour.

PASTILLES DE CHARBON DE BELLOC

COMPOSITION : Elles sont à base de charbon de Belloc et de sucre.

DOSE : 8 à 10 par jour.

PASTILLES DE COCAINE BRUNEAU

COMPOSITION : Chaque pastille contient :

Cocaïne	0,002	milligr.
Alcoolature de racines d'aconit....	1	goutte.
Borate de soude	0,05	centigr.

DOSE : 4 à 12 par jour.

PASTILLES DE COCAÏNE MIDY

COMPOSITION : Chaque tablette contient :

Chlorhydrate de cocaïne .... 0,002 milligr.
Biborate de soude.............. 0,05 centigr.
Chlorate de potasse .... 0,05 —

DOSE : 10 à 12 pastilles par jour.

PASTILLES DETHAN

COMPOSITION : Chaque pastille contient :

Chlorate de potasse .... 0,20 centigr.
Baume de Tolu........... Q. S. pour aromatiser.
Sucre .... Q. S.

DOSE : 10 à 20 par jour.

PASTILLES HOUDÉ

COMPOSITION : Chaque pastille contient 3 milligrammes de chlorhydrate de cocaïne.
DOSE : 5 à 8 par jour.

PASTILLES JACQUET

COMPOSITION : Pastilles contre le mal de gorge à base de stovaïne.
DOSE : 8 à 12 par jour.

PASTILLES LAXATIVES CHATEL-GUYON GUBLER

COMPOSITION : Pastilles à base de sel de Châtel-Guyon-Gübler, phtaléine du phénol et podophylle.
DOSE : 1 à 2 pastilles le soir en se couchant.

PASTILLES LEVASSEUR

COMPOSITION : A base de lactucarium et suc de laitue.

DOSE : 10 à 15 par jour.

PASTILLES LIBÉRIA

COMPOSITION: Pastilles pectorales dont la formule est la suivante :

Niaouli toluisé..................	0,025	milligr.
Terpinol benzoïné	0,015	—
Aconit mentholé	0,001	—
Sulfogaïacolate de potassium.......	0,01	centigr.
Calmant Libéria................	Q. S.	

DOSE : De 3 à 20 pastilles par jour.

PASTILLES DE NEUROTROPE MARTIAL

COMPOSITION : Chaque pastille contient 0,30 centigrammes de polyglycérophosphates acides purs, de chaux, de fer, de magnésie, de potassium, de sodium.

DOSE : 2 à 3 par jour.

PASTILLES PATERSON

COMPOSITION : Pastilles à base de bismuth et de magnésie décarbonatée, aromatisées à la menthe, à la fleur d'oranger, à l'anis et au citron.

DOSE : 15 à 20 pastilles par jour. Demi-dose pour les *enfants*.

PASTILLES A LA SULFOCAÏNE DU Dr FAYÈS

COMPOSITION : A base de sulfocaïne (combinaison de la cocaïne avec le soufre naissant) associée à de l'aconit, de la codéine et du menthol.

DOSES : *Enfants* de 8 à 13 ans : une demi-pastille toutes les deux heures ; *Adultes* : 1 pastille toutes les deux heures.

PASTILLES VALDA

COMPOSITION : A base d'extraits de plantes balsamiques et de menthol.

DOSE : 2 à 4 par jour.

PASTILLES VICTORIA

COMPOSITION : Pastilles à saveur chocolatée, laxatives et purgatives, à base d'un produit d'origine synthétique (phénolphtaléine).

DOSE : 2 à 4 par jour.

PATE D'ACONIT BONJEAN

COMPOSITION : Bonbons à base d'aconit, d'érysimum et de lichen.

DOSE : 7 à 8 morceaux par jour.

PATE AUBERGIER

COMPOSITION : A base de suc de laitue.

DOSE : 6 à 10 morceaux par jour.

PARALACTINE BYLA

COMPOSITION : Symbiose du b. bifidus et du b. acidi paralacti.

1º **Comprimés**, dosés à 0,30 centigrammes.

DOSE : 6 par jour.

2º **Bouillon végétal peptoné.**

DOSE : 2 verres à bordeaux par jour.

PATE BERTHÉ

COMPOSITION : Chaque morceau contient un demi-milligramme de codéine et de l'essence de laurier-cerise.

DOSE : Destiné aux *enfants* principalement, auxquels on donne autant de morceaux de pâte que l'enfant a d'années d'âge.

Chez les *adultes*, la dose est de 10 à 20 morceaux.

PATE DE LAMOUROUX

COMPOSITION : A base d'extrait thébaïque, de coquelicot, de lichen, réglisse, jujubes, tilleul, mou de veau, erysimum et polygala.

DOSE : 8 à 10 morceaux par jour.

PATE NEYRET

COMPOSITION : Morceaux de pâte contenant chacun :

Salicylate de soude	0,10	centigr.
Menthol	0,01	—
Cocaïne	0,001	milligr.
Excipient spécial	Q. S.	

INDICATIONS : S'emploie dans le traitement des angines.

DOSES : 8 à 12 morceaux de pâte par jour à laisser fondre lentement dans la bouche sans les mâcher.

PATE RAMI

COMPOSITION : A base de cocaïne, aconit, acide benzoïque et codéine.

DOSE : Une vingtaine par jour.

PATE DE REGNAULD

COMPOSITION : A base de fleurs pectorales, de gomme arabique, de teinture de baume de Tolu et de sucre.

DOSE : 8 à 10 bonbons par jour.

PATE DE VIDO

COMPOSITION : A base de stovaïne, héroïne et aconit.

DOSE : 8 à 10 bonbons par jour.

PECTOPUNCH MOUSNIER

COMPOSITION : C'est un sirop constituant une véritable potion de Todd, à base de polygala, aconit et vieux rhum.

DOSE : 5 à 6 cuillerées à soupe par jour.

PECTORALINE CORDIER

COMPOSITION : Pastilles de pâte pectorale verte à l'eucalyptol et à la codéine.

DOSE : 10 à 12 pastilles par jour.

PELLISÉOL

COMPOSITION : C'est une pommade antidermique à base de corps dérivés du tanin et de substances végétales.

Sans odeur, ni irritant, ni toxique et ne tachant pas le linge.

PEPSIGÉNOL DELOUCHE

COMPOSITION : Comprimés d'un sel résultant de l'association de bicarbonate de soude et de carbonates de chaux et de magnésie.

DOSE : 2 à 3 comprimés à sec sur la langue, ou bien dilués dans un quart de verre d'eau pure ou sucrée, 1 heure après les repas, ou au moment des crises gastriques.

PEPSINE ABSOLUE OLLÉAC

Composition : Pepsine de porc au titre 100, présentée en flacons stérilisés de 1 gramme chacun, ce qui en garantit la conservation indéfinie.

Dose : C'est une poudre qui s'ordonne à la dose moyenne de 1 à 2 tubes par jour, principalement avant les repas, dans tout liquide.

PEPTOFER DU Dr JAILLET

Composition : Élixir aromatique, à base de chloropeptonate de fer.

Dose : 1 verre à liqueur de suite après chaque repas.

PEPTOKOLA ROBIN

Composition : Liqueur de goût agréable, à base de glycérophosphate de chaux et de soude, de kola et de peptone.

Dose : 1 verre à liqueur après chaque repas.

PEPTOMALTINE VIREY

Composition : C'est un extrait de malt non alcoolisé.

Dose : 2 verres à liqueur par jour.

PEPTONATE DE FER ROBIN

Composition : Association de fer et de peptone ; 1º **Gouttes concentrées.**

Dose : On en prend 10 à 30 gouttes par repas, dans un peu de vin ou d'eau.

2º **Élixir.**

DOSE : On en prend 1 verre à liqueur à chaque repas.

3º **Vin.**

DOSE : On en prend 1 verre à liqueur après chaque repas.

PEPTONE BYLA

COMPOSITION : C'est une peptone en poudre entiè- rement désodorisée, très soluble, et représentant 10 fois son poids de viande.

DOSE : 4 cuillerées à bouche par jour dans du bouillon, du lait ou un grog.

PEPTONE CATILLON

1º **Poudre.**

COMPOSITION : Elle représente 10 fois son poids de viande.

DOSE : On en prend 2 à 4 cuillerées à soupe dans un grog ou dans du lait sucré ; on peut également la donner en lavements.

2º **Solution.**

COMPOSITION : Elle contient 3 parties de viande de bœuf.

MODE D'EMPLOI : La solution est surtout des- tinée aux lavements.

3º **Vin de peptone.**

COMPOSITION : Chaque verre à madère contient :

Viande crue............. 30 grammes.
Glycérophosphate........ 0,40 centigr.

PEPTONE CORNÉLIS

COMPOSITION : Produit sec provenant de la digestion artificielle de la viande et représentant 10 fois son poids de viande.

DOSE : On en prend de 3 à 6 cuillerées à bouche par jour.

PEPTONE DEFRESNE

1º **Élixir de peptone.**

DOSE : 2 cuillerées à bouche après chaque repas.

2º **Peptone paillettes.**

DOSE : 1 ou 2 cuillerées à bouche, dans du bouillon, du lait, ou de l'eau, avant les repas ou au milieu de la journée.

3º **Peptone liquide.**

DOSE : 3 à 6 cuillerées à bouche, dans du bouillon ou en lavement.

4º **Vin de peptone.**

DOSE : 1/2 verre à 1 verre à madère après le repas comme tonique, ou avant les repas comme apéritif.

PEPTONE OLLÉAC

COMPOSITION : En poudre complètement assimilable, représentant 12 fois son poids de viande maigre, à odeur agréable de viande rôtie.

MODE D'EMPLOI : Se prend, suivant les cas, à la dose de 2 à 6 cuillerées à soupe par jour, dans tous les liquides et également dans des purées de légumes farineux.

PEPTONE RÉMY

COMPOSITION : Préparée avec de la viande de

bœuf peptonisée, d'un goût très agréable de viande rôtie.

DOSE : On en prend 1 à 2 cuillerées à soupe 2 fois par jour, dans du bouillon, du lait ou du vin.

PEPTONE SOLUBLE DU Dr SCHMITT

COMPOSITION : Obtenue par digestion artificielle de viande, de bœuf, elle correspond à 15 fois son poids de viande pure.

1º **Poudre.**

DOSE : Se prend aux repas par cuillerées à café, à dessert ou à soupe dans du bouillon, du lait, de l'eau sucrée ou du vin généreux.

2º **Vin de peptone.**

COMPOSITION : Titré à 5 p. 100.

DOSE : 1 ou 2 verres à liqueur, à la fin de chaque repas.

PEPTONE VASSAL

COMPOSITION : Contient 80 p. 100 d'albumose peptone et représente 16 fois son poids de viande directement assimilable.

DOSE : Dans les *états aigus*, on prend 1 flacon en 3 jours.

Dans les *états chroniques*, 4 cuillerées à soupe par jour dans du potage, du vin, du lait, des grogs faibles ou des tisanes.

PEPTOSANTAL VICARIO

COMPOSITION : Santal ayant subi la digestion pancréatique préalable, il est très facilement absorbé et peut être par conséquent donné à hautes doses sans inconvénient.

1º Capsules.

COMPOSITION : Chaque capsule contient 0,20 centigrammes d'essence de santal pure.

DOSE : 5 à 10 capsules par jour.

2º Sirop.

COMPOSITION : Chaque cuillerée à soupe correspond à 0,60 centigrammes d'essence de santal.

DOSE : 2 à 4 cuillerées à soupe par jour.

PEPTO-THYMOL DE GIGON

COMPOSITION : Capsules à enveloppe de gluten
contenant chacune 0,25 centigrammes d'acide thymique pur.

INDICATIONS : Vers intestinaux et surtout *tricocéphale*.

DOSE : 4 à 10 par jour.

PEPTOVALÉRIANE GIGON

COMPOSITION : Extrait liquide de valériane fraîche,
stérilisé, contenant la totalité des principes actifs de
la plante non modifiés; associé à la peptone, ne
donne ni nausées ni intolérance gastrique.

DOSES : 2 à 4 cuillerées à café par 24 heures.

PERBORATE DE SOUDE DE L'OXYLITHE

COMPOSITION : Nouvelle substance correspondant
à la combinaison de l'eau oxygénée avec le borate de
soude au borax (procédé Jaubert).

DOSE ET MODE D'EMPLOI : Par simple dissolution
dans l'eau, le perborate donne de l'eau oxygénée
chimiquement pure.

1 kilogramme permet de préparer de 8 à 10 litres
d'eau oxygénée à 8 ou 12 volumes.

PERHYDROL MERCK

COMPOSITION : Eau oxygénée chimiquement pure

à 100 volumes pour la préparation extemporanée de l'eau oxygénée à toutes concentrations.

MODE D'EMPLOI : Une partie de perhydrol ajoutée à 9 parties d'eau distillée donne 10 parties d'eau oxygénée à 10 volumes.

PÉRICOLS LEGROS

COMPOSITION : Ce sont des discoïdes vaginaux, d'une élasticité parfaite, épousant la forme du col de l'utérus et à base de glycérine bellado-iodurée.

INDICATIONS : Employés dans le traitement des métrites.

PERLES DE CHAPOTEAUT

COMPOSITION : Pepsine dialysée, renfermée dans de petites perles solubles, transparentes.

DOSE : 2 perles après chaque repas.

PERLES DU Dr CLERTAN

1° **Perles de créosote.**

COMPOSITION : Chaque perle contient :

Créosote de hêtre............ 0,05 centigr.
Huile de faîne................ 0,25   —

DOSE : 4 à 5 par jour avec un demi-verre de liquide.

2° **Perles d'essence de térébenthine Clertan.**

COMPOSITION : Chaque perle est dosée à 0,25 centigrammes d'essence de térébenthine.

DOSE : 4 à 12 par jour.

3° **Perles d'éther.**

COMPOSITION : Dosées à 0,20 centigrammes d'éther sulfurique rectifié.

DOSE : 5 à 10 par jour.

4° Perles de gaïacol.

COMPOSITION : Chaque perle contient :

Gaïacol cristallisé synthétique.... 0,10 centigr.
Huile de faîne .... 0,20 —

DOSE : 4 à 5 par jour.

5° Perles d'iodoforme.

COMPOSITION : Chaque perle contient :

Iodoforme cristallisé .... 0,05 centigr.
Huile d'amandes douces .... 0,25 —

DOSE : 2 à 5 par jour.

6° Perles de quinine.

COMPOSITION : Elles se préparent aux différents sels de quinine suivants :

a) *Sulfate de quinine ;*
b) *Bisulfate de quinine ;*
c) *Chlorhydrate de quinine ;*
d) *Bichlorhydrate de quinine ;*
e) *Chlorhydro-sulfate de quinine ;*
f) *Bromhydrate de quinine ;*
g) *Bibromhydrate de quinine ;*
h) *Valérianate de quinine ;*
i) *Lactate de quinine ;*
j) *Salicylate de quinine.*

Toutes ces perles sont dosées à 0,10 centigrammes de sel de quinine.

PEROXYDINE

COMPOSITION : Solution hydroalcoolique d'ozone. L'ozone est fixé de façon à se dégager seulement quand le liquide est chauffé entre 35° et 38°.

DOSE : 4 à 6 cuillerées à café par jour, prises 2 par 2 dans un demi-verre d'eau sucrée à la température ordinaire, 1/2 heure avant les repas.

PERSODINE LUMIÈRE

COMPOSITION : La persodine Lumière est à base de persulfate de soude.

INDICATIONS : Elle est.employée contre l'anorexie.

DOSE : Elle est préparée en comprimés que l'on prend aux doses suivantes, en les faisant préalablement dissoudre dans un peu d'eau.

Adultes : 3 comprimés.

De 8 à 13 ans : 2 comprimés.

De 2 à 7 ans : 1 comprimé.

La *solution de persodine*, qui était également préparée au début, a été supprimée en raison de l'instabilité du produit en dissolution.

PERTUSSIN

COMPOSITION : Sirop à base d'extrait de thymol.

INDICATIONS : Employé contre la coqueluche et les maladies des voies respiratoires.

DOSE : *Adultes*, 3 à 8 cuillerées à soupe.

Enfants, 3 à 8 cuillerées à café.

PHARYNGINE

COMPOSITION : Préparation liquide à base de thymol, d'eucalyptol, d'essences anticatarrhales balsamiques.

INDICATIONS : Destinée à être employée en gargarismes dans toutes les affections de la gorge.

DOSE : 10 gouttes dans 1 verre d'eau tiède en gargarismes ; 30 gouttes dans de l'eau bouillante en inhalations.

PHÉNEUCALYPTOL ROUSSEL

COMPOSITION : Préparation pour injections hypodermiques. Solution d'acide phénique absolu dans l'eucalyptol et dans l'huile.

Chaque centimètre cube contient 0,10 centigrammes d'acide phénique et 0,20 centigrammes d'eucalyptol.

Dose et emploi : Dans le traitement de la phtisie pulmonaire, de 1 à 2 centimètres cubes tous les jours.

Dans le traitement du tétanos, de 1 à 3 centimètres cubes dans la journée.

PHÉNOL BŒUF

Composition : Dissolution alcaline au quinzième non seulement d'acide phénique, mais aussi de tous les produits pyrogénés antiseptiques se formant pendant la distillation des goudrons (crésol, crésylol, naphtol, créosote, gaïacol, etc.). Soluble en toutes proportions dans l'eau.

Mode d'emploi : S'emploie comme antiseptique, mélangé en toutes proportions suivant les besoins : la dose moyenne est de 1 cuillerée à soupe ou 2 par litre d'eau, mais on peut augmenter ou diminuer cette quantité.

PHÉNOSALYL TERCINET

Composition : Préparation liquide dont la formule est la suivante :

Acide phénique	9	grammes.
Acide salicylique	1	—
Acide lactique	2	—
Menthol	0,10	centigr.

Dose : S'emploie en solutions à 1 p. 100.

Il existe de la *gaze au phénosalyl* pour les opérations de toute nature.

PHOSPHATE DE FER LERAS

Composition : Cette préparation est à base de pyrophosphate de fer et de soude. Elle est dosée à 0,20 centigrammes de sel de fer par cuillerée à bouche, et se trouve en *sirop* et en *solution*.

Dose : 2 à 4 cuillerées à soupe par jour.

PHOSPHATE GRANULÉ SÉBASTE

Composition : Chaque cuillerée à café de ce granulé contient :

Phosphate de chaux .... 0,25 centigr.
Hypophosphite de soude .... 0,05 —

Associés à une certaine quantité d'acide phosphorique libre.

Dose : 2 à 4 cuillerées à café par jour dans un peu d'eau, de vin coupé d'eau, ou de bière, au moment des repas.

PHOSPHATE VITAL JACQUEMAIRE

1° **Ampoules injectables.**

a) *Ampoules de glycérophosphate de soude*, dosées à 0,20 centigrammes par centimètre cube.

b) *Ampoules de glycérophosphate de chaux*, dosées à 0,20 centigrammes par centimètre cube.

c) *Ampoules de glycérophosphate de fer*, dosées à 0,20 centigrammes par centimètre cube.

Dose : On fait 1 ou 2 injections sous-cutanées par jour.

2° **Granulés.**

a) *Granulé de glycérophosphate de chaux*, dosé à 0,50 centigrammes par cuillerée à café.

b) *Granulé de glycérophosphate de soude*, dosé à 0,50 centigrammes par cuillerée à café.

c) *Granulé de glycérophosphate de fer*, dosé à 0,50 centigrammes par cuillerée à café.

d) *Granulé composé* (glycérophosphates de chaux,
de soude, de magnésie, de potasse et de fer), dosé à
0,05 centigrammes de glycérophosphate composé
par cuillerée à café.

Dose : On prend de 2 à 3 cuillerées à café de ces
différents granulés aux repas, dans un peu d'eau ou
de vin.

3º **Solutions gazeuses.**

a) *Solution gazeuse de glycérophosphate de chaux,*
dosée à 0,50 centigrammes par cuillerée à bouche.

b) *Solution gazeuse de glycérophosphate de soude,*
dosée à 0,50 centigrammes par cuillerée à bouche.

Dose : On prend de 2 à 4 cuillerées à bouche de
ces 2 solutions par jour dans la boisson habituelle
des repas.

PHOSPHATINE FALIÈRES

Composition : Sous forme de farine dont chaque
cuillerée à bouche contient 0,20 centigrammes de
phosphate bicalcique assimilable.

Dose et mode d'emploi : 1 cuillerée à café dans
une tasse de lait suffit en général pour les enfants de
6, 7 et 8 mois ; plus tard 1 cuillerée à dessert, puis
1 cuillerée à soupe dans une tasse et demie de lait
environ ; 2 ou 3 fois par jour.

Se prépare en amenant à ébullition quelques minutes et laissant refroidir à température convenable.

PHOSPHOGYNE FEDER

Composition : Farine lactée phosphatée, admi-
rablement supportée par les enfants.

Dose : 1 cuillerée à café à 1 cuillerée à soupe par potage. Faire cuire pendant quelques minutes.

PHOSPHOPINAL JUIN

Composition : Préparation constituée par du phosphore liquide ni toxique ni caustique.

1° **Ampoules** : Dosées à 0,01 centigramme de phosphopinal.

Dose : Une injection intra-musculaire par jour.

2° **Capsules dragéifiées.**

Dose : De 1 à 6 capsules par jour.

3° **Liquide.**

Dose : De 1 à 3 cuillerées à café par jour.

PHOSPHORÉOL

Composition : Granulé contenant par cuillerée à café :

Acide phosphorique pur.........	0,10	centigr.
Phosphate acide de soude	0,10	—

Dose : 2 à 3 cuillerées à café (ou mesures contenues dans le flacon) avant ou après chaque repas.

PHOSPHOTAL CLIN

Composition : C'est du phosphite neutre de créosote.

1° **Capsules Clin au phosphotal.**

Composition : Capsules enrobées au gluten et dosées à 0,20 centigrammes de phosphotal.

Dose : 4 à 12 capsules par jour.

2° **Émulsion Clin au phosphotal.**

Composition : Contient 0,50 centigrammes de phosphotal par cuillerée à café.

Dose : 2 à 6 cuillerées à café prises dans du lait;

ou en lavement, en mettant 2 cuillerées à café dans un demi-verre de lait.

3º **Tubes stérilisés Clin au phosphotal.**

COMPOSITION : Titrés à 0,10 centigrammes par centimètre cube, en tubes de 3 centimètres cubes. Ces tubes sont en solution huileuse.

DOSE : 1 injection de 1 tube tous les 2 jours.

PHTALO-COMPRIMÉS NOËL

COMPOSITION : Comprimés de phénolphtaléine dosés à 0gr,125 milligrammes.

DOSE : *Laxative* : 1 à 2 comprimés par jour.
Purgative : 4 à 5 comprimés.

PHYTINATE DE QUININE CIBA

COMPOSITION : Comprimés argentés lenticulaires dosés à 0,10 centigrammes de phytinate de quinine, contenant 57 p. 100 d'alcaloïde et 43 p. 100 de phytine.

DOSE : 1 à 6 comprimés par jour.

PHYTINE CIBA

COMPOSITION : C'est le principe phospho-organique des graines végétales ; il contient 22,8 p. 100 de phosphore organique assimilable.

1º **Cachets.**

COMPOSITION : Dosés à 0,50 centigrammes de phytine,

DOSE : 2 à 3 cachets par jour.

2º **Comprimés.**

COMPOSITION : Dosés à 0,125 milligrammes de phytine par comprimé.

DOSE : 2 à 3 comprimés par jour.

3º **Gélules.**

Composition : Dosés à 0,25 centigrammes de phytine.

Dose : 4 à 6 par jour.

4º **Granulé.**

Composition : Dosé à 0,50 centigrammes par mesure jointe au flacon.

Dose : 2 à 3 mesures par jour.

5º **Fortossan** (Cf. Fortossan Ciba).

PILULES ANTIDIABÉTIQUES MIDY

Composition : Chaque pilule contient :

Antipyrine......................	0,15	centigr.
Bromhydrate de quinine	0,03	—
Codéine	0,01	—
Excipient composé d'extrait de sizygium jambuleanum, nux vomica et geranium robertianum.	Q. S.	

Dose : 4 par jour pendant 15 jours, une semaine de repos, reprendre ensuite.

PILULES ANTIDYSPEPTIQUES LANCELOT

Composition : A base de quassine, de cascara sagrada et de strychnine.

Dose : 1 à 2 pilules au commencement de chaque repas.

PILULES ANTIGOUTTEUSES LARTIGUE

Composition : Chaque pilule contient 0,05 centigrammes d'extrait de colchique.

Dose : La dose quotidienne est de 2 à 6 pendant les accès ; entre les accès, 1 pilule par semaine pendant au moins 1 an.

PILULES ANTIHÉPATIQUES DU Dr DEBOUZY

COMPOSITION : A base de sels biliaires : taurocholate et glycocholate de soude, boldine, etc.

DOSE : 6 par jour ; 2 au milieu de chaque repas.

PILULES BENGUÉ

COMPOSITION : A base de valérianate de quinine et d'aconitine cristallisée (1/6 de milligramme par dragée).

DOSE : Contre les névralgies, on prend 1 pilule au moment des accès douloureux et au besoin une deuxième 1 heure après ; on peut en prendre jusqu'à 4, mais ne jamais dépasser cette dose.

Ne jamais en donner aux *enfants*.

PILULES DE BLANCARD

COMPOSITION : Dosées à 0,05 centigrammes d'iodure ferreux par pilule.

DOSE : 2 à 6 par jour.

PILULES DE BLAUD

COMPOSITION : Chaque pilule contient :

Sulfate de potasse	0,25 centigr.
Carbonate de fer	0,25 —

DOSE : 6 à 12 par jour aux repas.

PILULES BOSREDON

COMPOSITION : A base d'aloès des Barbades, gomme-gutte, coloquinte et crème de tartre. — Chacun de ces principes est contenu à la dose de 0,05 centigrammes.

DOSE : 1 seule pilule le soir, en se couchant.

PILULES DE CABANÈS

COMPOSITION : Dosées à 0,01 centigramme de bichlorure de mercure, associé au gluten d'après le procédé du Dr Simonet, de l'hôpital du Midi.

DOSE : 2 à 3 par jour.

PILULES COULPIER

COMPOSITION : Chaque pilule contient :

Permanganate de lithine .... 0,01 centigr.
Méthylarsinate disodique .... 1/2 milligr.

INDICATIONS : Contre le diabète et la furonculose.
DOSE : 8 à 12 par jour, au milieu des repas.

PILULES CRAUCK

COMPOSITION : A base de podophyllin.
DOSE : *Adultes,* 1 ou 2 le soir, au coucher.
Enfants, 1/2 pilule.

PILULES CRONIER

COMPOSITION : Pilules à l'iodure de fer et de quinine.

DOSE : De 2 à 5 ans : 1 matin et soir.

De 6 à 12 ans : 1 matin et soir au début, puis augmenter jusqu'à 3 le matin et 2 le soir.

De 12 ans et au-dessus : 2 matin et soir pour commencer, puis augmenter jusqu'à 8 par jour.

PILULES DE CURANDINE RAMOS

COMPOSITION : A base de méthylarsinate disodique, d'hémoglobine et de protoxalate ferreux.

13.

Dose : *De 8 à 12 ans* : 1 avant chaque repas de midi et du soir.

De 12 à 16 ans : 1 avant chacun des trois repas.

Au-dessus de 16 ans : 2 avant chacun des deux repas de midi et du soir.

PILULES DEHAUT

Composition : A base d'aloès, de coloquinte et de scammonée.

Dose : 1 à 2 contre la constipation ; 2 à 3 comme purgatif. Toujours à un repas.

PILULES ÉPARVIER

Composition : Chaque pilule contient :

Extrait de cascara sagrada .... 0,10 centigr.
Poudre de cascara sagrada .... 0,05 —

Dose : 1 pilule tous les soirs au dernier repas.

PILULES D'EUONYMINE THIBAULT

Composition : A base du principe actif de l'euonymus atropurpureus, arbre originaire de l'Amérique du Nord.

Indications : Cholagogue s'employant contre les maladies du foie et contre la constipation habituelle.

Dose : 1 ou 2 pilules tous les soirs, avant de se coucher.

PILULES FALTRANCK

Composition : A base de différents médicaments laxatifs, stimulants, cholagogues et hydragogues.

Dose : *Purgative* : 4 pilules.

Laxative : 1 ou 2 le soir au repas.

Dépurative : 1 tous les soirs au repas.

PILULES HÉMATOGÈNES DU Dʳ VINDEVOGEL

COMPOSITION : A base de lactate ferro-manganeux, dioscoridate de fer, noix vomique et amers.
DOSE : 2 à 6 par jour aux repas.

PILULES D'HERBLAY

COMPOSITION : A base de combinaison physiologique d'iode et de peptone, associée à la pepsine et à des extraits de plantes dépuratives et laxatives.
DOSE : 2 pilules matin et soir immédiatement avant les repas.

PILULES DU Dʳ LAGNOUX

COMPOSITION : A base de valérianate de caféine.
DOSE : 4 à 8 tous les jours ; elles sont uniquement destinées aux adultes.

PILULES DE LANCEREAUX

COMPOSITION : Chaque pilule contient :

Scille	0,05 centigr.
Digitale	0,05 —
Scammonée	0,05 —

DOSE : 4 à 8 par jour.

PILULES LITHURANÉES BASSET

COMPOSITION : A base d'hélonine, bromure de lithium, uranium et geranium robertianum.
DOSE : 6 par jour contre le diabète.

PILULES DE MOUSSETTE

COMPOSITION : Chaque pilule contient :

Aconitine cristallisée	1/5 milligr.
Quinium pur	0,05 centigr.

DOSE : 2 par jour, 1 matin et soir, en augmentant si c'est nécessaire, suivant la susceptibilité du malade.

PILULES NIVERNAISES

COMPOSITION : Chaque pilule contient :

Créosote .... 0,05 centigr.
Arséniate de soude .... 0,001 milligr.
Iodoforme .... 0,01 centigr.

DOSE : 2 à 4 par jour.

PILULES DE POURTAL

COMPOSITION : Chaque pilule contient :

Tartrate ferrico-potassique .... 0,10 centigr.
Extrait de colombo .... 0,025 milligr.
Arséniate de fer .... 0,001 —

DOSE : 2 à 4 à chaque repas.

PILULES DE PROTOIODURE DE FER VÉZU

COMPOSITION : Chaque pilule contient :

Iodure de fer................... 0,04 centigr.
Fer réduit par l'hydrogène....... 0,02 —

DOSE : 4 à 6 au commencement des repas pour les *adultes* ; 1 à 2 chez les *enfants*.

PILULES SAINT-CLOUD

COMPOSITION : Chaque pilule contient :

Aconitine cristallisée .... 1/8 milligr.
Valérianate double de quinine et
  d'antipyrine................... 0,20 centigr.

DOSE : 3 à 4 par jour.

PILULES SALICYGÈNES PETIT

COMPOSITION : Chaque pilule dégage 0,05 centigrammes de salicylate de méthyle pur et 0,012 milligrammes de chlorure de lithium.

DOSE : 2 à 4 pilules par jour.

PILULES SAVONNEUSES DE BOISSY

COMPOSITION : Chaque pilule contient :

Convolvulus scammoniensis pulverisé.	0,0,05	centigr.
Rhamnus purshiana....................	0,05	—
Extract. evonymus atropurpureus....	0,01	—
Extract. rhamnus frangula...........	0,025	milligr.
Extract. amygdalus persica.........	0,025	—
Savon médicinal.....................	Q. S.	

DOSE : 2 pilules au repas du soir.

PILULES DU Dr SÉJOURNET

COMPOSITION : Pilules antidiabétiques à base de santonine (0,025 milligrammes par pilule).

DOSE : 1 pilule à chaque repas.

PILULES SPASMA

COMPOSITION : Chaque pilule contient :

Héroïne	0,005	milligr.
Codéine	0,005	—

DOSE : 2 à 4 par jour.

PILULES TONI-FORMIQUES ROUSSEL

COMPOSITION : Pilules kératinisées, dosées à 0,20 centigrammes de formiate de soude par pilule.

DOSE : 3 à 6 par jour.

PILULES TRIA

COMPOSITION : A base de lécithine ; elles sont dosées à 0,05 centigrammes de lécithine par pilule, associée à la nucléine et aux glycérophosphates de chaux.

DOSE : 3 à 6 par jour, aux repas.

PILULES DE VALLET

COMPOSITION : A base de sous-carbonate de fer.
DOSE : 2 à 6 avant les repas.

PIPÉRAZINE EFFERVESCENTE MIDY

COMPOSITION : Granulé dosé à 0,20 centigrammes
de pipérazine par mesure jointe au flacon.

La pipérazine est un alcalin du groupe des pyri-
dines ; chimiquement c'est du diéthylène-diamine.

INDICATIONS : Alcalin dissolvant de l'acide urique
employé contre la lithiase rénale et la goutte.

DOSE : Dans les *crises aiguës*, de 3 à 6 mesures par
jour ; comme *préventif*, de 1 à 3 mesures par jour,
pendant 15 jours de chaque mois.

PIPÉRAZOL TISSOT

COMPOSITION : Granulé effervescent à base de pipérazine et de lithine.

DOSE : 1 cuillerée à café dans un verre d'eau,
matin et soir.

PISTOIA PLANCHE

COMPOSITION : Médicament antigoutteux, sans colchique, à base de gentiane, de pistolochia et de différentes plantes. Il est préparé en cachets.

DOSE : 1 cachet par jour le matin à jeun ou demi-
heure avant le repas de midi avec un peu d'eau minérale alcaline ou d'eau ordinaire, pendant 1 an.

L'année suivante, on prend le médicament seulement 1 mois sur 2.

PIXOL

COMPOSITION : Comprimés dragéifiés contenant chacun :

Extrait sec de Pichi.................. 0,05 centigr.
Urotropine 0,25   —

DOSE : 4 à 6 comprimés par jour de préférence 10 minutes avant les repas.

PLASMA DE QUINTON

COMPOSITION : Eau de mer captée au large de la côte des Landes par la station biologique d'Arcachon, ramenée à l'isotonie par dilution avec de l'eau de source très pure.

DOSE : Dans les *états chroniques*, 2 injections de 100 grammes par semaine.

Pour les *hémorragies*, les *intoxications*, de 300 à 500 grammes et même 1 litre par 24 heures.

Chez les *enfants* :

Nouveau-né : 10 à 30 centimètres cubes, tous les 2 jours.

De 6 *mois à 1 an* : 30 à 50 centimètres cubes, tous les 2 ou 3 jours.

De 1 *an à 3 ans* : 50 à 100 centimètres cubes, tous les jours.

PLASMINE VIEL

COMPOSITION : C'est une préparation liquide, composée d'un véritable plasma musculaire stérilisé et exempt de peptones, préparé d'après la méthode de Gautier et Richet, restant transformable en albumose par le suc gastrique.

1 cuillerée à bouche contient le suc de 50 grammes de viande et possède leur valeur nutritive.

Dose : *Adultes* : 1/4 ou 1/2 flacon par jour à la fin du repas de midi ; prendre, de suite après, un peu de vin, de café, ou d'eau sucrée.

Enfants : Demi-dose.

PLASMOLINE NAUX

Composition : Huile de foie de morue émulsionnée avec de la viande liquide.

Dose : 2 à 3 cuillerées à soupe par jour.

PLASMON

Composition : Produit en poudre essentiellement formé par la caséine et les nucléo-albumines du lait.

1o Plasmon simple.

Composition : Sous forme de granulé à employer avec tous les aliments solides ou liquides ; 1 cuillerée à café contient la même quantité de principes nutritifs que ceux contenus dans 125 grammes de filet de bœuf.

2o Plasmon au cacao.

Composition : Préparé avec des cacaos de qualité supérieure, il ne contient ni sucre, ni amidon, ni aucune substance chimique.

3o Chocolat au plasmon.

Composition : Contenant 25 p. 100 de plasmon, 2 tablettes de chocolat au plasmon équivalent, comme principe nutritif, à 125 grammes de filet de bœuf.

4o Biscuits au plasmon.

Composition : Composés de farine de première qualité à laquelle on ajoute 20 p. 100 de plasmon. Un biscuit au plasmon est aussi nourrissant qu'une demi-douzaine de biscuits ordinaires.

5° **Pain au plasmon.**

COMPOSITION : Dosé à 10 p. 100 de plasmon, un pain d'une livre contient les éléments nutritifs qui existent dans 750 grammes de viande de bœuf.

PNEUMOCOCCINE

COMPOSITION : Préparation à base de biiodhydrate de terpine, qui est un liquide huileux, incolore et aromatique.

1° **Ampoules.**

COMPOSITION : Dosées à 5 p. 100 de biiodhydrate de terpine.

DOSE : Contre la *pneumonie* : On emploie une injection de 2 centimètres cubes tous les jours.

Contre la *pleurésie* : On emploie une injection de 2 centimètres cubes le premier jour, puis une injection de 1 centimètre cube tous les jours.

Contre la *tuberculose* : On emploie une injection de 1 centimètre cube tous les 2 jours.

2° **Capsules.**

DOSE : On en emploie une à chaque repas ; on peut porter la dose à 6 par jour. On les utilise dans les mêmes cas que les injections sous-cutanées ; elles donnent en outre de bons résultats dans la diarrhée des tuberculeux.

PODOPHYLLE COIRRE

COMPOSITION : Pilules dosées à 0,02 centigrammes de podophyllin.

DOSE : 1 pilule ou 2 le soir au repas, sans rien changer au régime.

POLYBROMURE GONNON

COMPOSITION : Association des divers bromures de potassium, de sodium, d'ammonium et de strontium.

1º Poudre polybromurée.

COMPOSITION : En flacons accompagnés d'une petite cuiller contenant 1 gramme de polybromure.

DOSE : A prendre de 1 à 3 cuillerées dans une infusion ou à la place de sel de cuisine dans les potages, œufs à la coque, etc.

2º Sirop.

COMPOSITION : Chaque cuillerée à soupe contient :

Bromure de sodium	0,75 centigr.	
Bromure de potassium...........	0,75	—
Bromure d'ammonium..........	0,25	—
Bromure de strontium..........	0,25	—

Avec comme excipients le vin de Bordeaux associé au quinquina et à l'écorce d'oranges amères.

DOSE : 1 à 2 cuillerées à soupe par jour.

POLYFORMIATE COUTURIEUX

COMPOSITION : Comprimés dosés à 0,25 centigrammes de formiates de soude, de chaux, de magnésie, de fer et de caféine.

DOSE : 3 à 12 par jour au moment des repas.

POMMADE ADRÉNO-STYPTIQUE MIDY

COMPOSITION : A base d'adrénaline et de stovaïne avec comme excipients l'hamamelis, l'opium et le tanin. En tubes d'étain munis d'une canule.

INDICATIONS : Contre les hémorroïdes internes.

MODE D'EMPLOI : Enfoncer la canule dans le rectum, presser le tube.

POMMADE ROYER

COMPOSITION : Pommade à base d'extrait de mille-feuille ; astringente et calmante.

INDICATIONS : Employée contre les hémorroïdes externes.

POUDRE AMÉRICAINE LEROY

COMPOSITION : A base de poivre cubèbe et de grindelia robusta.

MODE D'EMPLOI : Allumer un petit cône de cette poudre formé dans une soucoupe et aspirer la fumée.

POUDRE ANTIASTHMATIQUE DU Dr CLÉRY

COMPOSITION : A base de suc de pin maritime, du fruit de la Kasmych d'Égypte et de sels minéraux.

MODE D'EMPLOI : Faire un cône dans une soucoupe, allumer et aspirer la fumée.

Il en existe deux variétés :

Poudre n° 1, la moins forte.

Poudre n° 2, la plus forte.

Se servir généralement de la poudre n° 1 et n'employer la poudre n° 2 qu'en cas d'échec de la première.

POUDRE ESCOUFLAIRE

COMPOSITION : Il en existe deux numéros, n° 1 et n° 2. On ne doit pas les confondre, car ils diffèrent complètement de composition. Chaque malade devra essayer les deux numéros et continuer l'usage de celui qui lui aura paru le plus efficace.

MODE D'EMPLOI : En faire un petit cône dans une soucoupe ; allumer et aspirer la fumée.

POUDRE ESPIC

COMPOSITION : Cette poudre répond à la composition suivante :

Belladone	0,30	centigr.
Stramoine	0,15	—
Jusquiame	0,05	—
Phellandrie...................	0,05	—
Extrait d'opium	0,013	milligr.

MODE D'EMPLOI : En faire un cône dans une soucoupe, allumer et respirer la fumée.

POUDRE GENIA

COMPOSITION : Composée des éléments suivants : carbonate de chaux précipité ; citrate de soude ; phosphate de chaux bicalcique ; bicarbonate de soude ; lactate de chaux ; magnésie hydratée ; chlorhydrate de cocaïne (5 milligrammes par cuillerée à café).

DOSE : De 2 à 4 cuillerées à café par jour et plus.

POUDRE JIFA

COMPOSITION : C'est une modification de la poudre de séné composée, par adjonction de tartrate stibié de potasse et de soude.

Il en existe une variété pour diabétiques, où le sucre est remplacé par du benzonaphtol.

DOSE : *Laxative* : 1 cuillerée à café dans un demi-verre d'eau, le soir en se couchant.

Purgative : Mêmes doses, mais pendant 3 jours de suite.

POUDRE KUTNOW

COMPOSITION : Poudre laxative effervescente, contenant en mélange avec d'autres substances le principe actif des eaux de Karlsbad directement extrait de l'eau minérale. Les bases actives en sont les sulfates de soude et de potasse et des quantités faibles de carbonate de chaux, de lithium et de strontium.

Dose : De 1 à 4 cuillerées à café.

POUDRE LAXATIVE ANDRÉ

Composition : Poudre laxative à base de séné, lavé à l'alcool.

Dose : 1 ou 2 cuillerées à café dans un quart de verre d'eau, au repas du soir ou avant de se coucher.

POUDRE LAXATIVE DE VICHY DU Dʳ SOULIGOUX

Composition : Composée de poudre de séné lavé à l'alcool, associée à différents carminatifs, tels que fenouil, anis, etc.

Chaque cuillerée à café contient 0,75 centigrammes de poudre de séné.

Dose : 1 cuillerée à café délayée dans un peu d'eau le soir en se couchant.

POUDRE DE RESPIRATOR MAXIM

Composition : Poudre antiasthmatique à base de plantes américaines.

Dose : Faire un cône dans une soucoupe, allumer et respirer la fumée.

POUDRE SULFUREUSE SIMON

Composition : Cette poudre, destinée à préparer extemporanément de l'eau sulfureuse, est composée des éléments contenus dans les eaux sulfureuses naturelles.

Mode d'emploi : Faire dissoudre le contenu d'une

mesure de poudre Simon dans un demi-verre d'eau, additionner d'une quantité égale de lait chaud et boire immédiatement à jeun.

POUDRE DE VIANDE DE FAVROT

COMPOSITION : A base de fibre de bœuf pure : 25 grammes représentant 100 grammes de viande fraîche de bœuf.

POUDRE DE VIANDE ROUSSEAU

COMPOSITION : Poudre de viande pure, sans aucune addition.

DOSE : 1 à 2 cuillerées à soupe 2 ou 3 heures avant chacun des deux principaux repas *dans les liquides froids*.

POUDRE DE VIANDE DE TROUETTE-PERRET

COMPOSITION : Cette poudre répond à la formule suivante :

Poudre de viande	3/5
Lactine	1/5
Malt de lentilles	1/5

Cette poudre représente environ 5 fois son poids de viande fraîche.

DOSE : 1 à 2 cuillerées à soupe dans un liquide froid quelconque, sauf le bouillon, avant les principaux repas.

POUDRES ALIMENTAIRES ADRIAN

Il existe sous ce nom diverses poudres :
1° *Poudre de bifteck Adrian* ;
2° *Poudre de viande Adrian* ;
3° *Poudre de lentilles*.
COMPOSITION : Les poudres de viande représentent

par cuillerée à bouche de 15 grammes, 60 grammes de viande fraîche.

MODE D'EMPLOI : On les délaye dans un peu d'eau, puis on sucre avec du sucre en poudre et on ajoute 1 à 2 cuillerées à café de rhum, cognac, anisette, etc.

La poudre de lentilles s'emploie en potages ; faire cuire quelques minutes.

POUDRES PATERSON

COMPOSITION : Paquets contenant une poudre composée d'un mélange de bismuth et de magnésie décarbonatée, aromatisé à la menthe, à la fleur d'oranger, à l'anis et au citron.

DOSE : 2 à 4 paquets par jour avec un peu d'eau.

PRASOÏDE DU DOCTEUR HECKEL

COMPOSITION : Liquide en flacon compte-gouttes, contenant les principes actifs de la globulaire (globularine et globularitine).

INDICATIONS : Arthritisme. Goutte.

DOSES : De 10 à 40 gouttes dans un peu d'eau matin et soir, autant que possible à jeun.

PRODUITS OPOTHÉRAPIQUES BOUTY

1º **Hépatine Bouty.**

COMPOSITION : Dragées contenant chacune 0,20 centigrammes d'extrait de foie de porc.

DOSE : 4 dragées par 24 heures ; 2 au repas de midi et 2 au repas du soir.

2º **Médulline Bouty.**

COMPOSITION : Dragées contenant chacune 0,20 centigrammes de moelle d'os de veau, correspondant à 1 gr. 20 de moelle fraîche.

DOSE : 1 dragée avant chaque repas.

3° Néphrine Bouty.

COMPOSITION : Dragées renfermant chacune 0,15 centigrammes de tissu desséché, correspondant à 0,90 centigrammes de tissu frais.

DOSE : 3 dragées dans les 24 heures, une demi-heure avant les repas.

4° Ovigénine Bouty.

COMPOSITION : Chaque dragée contient 0,12 centigrammes d'ovaire de génisse desséché, correspondant à 0,80 centigrammes d'ovaire frais.

DOSE : 1 dragée avant chaque repas.

5° Pulmonine Bouty.

COMPOSITION : Sirop à base d'extrait de poumon.

DOSE : 4 grandes cuillerées par 24 heures.

6° Séquardine Bouty.

COMPOSITION : Dragées dosées à 1 gramme d'extrait testiculaire.

DOSE : 1 dragée à midi et le soir avant les repas.

7° Surrénaline Bouty.

COMPOSITION : Chaque dragée contient 0,10 centigramme de capsules surrénales desséchées correspondant à 0,80 centigrammes de capsules fraîches.

DOSE : 1 à 4 dragées par jour.

8° Thymusine Bouty.

COMPOSITION : Chaque dragée contient 0,20 centigrammes de thymus de veau sec correspondant à 1 gr. 50 de thymus frais.

DOSE : 3 dragées par 24 heures.

9° Thyroïdine Bouty.

COMPOSITION : Chaque dragée contient 0,10 centigrammes de corps thyroïde desséché, correspondant à 0,70 centigrammes de glandes fraîches.

DOSE : On prend 2 dragées le matin à jeun.

10° Ampoules Bouty.

Ampoules injectables à base de tous liquides organiques.

PRODUITS OPOTHÉRAPIQUES CARRION

1º **Poudre entérique.**
COMPOSITION : Cachets dosés à 0,50 centigrammes.
2º **Poudre de fiel de bœuf.**
COMPOSITION : Cachets dosés à 0,10 centigrammes.
3º **Poudre de foie.**
COMPOSITION : Paquets de 5 grammes.
4º **Poudre mammaire.**
COMPOSITION : Cachets dosés à 0,50 centigrammes.
5º **Poudre d'ovaire.**
COMPOSITION : Cachets dosés à 0,20 centigrammes.
6º **Poudre surrénale.**
COMPOSITION : Cachets dosés à 0,30 centigrammes.
7º **Poudre de thyroïde.**
COMPOSITION : Cachets dosés à 0,10 centigrammes.
DOSE : On prend de 1 à 3 de ces différents cachets par jour.
8º **Ampoules injectables.**
Elles contiennent 2 centimètres cubes et servent pour le traitement sous-cutané ; chaque ampoule renferme la dose quotidienne du produit à injecter.

PRODUITS OPOTHÉRAPIQUES CHAIX

1º **Extrait des glandes intestinales.**
A. — *ENTÉROKINASE.*
COMPOSITION : En pilules glutinisées, dosées à 0,20 centigrammes d'entérokinase.
DOSE : 2 à 4 pilules avant les repas.
B. — *SÉCRÉTINE (voie hypodermique).*
DOSE : En tubes de 3 centimètres cubes, contenant la dose pour une injection.

C. — *SÉCRÉTINE* (*voie stomacale*).

En pilules glutinisées ; 2 à 4, 1 heure ou 2 après le repas.

2° **Extrait des glandes surrénales.**

A. — *EXTRAIT TOTAL OU SPHYGMOGÉNINE.*

a) *Sphygmogénine injectable* en tubes de 3 centimètres cubes, un tube par injection.

b) *Sphygmogénine en tablettes.*

COMPOSITION : Chaque tablette dosée à 0,20 centigrammes d'organe frais.

DOSE : 2 à 8 par jour.

B. — *EXTRAIT PARTIEL OU ADRÉNALINE.*

a) *Adrénaline injectable.* Titrée à un demi-milligramme par tube ; un tube par injection.

b) *Adrénaline au millième*, pour usage externe. En flacon, compte-gouttes.

3° **Extrait hépatique.**

A. — *EXTRAIT HÉPATIQUE INJECTABLE.*

COMPOSITION : En tubes de 3 centimètres cubes, dose nécessaire à une injection.

B. — *HÉPATÉINE.*

COMPOSITION : En poudre. La cuillerée à café représente 50 grammes de foie frais.

DOSE : On en prend de 2 à 4 cuillerées à café par jour.

C. — *EXTRAIT BILIAIRE.*

COMPOSITION : En capsules, dosées à 0,80 centigrammes de bile de bœuf.

DOSE : 3 à 6 et plus par jour.

4° **Extrait hypophysaire.**

A. — *HYPOPHYSINE INJECTABLE.*

COMPOSITION : En tubes de 3 centimètres cubes.

DOSE : Un tube par injection.

B. — *TABLETTES D'HYPOPHYSINE.*

COMPOSITION : Dosées à 0,25 centigrammes.
DOSE : 5 par jour en moyenne.

5º **Extrait musculaire.**
COMPOSITION : Extrait injectable en tubes de 3 centimètres cubes.
DOSE : Un tube par injection.

6º **Extraits ovariques.**

A. — *LIQUIDE OVARIQUE INJECTABLE.*
COMPOSITION : En tubes de 3 centimètres cubes.
DOSE : Un tube par injection.

B. — *OVARINE EN TABLETTES.*
COMPOSITION : Tablettes dosées à 0,08 centigrammes.
DOSE : 5 à 10 par jour.

7º **Extraits pancréatiques.**

A. — *EXTRAIT PANCRÉATIQUE INJEC-TABLE.*
COMPOSITION : En tubes de 3 centimètres cubes.
DOSE : Un tube par injection.

B. — *EXTRAIT SEC PANCRÉATIQUE.*
COMPOSITION : En cachets dont chacun correspond à 30 grammes d'organe frais.
DOSE : 2 à 4 par jour.

8º **Extrait de placenta ou placentose.**
COMPOSITION : En cruchons de 15 cuillerées. La cuillerée correspond à 50 grammes de placenta frais de brebis.
DOSE : 2 à 4 cuillerées à soupe par jour, on emploie cet extrait pur ou avec de l'eau de Seltz.

9º **Extraits pulmonaires.**

A. — *LIQUIDE PULMONAIRE INJECTABLE.*
COMPOSITION : En ampoules de 3 centimètres cubes.
DOSE : Une ampoule par injection.

B. — *GLYCÉROPNEUMINE.*

Composition : Extrait pulmonaire glycérique.

Dose : 1 cuillerée à dessert tous les jours.

10° Extraits de rate.

A. — *EXTRAIT SPLÉNIQUE INJECTABLE.*

Composition : En tubes de 3 centimètres cubes.

Dose : Un tube par injection.

B. — *EXTRAIT SEC DE RATE.*

Composition : Extrait de rate en poudre, destiné à la voie stomacale.

Dose : 2 à 4 cuillerées à café par jour, dans une boisson froide ou du café noir.

11° Extraits de rate et de moelle des os.

A. — *EXTRAIT DE RATE ET DE MOELLE DES OS INJECTABLE.*

Composition : En tubes de 3 centimètres cubes.

Dose : Un tube par injection.

B. — *EXTRAIT LIQUIDE DE RATE ET DE MOELLE DES OS OU SPLÉNOMÉDULLA.*

Composition : Préparation liquide destinée à l'ingestion stomacale.

Dose : 2 cuillerées à soupe par jour ; cette préparation s'emploie pure ou étendue d'eau froide.

12° Extrait rénal.

A. — *NÉPHRINE INJECTABLE.*

Composition : En tubes de 3 centimètres cubes.

Dose : Un tube par injection.

B. — *NÉPHRINES EXTRACT.*

Composition : Extrait pulvérulent.

Dose : 2 à 6 cuillerées à café par jour dans du café noir, du cacao, etc.

13° Extrait de substance grise.

Composition : Extrait injectable en tubes de 3 centimètres cubes.

Dose : Un tube par injection.

14° Extrait testiculaire.

A. — *LIQUIDE ORCHITIQUE INJECTABLE.*

Composition : En tubes de 3 centimètres cubes.

Dose : Un tube par injection.

B. — *ORCHITINE CHAIX.*

Composition : En cachets. Le cachet correspond à 20 grammes d'organe frais.

Dose : 2 cachets par jour.

15° Extrait thymique.

A. — *EXTRAIT THYMIQUE INJECTABLE.*

Composition : En tubes de 3 centimètres cubes.

Dose : Un tube par injection.

B. — *EXTRAIT THYMIQUE SEC.*

Composition : En cachets, chaque cachet correspond à 20 grammes de thymus de veau.

Dose : 2 cachets par jour en moyenne.

16° Extraits thyroïdiens.

A. — *EXTRAIT THYROIDIEN INJECTABLE.*

Composition : En tubes de 3 centimètres cubes.

Dose : Un tube par injection.

B. — *THYROIDINE.*

Composition : En tablettes correspondant chacune à 0,30 centigrammes d'organe frais.

Dose : 5 à 10 tablettes par jour.

PRODUITS OPOTHÉRAPIQUES CHEVRETIN-LEMATTE

1° Extrait sec de bile.

Composition : Cachets dosés à 0,25 centigrammes.

Dose : 3 à 6 par jour.

2° Extrait hépatique.

Composition et dose : a) *Cachets* dosés à 1 gramme, 3 à 6 par jour.

14.

b) *Ampoules* de 2 centimètres cubes, 1 à 2 par jour.

3º **Extrait d'hypophyse.**

COMPOSITION ET DOSE : En cachets dosés à 0,05 centigrammes, 1 à 2 par jour.

4º **Extrait de placenta.**

COMPOSITION ET DOSE : a) *Cachets* dosés à 0,50 centigrammes, 2 à 6 par jour.

b) *Ampoules* de 2 centimètres cubes, 1 par jour.

5º **Cérébrine** (extrait de substance grise).

COMPOSITION ET DOSE : a) *Cachets* dosés à 0,25 centigrammes, 2 à 4 par jour.

b) *Ampoules* de 2 centimètres cubes, 1 par jour.

6º **Mamelline** (extrait de mamelles).

COMPOSITION ET DOSE : a) *Cachets* dosés à 0,50 centigrammes, 3 à 6 par jour.

b) *Ampoules* de 2 centimètres cubes, 1 par jour.

7º **Médulline** (extrait de moelle osseuse).

COMPOSITION ET DOSE : a) *Cachets* dosés à 0,25 centigrammes, 2 à 4 par jour.

b) *Ampoules* de 2 centimètres cubes, 1 par jour.

8º **Orchitine.**

COMPOSITION ET DOSE : a) *Cachets* dosés à 0,50 centigrammes, 3 à 6 par jour.

b) *Ampoules* de 2 centimètres cubes, 1 à 2 par jour.

9º **Ovarine.**

COMPOSITION ET DOSE : a) *Cachets* dosés à 0,20 centigrammes, 2 à 4 par jour.

b) *Ampoules* de 2 centimètres cubes, 1 par jour.

10º **Pancréine** (extrait total de pancréas).

COMPOSITION ET DOSE : a) *Cachets* dosés à 0,50 centigrammes, 2 à 6 par jour.

b) *Ampoules* de 2 centimètres cubes, 1 par jour.

11º **Phagocytase** (extrait de ganglions lymphatiques).

COMPOSITION ET DOSE : a) *Solution* titrée inaltérable dont 1 cuillerée à soupe égale 1 gramme d'organe frais, 3 à 4 cuillerées à soupe par jour.

b) *Ampoules* de 2 centimètres cubes, 1 par jour.

12° **Pulmine** (extrait de poumons).

COMPOSITION ET DOSE : a) *Cachets* dosés à 0,50 centigrammes, 4 à 6 par jour.

b) *Ampoules* de 2 centimètres cubes, 1 par jour.

13° **Rénine ou néphrine.**

COMPOSITION ET DOSE : a) *Cachets* dosés à 0,25 centigrammes, 3 à 6 par jour.

b) *Ampoules* de 2 centimètres cubes, 1 par jour.

14° **Splénine** (extrait de rate).

COMPOSITION ET DOSE : a) *Cachets* dosés à 0,25 centigrammes, 3 à 6 par jour.

b) *Ampoules* de 2 centimètres cubes, 1 par jour.

15° **Surrénaline.**

COMPOSITION ET DOSE : a) *Cachets* dosés à 0,25 centigrammes, 2 à 3 par jour.

b) *Ampoules* de 1 centimètre cube, 2 à 3 par semaine.

16° **Thymine** (extrait de thymus).

COMPOSITION ET DOSE : a) *Cachets* dosés à 0,20 centigrammes, 2 à 4 par jour.

b) *Ampoules* de 2 centimètres cubes, 1 par jour.

17° **Thyroïdine.**

COMPOSITION ET DOSE : a) *Cachets* dosés à 0,10 centigrammes de thyroïdine, 2 à 4 par jour.

b) *Ampoules* de 1 ou 2 centimètres cubes, 1 par jour.

PRODUITS OPOTHÉRAPIQUES FLOURENS

Les principaux de ces produits sont :

1° **Orkitine.**

COMPOSITION : Pilules dosées à 0,30 centigrammes.
DOSE : 8 à 10 par jour.

2º **Ovairine.**

COMPOSITION : Pilules dosées à 0,10 centigrammes
DOSE : 8 à 12 par jour.

3º **Pneumonine.**

COMPOSITION : Pilules dosées à 0,30 centigrammes.
DOSE : 5 à 10 par jour.

4º **Thyroïdine.**

a) *Pastilles.*

COMPOSITION : Dosées à 0,20 centigrammes.
DOSE : 2 à 3 par jour.

b) *Pilules.*

COMPOSITION : Dosées à 0,05 centigrammes.
DOSE : 2 à 5 par jour.

PRODUITS OPOTHÉRAPIQUES FUMOUZE

Ces produits sont préparés en globules Fumouze
à enveloppe de gluten ; celle-ci, insoluble dans l'estomac, empêche ces substances de composition alcaline de se décomposer en présence des sucs acides de
l'estomac.

1º **Biline.**

COMPOSITION : Globules dosés à 0,20 centigrammes
d'extrait de bile.

DOSE : 4 à 8 par jour.

2º **Cervine.**

COMPOSITION : Globules dosés à 0,20 centigrammes
correspondant à 2 grammes de substance cérébrale.

DOSE : 2 à 6 par jour.

3º **Entérinase.**

COMPOSITION : Globules contenant :

Extrait de bile .... 0,10 centigr.
Pancréatine .... 0,10 —
Entérokinase .... 0,05 —

Dose : 1 à 4 globules le soir, comme laxatif physio-logique.

4° Épirénaline.

Composition : Globules dosés à 0,20 centigrammes, correspondant à 1 gramme de glande surrénale.

Dose : 2 à 4 par jour.

5° Lymphatine.

Composition : Globules dosés à 0,12 centigrammes, correspondant à 0,85 centigrammes de glande lymphatique.

Dose : 2 à 4 par jour.

6° Orchitine.

Composition : Globules dosés à 0,15 centigrammes, correspondant à 1 gramme de glande.

Dose : 3 à 6 par jour.

7° Ovarine.

Composition : Globules dosés à 0,10 centigrammes, correspondant à 0,90 centigrammes de l'organe vivant.

Dose : 3 à 6 par jour.

8° Pancréatine.

Composition : Globules dosés à 0,20 centigrammes.

Dose : 2 à 4 par jour.

9° Prostatine.

Composition : Globules dosés à 0,15 centigrammes, correspondant à 1 gramme de glande.

Dose : 3 à 5 par jour.

10° Rénine.

Composition : Globules dosés à 0,20 centigrammes, correspondant à 1 gramme de rein.

Dose : 6 à 10 par jour.

11° Splénine.

Composition : Globules dosés à 0,20 centigrammes, correspondant à 1 gramme de rate.

Dose : 6 à 10 par jour.

12° Thymine.

COMPOSITION : Globules dosés à 0,10 centigrammes, correspondant à 1 gramme de thymus.

DOSE : 2 à 4 par jour.

13° Thyroïdine.

COMPOSITION : Globules dosés à 0,50 centigrammes correspondant à 0,35 centigrammes de corps thyroide.

DOSE : 1 à 3 par jour.

PRODUITS OPOTHÉRAPIQUES RÉMY

1° Tablettes de capsules surrénales.

COMPOSITION : Dosées à 0,25 centigrammes.

DOSE : 4 à 5 par jour.

2° Tablettes hépatiques.

COMPOSITION : Dosées à 0,50 centigrammes.

DOSE : 5 à 10 par jour.

3° Tablettes de moelle rouge et de rate.

COMPOSITION : Dosées à 0,25 centigrammes.

DOSE : 4 à 5 par jour.

4° Tablettes orchitiques.

COMPOSITION : Dosées à 0,25 centigrammes.

DOSE : 8 à 10 par jour.

5° Tablettes d'ovarine.

COMPOSITION : Dosées à 0,25 centigrammes.

DOSE : 5 à 10 par jour.

6° Tablettes placentaires.

COMPOSITION : Dosées à 0,25 centigrammes.

DOSE : 8 à 10 par jour.

7° Tablettes prostatiques.

COMPOSITION : Dosées à 0,25 centigrammes.

DOSE : 3 à 4 par jour.

8° Tablettes rénales.

COMPOSITION : Dosées à 0,25 centigrammes.

Dose : 8 à 10 par jour.

9º **Tablettes de séorétine (suc intestinal).**

Composition : Dosées à 0,25 centigrammes.

Dose : 5 à 8 par jour.

10º **Tablettes de thymus.**

Composition : Dosées à 0,25 centigrammes.

Dose : 4 à 5 par jour.

11º **Tablettes de thyroïde.**

Composition : Dosées à 0,25 centigrammes.

Dose : 5 à 10 par jour.

PRODUITS OPOTHÉRAPIQUES VIGIER

1º **Capsules de corps thyroïde.**

Composition : Dosées à 0,10 centigrammes.

Dose : 2 à 6 par jour.

2º **Capsules eupeptiques Vigier.**

Composition : Dosées à 0,30 centigrammes de substance intestinale.

Doses : 2 à 6 par jour.

3º **Capsules galactogènes.**

Composition : Dosées à 0,30 centigrammes de placenta.

Dose : 1 à 6 par jour.

4º **Capsules hépatiques.**

Composition : Dosées à 0,30 centigrammes.

Dose : 2 à 6 par jour.

5º **Capsules mamelliques.**

Composition : Dosées à 0,25 centigrammes.

Dose : 2 à 6 par jour.

6º **Capsules orchitiques.**

Composition : Dosées à 0,20 centigrammes.

Dose : 2 à 6 par jour.

7º Capsules ovariques.

COMPOSITION : Dosées à 0,20 centigrammes.
DOSE : 2 à 6 par jour.

8º Capsules pancréatiques.

COMPOSITION : Dosées à 0,50 centigrammes.
DOSE : 2 à 4 par jour.

9º Capsules de parotide.

COMPOSITION : Dosées à 0,20 centigrammes.
DOSE : 2 à 6 par jour.

10º Capsules prostatiques.

COMPOSITION : Dosées à 0,20 centigrammes.
DOSE : 2 à 6 par jour.

11º Capsules rénales.

COMPOSITION : Dosées à 0,30 centigrammes.
DOSE : 2 à 6 par jour.

12º Capsules spléniques.

COMPOSITION : Dosées à 0,30 centigrammes.
DOSE : 2 à 6 par jour.

13º Capsules surrénales.

COMPOSITION : Dosées à 0,05 centigrammes.
DOSE : 2 à 8 par jour.

14º Capsules de thymus.

COMPOSITION : Dosées à 0,30 centigrammes.
DOSE : 2 à 6 par jour.

PRODUITS SPÉCIFIQUES BRETONNEAU

1º Capsules spécifiques.

COMPOSITION : Chaque capsule contient :

Benzoate de mercure .... 0,005 milligr.
Iodure de potassium............ 0,50 centigr.

DOSE : 2 à 6 capsules par jour.

2º **Injection Bretonneau.**

COMPOSITION : Injections sous-cutanées au benzoate de mercure dans le sérum isotonique (formule du professeur Gaucher) à 1 p. 100.

Il existe également des solutions à 2, 3, 4 et 5 p. 100.

3º **Sirop spéciifique.**

COMPOSITION : Chaque cuillerée à soupe contient :

Benzoate de mercure .... 0,01 centigr.
Iodure de potassium .... 1 gramme.

DOSE : 1 à 4 cuillerées à soupe par jour.

PROTIODE GREMY

COMPOSITION : Composé iodé organique (iodoéthyl-glycine) dans lequel l'iode est fixé sur le plus petit groupement moléculaire entrant dans la constitution du protoplasma cellulaire.

Il se présente sous forme de solution glycéro-aqueuse incolore et inodore dont chaque goutte contient 1 centigramme de protiode.

Un compte-gouttes accompagne le flacon.

DOSE : 2 ou 3 fois par jour on doit prendre de 15 à 20 gouttes dans un quart de verre de la boisson habituelle.

PRUNELLINE BOST

COMPOSITION : Préparation liquide à base de suc de pruneaux et de pommes reinettes concentrées dans le vide et additionné de manne et de miel.

DOSE : Jusqu'à 2 *mois*, 1 cuillerée à café.

De 2 *mois* à 1 *an*, une demi-cuillerée à bouche.

De 1 *an* à 3 *ans*, 1 cuillerée à bouche.

Au-dessus de 3 ans, 1 à 2 cuillerées à bouche.

Adultes : 2 à 3 cuillerées à bouche.

On la prend à n'importe quel moment, mais de préférence le matin ou le soir, pure ou mélangée à un liquide quelconque.

PULMOSÉRUM BAILLY

COMPOSITION : Liquide dont chaque cuillerée contient 0,10 centigr. de gaïacol, associé à l'acide phosphorique et au calcium dans un véhicule d'extrait de pulmonaria officinalis.

DOSE : 1 cuillerée à soupe matin et soir dans une infusion chaude ou au milieu de chacun des 2 principaux repas.

PURGATIF CORDIER

COMPOSITION : Paquets de poudre purgative à base de résines de convolvulus et de saccharate de magnésie vanillée.

DOSE : *Enfants*, un demi ou un paquet.
Adultes, 2 à 3 paquets.

PURGÈNE

COMPOSITION : Pastilles purgatives à base de phénol-phtaléine.

1º **Purgène pour adultes.**

Tablettes de couleur crème.

DOSE : 1 à 3 par jour.

2º **Baby-purgène.**

Pour enfants, tablettes de couleur rose.

DOSE : 1 à 3 tablettes.

Les laisser fondre dans la bouche.

PURGINE LAURENT

COMPOSITION : Préparation présentée sous forme

de petites pastilles de chocolat, à base de phénol-phtaléine et de naphtolphtaléine.

Dose : *Laxative : Enfants de 1 à 4 ans*, une demi-pastille tous les matins à jeun.

Enfants de 5 à 12 ans, 1 pastille.

Adultes, 2 pastilles.

Purgative : Enfants, 2 pastilles.

Adultes, 3 à 4 pastilles.

PURGYL

Composition : Petites tablettes roses, à base de phtaléine du phénol, dosées à 0,10 centigrammes.

Dose : *Laxative*, 1 à 2 tablettes.

Purgative, 3 à 4 tablettes.

PYOSINE

Indication : Médicament contre les suppurations.

Composition : A base de salicyl-cinnamo-dioxy-benzol.

1º Poudre.

Pour saupoudrer les plaies après lavage.

2º Solution glycérinée.

Dose : On l'emploie :

a) *Pure*, contre les *petites ulcérations* qu'on touche avec un tampon de coton imbibé de cette solution.

b) *En solution*, à la dose de 1 cuillerée à bouche pour un litre d'eau bouillie, pour les *gargarismes* et les *lavages des muqueuses*.

c) *En solution*, à la dose de 2 cuillerées à bouche par litre d'eau, dans tous les autres cas.

PYRAMIDON ADRIAN

Composition : C'est un mélange de pyramidon associé à un excipient alcalino-terreux pour préve-nir les exanthèmes causés par le médicament.

1º Comprimés dragéifiés.

COMPOSITION : Dosés à 0,10 centigrammes, mis en flacons plats pour que le malade puisse emporter facilement le médicament dans sa poche et le prendre au moment des crises névralgiques.

DOSE : 3 à 5 par jour.

2º Granulé effervescent.

COMPOSITION : Chaque mesure ou cuiller à café contient 0,30 centigrammes de pyramidon.

DOSE : 1 à 2 mesures par jour, dans un peu d'eau ; avaler en pleine effervescence.

PYRÉLAÏNE COLLAS

COMPOSITION : C'est de l'huile de Harlem vraie, présentée sous deux formes :

1º Gouttes.

DOSE : 15 gouttes tous les deux jours dans une cuillerée d'eau sucrée le soir en se couchant.

2º Capsules.

COMPOSITION : Chaque capsule contient 5 gouttes de pyrélaïne.

DOSE : 3 capsules dans les mêmes conditions.

PYROLÉOL

COMPOSITION : Huile de mélillot composée tenant en dissolution et au maximum tous les principes actifs de plantes indigènes, non toxiques, choisies parmi celles douées de propriétés analgésiques, antiseptiques, stimulantes, toniques et cicatrisantes.

INDICATIONS : S'emploie contre les brûlures.

MODE D'EMPLOI : Se servir de lin velouté hydrophile, imbibé de pyroléol, appliquer par la face non veloutée ; mettre par-dessus un tissu imperméable, puis de la ouate, serrer très modérément le pansement.

Renouveler seulement au bout de 24 ou 48 heures.

Q

QUASSIA-KINA RABOT

COMPOSITION : Vin tonique à base de quassia, de quinquina et d'écorces d'oranges amères.

DOSE : 1 verre à madère au moment des repas.

QUASSINE ADRIAN

COMPOSITION : Préparation à base de quassia amara.

1° Dragées.

COMPOSITION : Dosées à 0,025 milligrammes de quassine amorphe.

DOSE : 1 dragée dans un peu d'eau, avant chacun des deux principaux repas.

2° Granules.

COMPOSITION : Dosés à 0,002 milligrammes de quassine cristallisée.

DOSE : 1 granule avant chacun des deux principaux repas.

QUASSINE FRÉMINT

COMPOSITION : Chaque pilule contient 0,02 centigrammes de quassine amorphe pure et des extraits amers glycérinés à la dose de 0,08 centigrammes.

DOSE : 1 à 2 avant chaque repas.

QUIÉTOL

COMPOSITION : Cachets de 0,50 centigrammes de bromhydrate de diméthyl-amino-diméthyl-isovaléryl-oxyacétate de propyle.

INDICATIONS : Modérateur du système nerveux.

DOSES : 1 à 4 cachets par jour.

QUINA LAROCHE

Composition : Préparation liquide contenant la totalité des principes actifs des trois quinquinas (rouge, jaune et gris).

Dose : 1 verre-mesure à chacun des repas.

QUINIFÉBRINE MONNIER

Composition : Capsules contenant chacune :

Sulfochlorhydrate de quinine	0,15	centigr.
Phénylacétamide (antifébrine)....	0,04	—
Trioxyméthylène	0,01	—

Dose : Mêmes doses que le sulfate de quinine et mêmes indications.

QUINIUM LABARRAQUE

Composition : Vin tonique contenant tous les principes actifs du quinquina : 3 grammes de principes toniques et 1 gr. 50 d'alcaloïdes par litre.

Dose : 1 verre à liqueur avant ou après chaque repas.

QUINIUM ROY GRANULÉ

Composition : Granulé soluble contenant tous les principes actifs du quinquina.

Dose : Comme *tonique*, il s'emploie à la dose de 1 cuillerée à café à chaque repas.

Comme *fébrifuge*, à la dose de 1 cuillerée à bouche à chaque repas.

QUINIUM ROY PHOSPHATÉ

Composition : Granulé contenant 0,30 centigrammes de glycérophosphate par cuillerée à café de quinium.

Dose : 1 à 3 cuillerées à café par jour après les repas, dans un peu d'eau ou de vin.

QUINO-BROMINE ROUSSEL

Composition : Cachets à base de quino-bromine.
Dose : 1 ou 2 cachets matin et soir, au lever et au coucher.

QUINOFORME LACROIX

Composition : Médicament à base de formiate basique de quinine, contient un peu plus de quinine que les autres sels, il faut donc le donner à des doses légèrement moindres.

1o **Ampoules de 1 centimètre cube.**
Pour injections sous-cutanées.
a) Ampoules dosées à 0,10 centigrammes.
b) Ampoules dosées à 0,25 centigrammes.

2o **Ampoules de 2 centimètres cubes.**
Pour injections sous-cutanées.
a) Ampoules dosées à 0,20 centigrammes.
b) Ampoules dosées à 0,50 centigrammes.

3o **Cachets.**
Composition : Dosés à 0,25 centigrammes et à 0,50 centigrammes.

4o **Capsules.**
Composition : Dosées à 0,10 centigrammes et à 0,20 centigrammes.

5o **Comprimés.**
Composition : Dosés à 0,10 centigrammes, à 0,20 centigrammes, à 0,30 centigrammes et à 0,50 centigrammes.

6o **Pilules.**
Composition : Dosées à 0,05 centigrammes, 0,10 centigrammes, 0,15 centigrammes, 0,20 centigrammes et 0,25 centigrammes.

7o **Granules.**
Composition : Dosés à 0,01 centigramme.

QUINOIDINE D'URIEZ

COMPOSITION : Dragées contenant chacune 0,10 centigrammes de quinoïdine.

INDICATIONS : Employées contre les névralgies et
les fièvres intermittentes.

DOSE : *Adultes*, 6 à 10 dragées par jour.

Enfants, 1 à 5 dragées par jour.

En deux doses au moment des repas.

QUINQUINA BELL

COMPOSITION : Extrait fluide glycériné de quinquina sans alcool.

DOSE : 1 à 2 cuillerées à bouche par jour après
les repas.

QUINQUINA GRANULÉ ASTIER

COMPOSITION : Granulé contenant tous les principes actifs du quinquina.

DOSE : Comme *fébrifuge*, on donne 1 cuillerée à
café toutes les 2 heures.

Comme *tonique*, on donne 1 cuillerée à café avant
ou après les repas.

R

RAMI-GOUTTES

COMPOSITION : Liquide à base de bromoforme,
d'aconit, de tolu et de codéine. En flacons compte-
gouttes.

DOSE : 50 à 120 gouttes par jour, loin des repas.

RÉGYL

COMPOSITION : Comprimés à base de peroxyde

de magnésium hydraté, de fluorure de sodium et de ferments digestifs.

DOSE : 1 comprimé après chaque repas ou au moment de la douleur, de préférence dans une infusion chaude. On peut augmenter dans les cas aigus.

REMÈDE D'ABYSSINIE D'EXIBARD CONTRE L'ASTHME

COMPOSITION : Médicament antiasthmatique à base de nitre, de lobélie et de solanées vireuses ne contenant ni opium, ni morphine.

1º **Cigarettes.**

2º **Feuilles à fumer** dans la pipe comme du tabac.

3º **Poudre.**
Verser une petite cuillerée sur une soucoupe, allumer et aspirer doucement.

RÉNALINE FRANÇAISE

COMPOSITION : Médicament extrait des capsules surrénales du bœuf, à base d'adrénaline.

1º **Solution chlorhydrique.**

a) *En flacon.* Solution au 1000ᵉ.

b) *En ampoules* de 2 et de 5 centimètres cubes, contenant des solutions au millième, au cinq millième, au dix millième.

2º **Suppositoires.**

COMPOSITION : Chaque suppositoire contient :

Rénaline	1/4 de milligr.
Cocaïne	1 centigr.

3º **Ovules gynécologiques.**

COMPOSITION : Chaque ovule est dosé à un demi-milligramme de rénaline.

15.

RÉNOCOCAÏNE

COMPOSITION : Association d'adrénaline et de cocaïne pour anesthésie locale.

1° Solution forte.

COMPOSITION : Elle contient par centimètre cube :

Rénaline au 1000e .... V gouttes.
Cocaïne au 100e............... 1 centimètre cube.

Il en existe des ampoules de 4 centimètres cubes et de 1 centimètre cube.

2° Solution faible.

COMPOSITION : Elle contient par centimètre cube.

Rénaline au millième .... I goutte.
Cocaïne au deux centième .... 1 centimètre cube.

Il en existe des ampoules de 1 centimètre cube, de 2 centimètres cubes et de 10 centimètres cubes.

RHAMNO-FER ÉPARVIER

COMPOSITION : Dragées contenant chacune :

Fer réduit .... 0,10 centigr.
Extrait d'absinthe .... 0,08 —
Extrait de rhamnus purshiana ou
  cascara sagrada............... 0,03 —
Poudre de rhamnus purshiana .... 0,03 —

DOSE : 2 à 4 dragées par jour.

RHAPONTIN

COMPOSITION : Liqueur laxative, de goût agréable, à base de rhubarbe, de séné lavé à l'alcool, de maltine et de pepsine.

DOSE : 1 verre à liqueur à la fin du repas du soir.

RHOMNOL

COMPOSITION : Préparation à base d'acide nucléinique pur et du principe actif des graines de céréales (nucléophosphates naturels).

1° Ampoules.

Pour injections sous-cutanées.

COMPOSITION : Elles sont dosées à 0,05 centigrammes de nucléinate de soude par centimètre cube. Les ampoules sont de 1 et 10 centimètres cubes.

2° Pilules.

COMPOSITION : Dosées à 0,05 centigrammes d'acide nucléinique par pilule.

DOSE : 6 à 10 par jour aux repas.

3° Granulé.

COMPOSITION : Dosé à 0,10 centigrammes d'acide nucléinique par cuillerée à café.

DOSE : 1 cuillerée à café ou à dessert à chaque repas.

RICINOSE GAUTHIER

COMPOSITION : Dragées à base du principe actif de l'huile de ricin. Chaque dragée représente 10 grammes d'huile de ricin.

DOSE : 1 à 4 comme laxatif ou purgatif.

ROYÉRINE DUPUY

COMPOSITION : Cachets contenant chacun :

Pepsine extractive	0,15 centigr.
Pancréatine	0,15 —
Sous-carbonate de bismuth........	0,30 —

DOSE : 2 à 4 par jour au moment des repas.

S

SALBINE DU Dʳ FAYÈS

COMPOSITION : Pommade présentée en tubes d'étain

et à base de vaseline, de soufre naissant et d'oxyde de zinc.

MODE D'EMPLOI : En onctions 2 ou 3 fois par jour, sur les parties malades.

SALICOL DUSAULE

COMPOSITION : Solution antiseptique concentrée des acides salicylique, borique, acétique, et de diverses essences : thym, essence de Wintergreen, etc.

MODE D'EMPLOI : S'emploie pur pour les vaporisations et le pansement des plaies et des ulcères.

A la dose de 1 cuillerée à bouche par litre d'eau pour les injections vaginales.

A la dose de 1 cuillerée à café dans un verre d'eau comme dentifrice.

SALIT HEYDEN

COMPOSITION : Préparation salicylique liquide pour frictions.

INDICATIONS : Contre les affections rhumatismales et névralgiques.

SALUBRINE PHÉNIX

COMPOSITION : Liquide antiseptique à base de formaldéhyde, d'eau oxygénée et de thymol.

DOSE : 1 à 2 cuillerées à soupe par litre d'eau bouillie.

SALYLHYDRARGYRE LAJOUX

COMPOSITION : Médicament à base de salicylate de mercure au centième dissimulé et dissous à la faveur du benzoate d'ammoniaque ammoniacal.

1° Solution.

COMPOSITION : 20 gouttes de cette solution représentent 1 centigramme de salylhydrargyre.

Dose : Cette solution est destinée à l'usage interne ; on en prend de 15 à 20 gouttes, 1 ou 2 fois par jour, dans un peu d'eau sucrée.

2° **Ampoules.**

Composition : Elles contiennent chacune 1 centimètre cube de solution, dosée à 1 centigramme de salhydrargyre.

Dose : Une injection tous les jours pendant 2 jours, s'arrêter pendant quelques jours et reprendre ensuite.

SAMBUCIUM BRUNEAU

Composition : C'est un extrait fluide de la deuxième écorce du sambucus nigra, récolté avant la floraison.

Indication : C'est un diurétique.

Dose : 3 à 6 cuillerées à café par jour.

SANAS

Composition : Préparation liquide contenant l'extrait total, concentré et stérilisé, de foie frais de morue, sans aucune trace de substances grasses.

Doses : De 5 à 25 gouttes par jour, suivant l'âge.

SANGUINAL.

Composition : Pilules contenant chacune :

Sels sanguins naturels	46 p. 100
Hémoglobine	10 —
Albumine musculaire peptonisée	44 —

Dose : *Enfants* : 1 à 4 pilules par jour.

Adultes : 6 à 9 pilules par jour.

Il en existe plusieurs variétés se prenant aux mêmes doses :

1° **Sanguinal simple.**

C'est la composition indiquée plus haut.

2º **Sanguinal blanc.**

Même formule additionnée de 0,0006 décimilligrammes d'acide arsénique.

3º **Sanguinal iodé.**

Même formule additionnée de 0,004 milligrammes d'iode pur.

4º **Sanguinal laxatif.**

Même formule additionnée de 0,05 centigrammes d'extrait de rhubarbe.

5º **Sanguinal quinié.**

Même formule additionnéc de 0,05 centigrammes de chlorhydrate de quinine.

SANOFORME

Composition : Antiseptique à base de formaldéhyde émulsionnée et de divers désinfectants.

Dose : 1 cuillerée à soupe pour 1 ou 2 litres d'eau bouillie.

SANTAL CABANÈS

Composition : Capsules dosées à 0,40 centigrammes d'essence de santal par capsule.

Dose : 5 à 10 capsules par jour.

SANTAL CLIN

Composition : Capsules dosées à 0,25 centigrammes d'essence de santal, titrant 96 à 99 p. 100 de santa'ol.

Dose : 9 à 12 capsules par jour.

SANTAL MIDY

Composition : Capsules dosées à 0,20 centigrammes d'essence de santal par capsule.

Dose : 6 à 15 capsules par jour.

SANTAL MONAL

COMPOSITION : Capsules contenant chacune :

Bleu de méthyle...................... 0,03 centigr.
Essence de Santal.................... 0,12 —
Essence de baume de Gurgum........ 0,12 —
Essence de cannelle de Ceylan........ 1/2 goutte.

DOSE : 6 à 10 par jour.

SANTALOL MONTAGU

1º Capsules.

COMPOSITION : Chaque capsule contient :

Essence de santal .... 0,15 centigr.
Cinnaméine du baume du Pérou ... 0,03 —
Salicylate d'éthyle .... 0,02 —
Salol camphré .... 0,06 —

DOSE : 8 à 10 capsules par jour.

2º Injection huileuse.

COMPOSITION : Au santal salicylé et camphré.

INDICATION : S'emploie pour injections urétrales.

DOSE : Un godet-mesure est joint au flacon et contient la quantité nécessaire à une injection. On fait 3 injections par jour.

SANTÉINE

COMPOSITION : Pastilles chocolatées laxatives dosées à 0,10 centigrammes de santéine.

La santéine est un composé synthétique appartenant au groupe des anthraquinones.

DOSE : *Adultes*, dose *laxative* : 1 à 2 pastilles ; dose *purgative* : 2 à 4 pastilles.

Enfants : 1 tablette au déjeuner du matin.

SANTHÉOSE

COMPOSITION : Cachets ayant la forme d'un cœur, dosés à 0,50 centigrammes de santhéose. La santhéose est un médicament à base de théobromine. Il existe la santhéose pure, la santhéose phosphatée, la santhéose caféinée et la santhéose lithinée.

DOSE : 2 à 4 cachets par jour.

SANTYL-KNOLL

COMPOSITION : Capsules renfermant 0,40 centigrammes de santyl.

Le santyl est l'éther salicylique neutre du santalol.

DOSE : 2 capsules 3 à 4 fois par jour après les repas, dans du lait ou une boisson quelconque.

SCOROGÈNE

COMPOSITION : Granulé à base de mucilages et algues de la famille des Floridées, additionnés d'une très minime quantité d'un extrait spécial de boldo, dépourvu de boldine. Constitue l'application de la méthode de traitement de la constipation par les mucilagineux, sans addition de laxatif.

DOSE : De 2 à 6 cuillerées à café par jour et plus au besoin, au moment des repas ou même mélangées à la nourriture, aux purées de préférence.

L'effet se fait quelquefois attendre 8 à 10 jours.

SEDLITZ CHARLES CHANTEAUD

COMPOSITION : Granulé de sulfate de magnésie, rendu effervescent par addition de bicarbonate de soude et d'acide tartrique.

DOSE : 3 à 5 cuillerées à café dans de l'eau. Boire en pleine effervescence.

SEKTAL

COMPOSITION : Pilules dosées à 0,30 centigrammes de sektal.

Le sektal est un nouveau composé chimique, soluble dans les liquides de l'organisme et résultant de l'éthérisation du santalol par l'acide camphorique, c'est donc l'éther camphorique du santalol.

DOSE : 8 à 10 pilules par jour.

SEL DOUBLE COUTURIEUX

COMPOSITION : Granules à base de bicarbonate double de soude et de magnésie.

DOSE : 2 à 10 grammes par jour.

SEL D'EWALD

COMPOSITION : Granulé contenant par cuillerée à café :

Bicarbonate de soude saturée........	0,75	centigr.
Craie précipitée....................	0,75	—
Magnésie hydratée..................	0,75	—
Essence de menthe et sucre..........	Q. S.	

DOSE : De 1 à 3 cuillerées à café par jour.

SELS DE FER EFFERVESCENTS LE PERDRIEL

COMPOSITION : Il en existe trois variétés :

1° **Carbonate de fer.**

2° **Citrate de fer.**

3° **Pyrophosphate de fer.**

Ces sels sont présentés sous forme de granulé

effervescent; cette effervescence détermine la formation de citro-tartrate de soude, qui évite en même temps l'effet constipant du fer.

Le bouchon-mesure du flacon contient 3 grammes de granulé, correspondant à 0,15 centigrammes de sel de fer.

DOSE : 1 fois ou 2 par jour, on prend le contenu du bouchon-mesure dans un peu d'eau.

SEL DE HUNT

COMPOSITION : Carbonates alcalins et neutres (chaux, soude et magnésie), chimiquement purs.

DOSE : 2 à 6 cuillerées à café par jour, diluées dans un demi-verre d'eau, 1 heure environ après les repas et au moment des crises gastriques.

SELS DE PENNÈS

COMPOSITION : Mélange salin composé de bromure de potassium, chlorure de baryum, chlorure de sodium, phosphate de soude, sulfates d'alumine, de fer et de manganèse, bicarbonate de soude, borate de soude, et principe actif du delphinium.

INDICATIONS : Le bain préparé avec ces sels remplace les bains de mer.

MODE D'EMPLOI : Verser le sel seulement quand on est dans la baignoire ; la durée d'un bain doit être de 30 à 45 minutes.

SELS PURGATIFS EFFERVESCENTS LE PERDRIEL

COMPOSITION : Il en existe deux variétés :

1º **Citrate de magnésie.**

2º **Sel de Sedlitz.**

En granulés effervescents.

DOSE : *Dose purgative* : pour un *adulte*, le contenu

d'un flacon ; pour les *enfants*, 3 bouchons-mesure.

Dose laxative : 3 bouchons-mesure pour un *adulte*.

SELS DE VICHY EFFERVESCENTS LE PERDRIEL

COMPOSITION : La base de ce sel granulé est la même que celle de l'eau de Vichy.

DOSE : Une dose du bouchon-mesure représente un verre d'eau de Vichy.

On peut les prendre aux repas dans la boisson habituelle.

SÉNÉCINE FRICK

COMPOSITION : Élixir à base de Senecio Jacobea.

INDICATIONS : Employé contre l'aménorrhée et la dysménorrhée.

DOSE : 2 à 4 cuillerées à café par jour.

SÉRUM-COLLYRE DES Drs BILLARD ET MALTET

COMPOSITION : Sérum prélevé sur des volatiles (oies, canards) auxquels on injecte dans le péritoine une émulsion d'un grand nombre de pollens de fleurs et poussières végétales. L'animal réagit et produit une antitoxine des toxalbumines de ces pollens. Cette antitoxine se retrouve dans le sang qui est recueilli par les procédés ordinaires.

MODE D'EMPLOI : Le sérum-collyre n'est *pas injectable*. S'emploie en instillations à 1 ou 2 gouttes dans chaque œil, 1 ou 2 fois par jour, avant ou au moment de la crise. Contenu dans de petites ampoules de 4 à 6 gouttes.

SÉRUM FERRUGINEUX FRAISSE

1º **Ampoules.**

COMPOSITION : Chaque ampoule contient :

Cacodylate de fer................. 0,01 centigr.
Soluté de sérum névrosthénique ... 1 cent. cube.
(*Cf. sérum névrosthénique*).

DOSE : 1 ampoule en injection sous-cutanée par jour.

2° Gouttes.

COMPOSITION : 25 gouttes renferment :

Cacodylate de fer ....… 0,01 centigr.
Cacodylate de strychnine .... 0,0005 décimilligr.

DOSE : 25 gouttes par jour.

SÉRUM MARIN NEURO-TONIQUE CHEVRETIN-LEMATTE

COMPOSITION : Ce sérum répond à la formule suivante :

Cacodylate de soude .... 0,05 centigr.
Glycérophosphate de soude .... 0,20 —
Sulfate de strychnine............ 0,001 milligr.
Sérum marin isotonique.......... 5 centim. cubes.

Il est enfermé en tubes auto-injectables.

SÉRUM NÉVROSTHÉNIQUE FRAISSE

1° Ampoules.

COMPOSITION : Chaque ampoule contient :

Cacodylate de strychnine .... 1/2 milligr.
Glycérophosphate de soude .... 0,10 centigr.

DOSE : Une ampoule tous les jours, en injection sous-cutanée.

2° Gouttes.

COMPOSITION : 25 gouttes renferment :

Cacodylate de strychnine......... 1/2 milligr.
Glycérophosphate de chaux ...... 0,10 centigr.

Dose : 40 à 60 gouttes par jour.

SIAMOC

COMPOSITION : Farine alimentaire chocolatée à base de farines riches en substances albuminoïdes végétales, et notamment de maïs, orge, châtaigne, riz, etc.

Dose : 1 cuillerée à soupe pour un petite déjeuner à faire cuire 20 minutes dans eau ou lait.

SINAPISINE CARTAZ

COMPOSITION : Liquide incolore, révulsif, amenant une révulsion instantanée.

MODE D'EMPLOI : Étendre avec un pinceau ou un tampon de coton hydrophile une couche légère de sinapisine, recouvrir de coton non hydrophile.

On peut également, pour obtenir un effet plus grand, imbiber une flanelle de sinapisine, recouvrir de ouate, mais ne pas laisser la flanelle plus de 5 minutes.

Pour les enfants et les personnes à peau délicate, étendre de moitié d'eau de Cologne ou d'alcool.

SINAPISME RIGOLLOT

COMPOSITION : Papier enduit sur une de ses faces d'un extrait de farine de moutarde.

MODE D'EMPLOI : Tremper dans l'eau à peine tiède et appliquer sur la peau.

SIROP ANTIASTHMATIQUE FAVROT

COMPOSITION : Chaque cuillerée à soupe contient : 0,50 centigrammes d'iodure de potassium associé à des plantes expectorantes.

INDICATION : Contre les accès d'asthme.

DOSE : 1 cuillerée à soupe, avant chacun des deux principaux repas.

SIROP ANTISPASMODIQUE ANDRÉ

COMPOSITION : Sirop destiné aux enfants, à base de belladone et de bromure de potassium.

DOSE : La dose moyenne est de 3 cuillerées à café par jour.

SIROP D'ASBOLINE BLONDIN

COMPOSITION : L'asboline est le principe actif de la suie de bois, et contient la créosote à l'état naissant.

DOSE : 2 à 3 cuillerées à soupe par jour chez les *adultes* ; 1 à 2 chez les *enfants*.

SIROP D'AUBERGIER

COMPOSITION : Chaque cuillerée à bouche contient 0,10 centigrammes d'extrait alcoolique de lactucarium.

DOSE : *Adultes,* 3 à 6 cuillerées à bouche par jour.

Enfants, 2 à 4 cuillerées à café, à prendre pur ou dans un peu de lait chaud.

SIROP BALSAMO-DIURÉTIQUE DU Dr ADEL

COMPOSITION : A base d'extrait de buchu, plante de la famille des diosmées.

INDICATIONS : Employé dans les maladies des voies urinaires.

DOSE : 1 cuillerée à soupe 3 fois par jour, entre les repas ; on peut aller jusqu'à 8 cuillerées par jour.

SIROP BECT

COMPOSITION : A base de bromure de calcium destiné à la thérapeutique infantile.

DOSE : 1 à 10 cuillerées à café par jour.

SIROP BERTHÉ

COMPOSITION : Contient par cuillerée à soupe 15 milligrammes de codéine cristallisée, associée à l'essence de laurier-cerise.

DOSE : *Au-dessous de 3 ans* : Mélanger 1 cuillerée à café du sirop avec 2 cuillerées à bouche d'eau, et donner plusieurs cuillerées à café du mélange par jour.

De 3 à 7 ans : 1 à 3 cuillerées à café du sirop.

De 7 à 14 ans : 1 à 5 cuillerées à café.

Au-dessus de 14 ans : 1 à 3 cuillerées à soupe.

SIROP BIIODURÉ ROGÉ-CAVAILLÈS

COMPOSITION : Chaque cuillerée à soupe contient :

Biiodure de mercure	0,01 centigr.
Iodure de potassium	0,50 —

DOSE : 2 cuillerées à soupe par jour.

SIROP BIIODURÉ CACODYLÉ ROGÉ-CAVAILLÈS

COMPOSITION : Chaque cuillerée à soupe contient :

Biiodure de mercure	0,01 centigr.

Iodure de potassium.............	0,50 centigr.
Cacodylate de soude	0,05 —

DOSE : La dose habituelle est de 2 cuillerées à soupe par jour.

SIROP DE BLANCARD

COMPOSITION : Chaque cuillerée à soupe contient 0,10 centigr. d'iodure ferreux.

DOSE : De 1 à 3 cuillerées à bouche par jour.

SIROP DE BLANT

COMPOSITION : Chaque cuillerée à soupe contient :

Alcoolature d'aconit.............	II	gouttes.
Extrait de belladone	0,005	milligr.
Teinture de drosera	II	gouttes.
Racine d'ipéca	0,05	centigr.
Racine de polygala.............	0,05	—
Dionine de Merck..............	0,005	milligr.
Benzoate de soude..............	0,15	centigr.

DOSE : 3 à 5 cuillerées à soupe par jour.

SIROP BRIANT

COMPOSITION : A base de codéïne, associée à gomme, coquelicots, etc.

DOSE : De 2 à 6 cuillerées à bouche par jour.

SIROP CLARON

COMPOSITION : A base de grande joubarde des toits.

INDICATIONS : Contre le croup et les angines à fausses membranes.

DOSES : *Enfants* : 1 cuillerée à café toutes les heures.

Adultes : 1 cuillerée à soupe toutes les heures.

SIROP CROSNIER

COMPOSITION : A base de monosulfure de sodium, succédané des eaux sulfureuses.

DOSE : 1 cuillerée à bouche 2 ou 3 fois par jour, 1 heure avant ou 2 heures après les repas.

SIROP DELABARRE

COMPOSITION : A base de suc de tamarin et d'extrait de safran ; sans narcotique.

MODE D'EMPLOI : Frictionner plusieurs fois par jour avec la pulpe du doigt enduite de ce sirop les gencives des enfants qui présentent des accidents de dentition.

SIROP DERBECQ

COMPOSITION : A base de grindelia robusta ; sans aucun narcotique.

INDICATIONS : Contre la coqueluche.

DOSE : 5 à 6 cuillerées à soupe ou à café, suivant l'âge.

SIROP DESPINOY

COMPOSITION : A l'extrait pur de foie de morue.

Il en existe 3 variétés : *simple, ferrugineux ou créosoté.*

DOSE : *Adultes* : 2 cuillerées à soupe par jour.

Enfants : 2 à 3 cuillerées à café.

SIROP DE DIGITALE DE LABÉLONYE

COMPOSITION : Sirop titré à raison d'un tiers de milligramme de digitaline cristallisée naturelle par cuillerée à bouche.

DOSE : 3 cuillerées à bouche par 24 heures.

SIROP DU Dr DUBREUIL

COMPOSITION : A base de citrophène (5 gr.), Tussol (25 gr.), toluène, sirop de tolu et de café.

DOSE : De 3 cuillerées à café à 3 cuillerées à soupe suivant l'âge.

SIROP DU Dr DUFAU

COMPOSITION : A base d'extrait de stigmates de maïs.

DOSE : 2 à 3 cuillerées à soupe par jour, de préférence à jeun, dans une tasse d'eau ou de décoction de stigmates de maïs.

SIROP DE DUSART

COMPOSITION : A base de lactophosphate de chaux et acide lactique.

DOSE : 2 à 6 cuillerées à bouche, avant les repas.

SIROP D'ERVA

COMPOSITION : Chaque cuillerée à bouche contient :

Chlorhydrate d'héroïne	0,005	milligr.
Bromoforme	0,15	centigr.

DOSE : 4 à 6 cuillerées à soupe par jour.

SIROP FAMEL

COMPOSITION : Chaque cuillerée à bouche contient :

Lactate de créosote soluble	0,20	centigr.
Phosphate de chaux	0,40	—
Codéine	0,005	milligr.
Cocaïne	0,001	—
Alcoolature d'aconit	II gouttes.	

DOSE : 2 à 4 cuillerées à bouche par jour, spécialement le soir, le matin et dans la nuit.

Chez les *enfants* : 1 à 4 cuillerées à café.

SIROP DE FELLOWS

Composition : Chaque cuillerée à café contient : ·

Hypophosphite de quinine .... 0,05 centigr.
— de fer .... 0,07 —
— de strychnine ...... 0,001 milligr.
— de chaux .... 0,06 centigr.
— de manganèse ..... 0,06 —
— de potasse .... 0,06 —

Le sirop qui sert de véhicule renferme un tiers de glycérine.

Dose : De 1 à 2 cuillerées à café dans un verre d'eau froide après chaque repas.

SIROP FERRUGINEUX LAROZE

Composition : Sirop aux écorces d'oranges amères contenant par cuillerée à soupe :

Extrait d'oranges amères .... 0,10 centigr.
Extrait de quassia amara .... 0,08 —
Protoiodure de fer .... 0,05 —

Dose : 1 cuillerée à soupe avant chaque repas.

SIROP DE FOLLET

Composition : Contient 1 gramme d'hydrate de chloral par cuillerée à bouche.

Dose : 1 à 3 cuillerées à bouche par jour dans du lait ou une infusion.

SIROP FRAISSE

Composition : A base de l'oxyhémoglobine du sang de bœuf, additionnée de glycérophosphate de soude.

Dose : 3 à 6 cuillerées à soupe par jour.

SIROP FRIANT

COMPOSITION : A base de créosotal et de bromoforme.
DOSE : 2 à 4 cuillerées à bouche par jour.

SIROP GASTROSTHÉNIQUE DE BLOTTIÈRE

COMPOSITION : Sirop aux écorces d'oranges amères, additionné de vin de Madère.
DOSE : 1 à 2 cuillerées à soupe avant chaque repas.

SIROP GÉLINEAU

COMPOSITION : Contient par cuillerée à bouche :

Bromure de potassium............ 1 gr. 50
Chloral hydraté................. 1 gramme.

INDICATION : Très employé dans la coqueluche.
DOSE : *Adultes*, 2 à 4 cuillerées à bouche par jour.
Enfants, 2 à 4 cuillerées à café.

SIROP DE GIGON A LA NARCÉINE

COMPOSITION : Chaque cuillerée à soupe contient 0,02 centigrammes de narcéine pure.
DOSE : *Adultes*, 2 à 4 cuillerées à bouche.
Enfants, 4 à 5 cuillerées à café.
Une heure avant ou 2 heures après les repas.

SIROP DE GILLE

COMPOSITION : Chaque cuillerée à soupe contient 0,10 centigrammes de protoiodure de fer.
DOSE : 1 à 2 cuillerées à bouche, à la fin de chaque repas.

SIROP DE GRIMAULT

COMPOSITION : Sirop de raifort additionné du suc de diverses plantes antiscorbutiques et de 0,05 centigrammes d'iode par cuillerée à bouche.

DOSE : 1 cuillerée à bouche 2 fois par jour.

SIROP GUILLIERMOND IODO-TANNIQUE

COMPOSITION : 30 grammes de ce sirop représentent 0,05 centigrammes d'iode, soit 0,20 centigrammes d'iodure de potassium.

DOSE : 3 à 4 cuillerées à soupe par jour.

SIROP DU Dr HECQUET

COMPOSITION : Chaque cuillerée à soupe contient 0,10 centigrammes de sesquibromure de fer.

DOSE : 1 à 3 cuillerées à soupe par jour, de préférence aux repas.

SIROP D'HÉMOGLOBINE BYLA

COMPOSITION : A base d'hémocristalline (oxyhémoglobine cristallisable garantie pure), il est dosé à 1 gramme d'hemocristalline par cuillerée à bouche, soit à 0,50 centigrammes d'oxyhémoglobine sèche vraie.

DOSE : 2 à 4 cuillerées à bouche par jour entre les repas dans un peu d'eau froide ou légèrement gazeuse.

SIROP HÉMOSTATIQUE DE PÉNEAU

COMPOSITION : Sirop à base de suc d'ortie.
INDICATION : Employé contre les hémorragies.
DOSE : Dans les cas urgents d'*hémorragies*, de 4 à 5 cuillerées à bouche, de 5 minutes en 5 minutes, puis espacer les prises de 1 heure, 2 heures, etc.

16.

Contre les *métrorragies*, 4 à 5 cuillerées à bouche par jour, pendant les 4 à 5 jours qui précèdent les règles.

SIROP IODOTANNIQUE DE FERRÉ

COMPOSITION : Chaque cuillerée à café contient :

Méthylarsinate disodique	0,01	centigr.
Biphosphate de chaux	0,20	—
Iode métallique	0,01	—
Tanin	0,02	—

DOSE : 2 cuillerées à café avant chacun des deux principaux repas.

SIROP IODO-TANNIQUE PHOSPHATÉ DE CARTAZ

COMPOSITION : Chaque cuillerée à bouche contient 0,05 centigrammes d'iode combiné au tanin végétal et au glycérophosphate de chaux.

DOSE : 2 à 3 cuillerées à bouche par jour.

SIROP IODURÉ ROGÉ-CAVAILLÈS

COMPOSITION : Chaque cuillerée à bouche contient 1 gramme d'iodure de potassium.

DOSE : 1 à 3 cuillerées à soupe par jour.

SIROP D'IODURE DE SODIUM DE BOISSY

COMPOSITION : Sirop à l'écorce d'oranges amères contenant 0,50 centigrammes d'iodure de sodium par cuillerée à bouche.

DOSE : 2 à 6 cuillerées à soupe par jour.

SIROP JANE

1° Sirop bromoformé simple.

COMPOSITION : Chaque cuillerée à bouche contient :

Bromoforme pur	0,05	centigr.
Codéine	0,005	milligr.

Chlorhydrate de morphine ...   0,0015 décimilligr.
Extrait d'aconit   0,012   milligr.
Eau de laurier-cerise ....   1 gramme.

2º Sirop bromoformophéniqué.

COMPOSITION : Chaque cuillerée à bouche contient :

Bromoforme pur............   0,05   centigr.
Acide phénique pur.........   0,05   —
Codéine   0,005   milligr.
Chlorhydrate de morphine ...   0,0015 décimilligr.
Extrait d'aconit...........   0,012   milligr.
Eau de laurier-cerise ....   1 gramme.

DOSE : *Adultes* : 2 à 4 cuillerées à bouche par jour dans une infusion.

Enfants au-dessus de 5 ans : 2 à 3 cuillerées à café.

SIROP LACTO-PHOSPHATÉ BLOTTIÈRE

COMPOSITION : Chaque cuillerée à bouche renferme 0,50 centigrammes de lactophosphate de chaux acide.

DOSE : 2 à 4 cuillerées à bouche par jour.

SIROP DU Dr LAGNOUX

COMPOSITION : A base de valérianate de caféine.

DOSE : 6 *mois à* 1 *an* : 3 à 4 cuillerées à café.

1 *an à* 4 *ans* : 4 à 6 cuillerées à café.

Adultes : 3 à 4 cuillerées à bouche par jour.

On peut le prendre à n'importe quel moment, sans s'inquiéter de l'heure des repas.

SIROP DE LAMOUROUX

COMPOSITION : A base d'extrait thébaïque associé à : coquelicot, lichen, réglisse, jujubes, tilleul, mou de veau, erysimum, polygala.

DOSE : *Adultes*, 2 à 6 cuillerées à soupe.

Enfants, 2 à 4 cuillerées à café.

SIROP DU Dʳ MANCEAU AUX POMMES DE REINETTE

COMPOSITION : A base de suc de pommes de reinette, séné lavé à l'alcool et divers aromates carminatifs (girofle, coriandre, fenouil).

DOSE : *Enfants*, jusqu'à 2 mois, une demi-cuillerée à café ; de 2 mois à 1 an, 1 cuillerée à café ; augmenter ensuite suivant l'âge et l'effet produit.

Adultes, 1 à 2 cuillerées à soupe.

Se prend pur ou dans un liquide quelconque, de préférence le matin ou le soir.

SIROP NOURRY

COMPOSITION : Sirop de sucre aromatisé à la grenadine et contenant par cuillerée à soupe :

Iode..............................	0,05 centigr.
Tanin	0,10 —

DOSE : 1 cuillerée à soupe ou à café, selon l'âge, avant ou après chacun des deux principaux repas.

SIROP PHÉNIQUÉ DE DÉCLAT

COMPOSITION : Dosé à 0,10 centigr. d'acide phénique chimiquement pur, par cuillerée à bouche.

DOSE : 3 à 4 cuillerées à bouche par jour.

SIROP POLYBROMURÉ BLOTTIÈRE

COMPOSITION : Sirop à l'écorce d'oranges amères et aux bromures de potassium, de sodium et d'ammonium. Chaque cuillerée à bouche renferme 2 grammes de polybromure.

DOSE : 1 ou 2 cuillerées à soupe par jour.

SIROP POLYIODURÉ GONNON

COMPOSITION : A base des iodures de potassium. de sodium et d'ammonium. Chaque cuillerée à bouche contient 1 gramme de polyiodure.

DOSE : 1 à 3 cuillerées à soupe par jour.

SIROP DE RABUTEAU

COMPOSITION : Chaque cuillerée à dessert contient 0,05 centigrammes de protochlorure de fer.

DOSE : Ce sirop convient surtout aux enfants auxquels on en donne 1 cuillerée à dessert à chaque repas.

SIROP RAMI

COMPOSITION : A base de bromoforme, d'aconit, de tolu et de codéine.

DOSE : *Adultes* : 3 à 5 cuillerées à bouche par jour loin des repas, dans de l'eau ou de la tisane.

Enfants : mélanger 1 cuillerée de ce sirop avec 3 cuillerées de sirop de tolu, et donner toutes les 2 heures 1 cuillerée à café de ce mélange.

SIROP RAMOS

COMPOSITION : A base de bromoforme, acide phénique, codéine, aconit, tolu et laurier-cerise.

DOSE : *Adultes*, 4 à 5 cuillerées à bouche par jour.
Enfants, 4 à 5 cuillerées à café.

SIROP DU Dr REINVILLIER

COMPOSITION : A base de phosphate de chaux gélatineux, 3 grammes par cuillerée à bouche.

DOSE : 1 cuillerée à bouche à chaque repas.

SIROP SULFUREUX MOISAN

COMPOSITION : Chaque cuillerée à bouche contient :

Monosulfure de sodium.......... 0,02 centigr.
Alcoolature d'aconit........... 0,025 milligr.
Extrait thébaïque .... 0,004 —
Sirop de goudron.............. Q. S.

DOSE : 1 cuillerée à bouche matin et soir, dans du lait chaud.

SIROP DE TEYSSÈDRE

COMPOSITION : A base de benzo-bromure de calcium.

DOSE : Destiné à la thérapeutique infantile, il s'emploie à la dose de 1 à 4 cuillerées à café, pur ou dans une infusion de tilleul.

SIROP TRIBROMURÉ GIGON

COMPOSITION : Sirop à l'écorce d'oranges amères additionné par cuillerée à bouche d'un gramme de tribromure (potassium, sodium, ammonium).

DOSE : 1 à 3 cuillerées à soupe.

SIROP TRIBROMURÉ LASNIÉE

COMPOSITION : Chaque cuillerée à soupe contient exactement 1 gramme du mélange des trois bro-mures (potassium, sodium et ammonium) dans du sirop d'écorces d'oranges amères.

DOSE : 1 à 3 cuillerées à soupe par jour.

SIROP TRIIODURÉ LASNIÉE

COMPOSITION : Chaque cuillerée à soupe contient exactement 0,50 centigrammes du mélange des trois iodures (sodium, potassium et ammonium) dans du sirop d'écorces d'oranges amères.

DOSE : 1 à 6 cuillerées à soupe par jour.

SIROP DE VACHERON

COMPOSITION : Contient 0,15 centigrammes de gaïacol par cuillerée à bouche.

DOSE : 2 à 4 cuillerées à bouche par jour.

SIROP VIDO

COMPOSITION : Chaque cuillerée à bouche contient :

Héroïne .... 0,003 milligr.
Bromoforme................... 0,025 —

DOSE : *Adultes*, 4 à 6 cuillerées à bouche.
Enfants, 1 à 6 cuillerées à café, suivant l'âge.

SIROP DES VOSGES

COMPOSITION : Sirop à base de drosera, bromhydrate de codéine, aconit, tolu et laurier-cerise.

DOSE : 3 à 4 cuillerées à bouche par jour.

SODERSÉINE

COMPOSITION : Liquide obtenu en combinant le bismuth (métal) avec l'hydrogène par voie électrolytique, puis en soumettant le mélange à une seconde électrolyse dans un bain sodique et magnésien.

INDICATIONS : Employé contre la coqueluche.

DOSES : Enfants jusqu'à 6 mois, 100 grammes.
Enfants de 6 mois à 2 ans, 150 grammes.
Enfants de 2 ans et au-dessus, 200 grammes.
peut se prendre dans le lait.

SOLUROL CLIN

COMPOSITION : Le solurol est de l'acide thyminique pur employé chez les goutteux comme éliminateur de l'acide urique.

Il est préparé sous forme de comprimés dosés à 0,25 centigrammes de solurol par comprimé.

DOSE : Dose moyenne : 3 par jour aux repas.

SOLUTION D'ANTIPYRINE DE TROUETTE-PERRET

COMPOSITION : Solution d'antipyrine, dosée à 0,50 centigrammes par cuillerée à bouche.

DOSE : 2 à 6 cuillerées à bouche par jour.

SOLUTION COIRRE AU CHLORHYDROPHOSPHATE DE CHAUX

COMPOSITION : A base de chlorhydrophosphate de chaux gélatineux, cette solution est dosée à 5 grammes par cuillerée à bouche.

DOSE : Se prend à chacun des deux principaux repas dans un peu d'eau sucrée ou coupée d'un peu de vin aux doses suivantes :

Adultes : 1 cuillerée à soupe.

De 6 à 12 ans : 2 cuillerées à café.

Enfants du premier âge : 1 cuillerée à café.

SOLUTION DE DIGITALINE CRISTALLISÉE DE PETIT-MIALHE

COMPOSITION : Cette solution contient par litre :

Digitaline cristallisée.......	1 gramme.
Glycérine,.................	333 centim. cubes.
Eau distillée..............	147 centim. cubes.
Alcool à 90°	Q. S. pour un litre.

50 gouttes contiennent 1 milligramme de digitaline cristallisée.

Une goutte correspond à 1 centigramme de poudre de feuilles de digitale.

DOSE : 10 à 50 gouttes.

SOLUTION DE DUSART

COMPOSITION : Solution au lacto-phosphate de chaux et à l'acide lactique.

DOSE : 2 à 6 cuillerées à bouche avant les repas.

SOLUTION MURE AU CHLORHYDROPHOSPHATE DE CHAUX

COMPOSITION : Chaque cuillerée à soupe contient :

Chlorhydrophosphate de chaux.... 0,50 centigr
Arséniate de soude .... 0,001 milligr.

DOSE : 1 cuillerée à soupe à chaque repas, dans un peu d'eau vineuse ou sucrée.

SOLUTION ODET

COMPOSITION : Solution au biphosphate de chaux.

DOSE : *Adultes*, 2 à 3 cuillerées à soupe par jour aux repas, dans un peu d'eau ou de vin.

Enfants. 3 à 6 cuillerées à café.

SOLUTION PAUTAUBERGE

COMPOSITION : Chaque cuillerée à soupe contient :

Chlorhydrophosphate de chaux... 0,50 centigr.
Créosote .... 0,10 —

DOSE : Se prend dans un demi-verre d'eau sucrée, au commencement ou à la fin des repas, à la dose de 3 à 4 cuillerées à soupe par jour.

GARDETTE. — Formul. des Spécialités, 1911. 17

SOLUTIONS CLIN

1º Solution Clin au salicylate de soude.
Dosée à 2 grammes par cuillerée à soupe.

2º Solution Clin au salicylate de lithine.
Dosée à 1 gramme par cuillerée à soupe.

3º Solution Clin à l'antipyrine.
Dosée à 1 gramme par cuillerée à soupe.

4º Solution Clin au bromure de potassium.
Dosée à 2 grammes par cuillerée à soupe.

5º Solution Clin à l'iodure de potassium.
Dosée à 0,50 centigrammes d'iodure par cuillerée
à soupe.

SOLUTION DU Dr WATELET

COMPOSITION : Chaque cuillerée à soupe de cette
solution est dosée à 0,50 centigrammes d'extrait sec
de quinquina, associé à de la glycérine et à un peu
d'alcool pour la conservation du produit.

DOSE : 2 à 4 cuillerées à soupe par jour, de préférence dans un peu de liquide.

SOMATOSE BAYER

COMPOSITION : Préparation d'albumoses extraites
de la viande fraîche. Poudre gris jaunâtre, à peu près
insipide, et soluble dans l'eau ; ne contient que la
partie assimilable de la chair musculaire.

1º Liquide.

C'est une solution aqueuse de somatose sans addition d'alcool ni d'antiseptiques.

DOSE : *Adultes*, 1 cuillerée à soupe, 2 à 4 fois par
jour.

Enfants, 1 ou 2 cuillerées à café, 2 à 4 fois par jour.

A prendre pure ou avec un peu d'eau.

2º **Poudre.**

DOSE : *Adultes,* 9 à 15 grammes.
Enfants, 2 à 6 grammes.

A prendre de préférence un quart d'heure avant les repas, toujours dissoute, jamais en cachets.

SOMINE NAUX

COMPOSITION : Viande intégrale du bœuf liquéfiée à froid.

DOSE : 3 à 4 cuillerées à soupe par jour aux repas.

SOUDANINE

COMPOSITION : Dragées à base de kola fraîche privée des oxydases et renfermant le principe kolatine en même temps que de la caféine et du tannin.

Une dragée renferme les principes de $1^{gr},20$ de kola fraîche.

DOSE : De 5 à 10 dragées par jour en dehors des repas.

SPARTÉINE HOUDÉ

1º **Capsules.**

COMPOSITION : Dosées à 0,02 centigrammes par capsule.

DOSE : 4 à 6 par jour.

2º **Sirop.**

COMPOSITION : Dosé à 0,04 centigrammes par 20 grammes ou cuillerée à bouche.

DOSE : 2 à 3 cuillerées à bouche par jour.

3º **Solution pour injections hypodermiques.**

COMPOSITION : Dosée à 0,04 centigrammes par seringue de 1 gramme.

SPÉCIFIQUE KAFFI

COMPOSITION : Elixir à base de créosote de hêtre, tannin à l'alcool, terpine, phosphate de chaux.

DOSE : 2 à 3 cuillerées à bouche par jour.

SPERMINUM PŒHL

COMPOSITION : Ampoules de sperminum, ou extrait de suc orchitique, dosées à 1 centigramme et contenant la quantité nécessaire pour une injection.

SPHÉRULINES MONCOUR

Sphérulines pour médication opothérapique.

1º **Sphérulines entéritiques.**
COMPOSITION : Dosées à 0,30 centi rammes.
DOSE : 2 à 6 par jour

2º **Sphérulines entéropancréatiques.**
COMPOSITION : Dosées à 0,25 centigrammes.
DOSE : 1 à 4 par jour.

3º **Sphérulines à l'extrait de bile.**
COMPOSITION : Dosées à 0,10 centigrammes.
DOSE : 2 à 6 par jour.

4º **Sphérulines gastriques.**
COMPOSITION : Dosées à 0,20 centigrammes.
DOSE : 4 à 16 par jour.

5º **Sphérulines hépatiques.**
COMPOSITION : Dosées à 0,30 centigrammes.
DOSE : 4 à 16 par jour.

Il existe également des *suppositoires à l'extrait hépatique,* qui s'emploient à la dose de 3 à 4 par jour.

6º **Sphérulines ovariennes.**
COMPOSITION : Dosées à 0,20 centigrammes.
DOSE : 1 à 3 par jour.

7º **Sphérulines pancréatiques.**

COMPOSITION : Dosées à 0,20 centigrammes.

DOSE : 2 à 10 par jour.

Il existe également des *suppositoires pancréatiques* dosés à 1 gramme ; on en emploie 1 ou 2 par jour.

8º **Sphérulines rénales.**

COMPOSITION : Dosées à 0,15 centigrammes.

DOSE : 4 à 6 par jour.

9º **Sphérulines surrénales.**

COMPOSITION : Dosées à 0,20 centigrammes.

DOSE : 3 à 6 par jour.

10º **Sphérulines thyroïdiennes.**

COMPOSITION : Dosées à 0,35 centigrammes.

DOSE : 1 à 6 par jour.

Il existe pour les enfants des *bonbons thyroïdiens* dosés à 0,05 centigrammes. La dose en est de 1 à 4 par jour.

SPHYGMOTOPIQUE CHAIX

COMPOSITION : Lanolé à base d'extrait surrénal total.

INDICATIONS : On l'emploie contre les hémorroïdes.

MODE D'EMPLOI : Appliquer 2 ou 3 fois par jour à l'aide du doigt.

STAPHYLASE DU Dr DOYEN

1º **Staphylase simple.**

COMPOSITION : Préparation liquide contenant les principes actifs des levures de bière et de vin isolés par la méthode du Dr Doyen.

DOSE : *Adultes,* 1 cuillerée à soupe toutes les 2 heures.

Enfants, 1 cuillerée à café toutes les 2 heures.

2º Staphylase bromurée.

Composition : Même composition que la précédente, contient de plus 2 grammes de bromure de potassium par cuillerée à bouche.

Indication et dose : Les mêmes que celles du bromure. La staphylase intervient ici pour éviter les accidents de bromisme.

3º Staphylase iodurée.

Composition : Même composition que la staphylase simple ; contient en plus 1 gramme d'iodure de potassium par cuillerée à bouche.

Indication et dose : Les mêmes que celles de l'iodure. La staphylase agit pour éviter les accidents d'iodisme.

STÉNOFER LUMIÈRE

Composition : Combinaison organique du fer, ne constipant pas et ne noircissant pas les dents.

1º Granulé.

Dose : 1 cuillerée à café avant chaque repas.

2º Solution.

Dose : 1 cuillerée à soupe avant chaque repas.

STÉNOL D'E CH. CHANTEAUD

Composition : Granulé dont chaque cuillerée à café contient :

Caféine	0,10 centigr.
Théobromine.................	0,10 —

Dose : 2 à 4 cuillerées à café par jour.

STOMACOL BOULET

Composition : Poudre composée de bicarbonate de

soude, crème de tartre, magnésie calcinée et benzo-naphtol sucré parfumée à l'anis.

1º Poudre.

DOSE : 2 cuillerées à café par jour avant les repas.

2º Cachets.

Chaque cachet renferme une cuillerée à café de poudre. Ils se prennent à la même dose.

STOVAÏNE BILLON

1º Ampoules de 2 centimètres cubes, contenant une solution stérilisée à 0,01 centigramme par centimètre cube pour injections (pour anesthésie locale).

2º Ampoules à divers titrages pour la rachianesthésie.

3º Pastilles à la stovaïne, dosées à 0,02 milligrammes.

STRONTIUM BROMURÉ MIDY

COMPOSITION : Solution dosée à 2 grammes de bromure de strontium par cuillerée à bouche.

DOSE : 1 à 3 cuillerées à bouche par jour.

STROPHANTUS CATILLON

1º Granules de strophantus.

COMPOSITION : Dosés à 1 milligramme d'extrait titré.

DOSE : La dose est de 2 à 4 par jour.

2º Granules de strophantine cristallisée.

COMPOSITION : Dosés au dixième de milligramme.

DOSE : 1 à 5 par jour. — En cas urgent on peut aller jusqu'à 12 à 18 granules.

STRYCHNO-CACODYL BONJEAN

COMPOSITION : Granules dosés à 2 milligrammes de

cacodylate de strychnine, enrobés seulement au sucre.

Dose : Commencer par 2 granules un quart d'heure avant les repas, augmenter progressivement jusqu'à 6, 8, et même 10 granules dans les 24 heures.

STRYCHNO-HYDRARGYRE ROUSSEL

Composition : Solution pour injections hypodermiques. Chaque centimètre cube contient 1 centigramme de cyanure de mercure et 3 milligrammes d'arséniate de strychnine.

Dose et mode d'emploi : 1 à 2 centimètres cubes dans la syphilis, le tabes et la paralysie générale.

SUBLIMÉ GUSTAVE CHANTEAUD

Composition : 1º Comprimés de sublimé dosés à 0,25 centigrammes ;

2º Comprimés de sublimé dosés à 50 centigrammes ;

3º Comprimés de sublimé dosés à 1 gramme.

Ces comprimés sont colorés en bleu ; ils sont très facilement solubles.

SUCCOMUSCULINE CHAIX

Composition : Préparation liquide de plasma musculaire, obtenue à froid, correspondant à 100 grammes de viande de bœuf par cuillerée à soupe. Elle est délivrée en cruchons de 15 cuillerées.

Dose : 2 cuillerées à soupe par jour ; pure ou étendue d'un liquide froid quelconque, eau, eau de seltz, eau minérale, etc.

SUCRE EDULCOR

Composition : Sucre en petites pastilles à l'usage des diabétiques, à base de sulfinide benzoïque de balsamiques, et autres produits et non de saccharine du commerce.

Une pastille équivaut comme pouvoir sucrant à un morceau de sucre scié.

SUCS ORGANIQUES AUTOLYSÉS BYLA

1º **Exo-gastrine.**

COMPOSITION : Suc normal de la muqueuse gastrique du porc.

DOSE : 4 cuillerées à café par jour.

2º **Exo-hépatine** (suc de foie de porc).

DOSE : 4 cuillerées à café par jour.

3º **Exo-médulline** (suc de moelle apophysaire).

DOSE : 3 cuillerées à café par jour.

4º **Exo-orchitine** (suc de testicule de taureau).

DOSE : 2 cuillerées à café par jour.

5º **Exo-ovarine** (suc d'ovaire de génisse).

DOSE : 2 cuillerées à café par jour.

6º **Exo-pancréine** (suc de pancréas de porc).

DOSE : 2 à 3 cuillerées à café par jour.

7º **Exo-pulmine** (suc de poumon de chèvre).

DOSE : 2 à 4 cuillerées à bouche par jour.

8º **Exo-rénine** (suc de reins de différents animaux).

DOSE : 4 cuillerées à café par jour.

9º **Exo-splénine** (suc de rate de mouton).

DOSE : 3 cuillerées à café par jour.

10º **Exo-thyroïdine** (suc de corps thyroïde de mouton).

DOSE : 30 gouttes 2 fois par jour.

Aucune de ces préparations n'est injectable. Étendre la dose avec un peu d'eau simple ou gazeuse froide.

SULFHYDRAL

COMPOSITION : Granules dosés à 0,01 centigramme de monosulfure de calcium.

17.

INDICATIONS : Désinfectant interne, s'employant dans les maladies infectieuses.

DOSE : Dans les cas graves, arriver à la saturation (état nauséeux, vomissements, sueurs profuses), suspendre, et reprendre ensuite.

On peut ainsi arriver à 100 granules en 24 heures.

La dose moyenne est de 4 à 10 par jour.

SULFO-BORE

COMPOSITION : Poudre à base d'acide borique pulvérisé et d'hyposulfite de soude.

DOSE : 30 grammes par litre d'eau bouillie.

SULFODRAGINE

COMPOSITION : Dragées dosées à 0,10 centigrammes de sulfate de quinine.

DOSE : 2 à 6 par jour.

SULFO-MEL DU Dr FAYÈS

COMPOSITION : Miel pur des Alpes renfermant du soufre à l'état naissant.

MODE D'EMPLOI : A prendre le matin au petit déjeuner pur ou sur une tranche de pain ou délayé dans un peu de lait à la dose de 1 à 6 cuillerées à café.

SULFO-RHINOL DU Dr FAYÈS

COMPOSITION : Baume antibacillaire pour le nez, en tubes d'étain, à base de vaseline stérilisée, soufre précipité et essence de benjoin.

DOSE : 1 ou 2 fois par jour, gros comme un pois dans chacune des deux narines. Aspirer fortement.

SULFURE D'ALLYLE ROUSSEL

COMPOSITION : Solution stérilisée pour injections hypodermiques contenant par centimètre cube :

Sulfure d'allyle .... 0,01 centigr.
Eucalyptol.................... 0,20   —

DOSE ET EMPLOI : S'emploie dans la phtisie pulmonaire ou laryngée à la dose de 1 à 2 centimètres cubes tous les 2 jours ou tous les jours.

SULFURINE DU Dr LANGLEBERT

1º Bain.
C'est du foie de soufre cristallisé donnant un bain sulfureux sans aucun dégagement d'hydrogène sulfuré. Une boîte contient la quantité nécessaire à un bain.

2º Savon.
INDICATION : Excellent contre les affections de la peau.

SULPHAQUA

Produit délivré en boîtes contenant deux sortes de paquets. En mettant un paquet de chaque sorte dans de l'eau, on obtient une lotion produisant du soufre à l'état naissant.

INDICATION : Cette méthode se substitue à la médication soufrée dans presque toutes ses applications, et notamment dans l'acné rebelle du visage.

SUPPOSITOIRES ADRÉNO-STYPTIQUES MIDY

COMPOSITION : Chaque suppositoire contient :

Adrénaline.......................... 1/4 milligr.
Stovaïne .... 0,01 centigr.
Anesthésine...................... 0,05 —
Excipient anti-hémorroïdaire (hamamelis, opium et tanin)....... Q. S.

Dose : 1 à 2 suppositoires par jour.

SUPPOSITOIRES D'ANUSOL DU Dr GŒDEKE

Composition : Suppositoires à base d'iodo-résor-cino-sulfite de bismuth.

Indications : On les emploie contre les hémorroïdes.

Dose : Un suppositoire matin et soir.

SUPPOSITOIRES CHAUMEL

Composition : Suppositoires existant en deux formats, pour adultes et pour enfants : préparés soit à la glycérine solidifiée simple (contre la constipation), soit à la glycérine solidifiée additionnée :

a) *De belladone :* contre la constipation spasmodique;

b) *D'antipyrine et d'hamamelis virginica :* contre les hémorroïdes ;

c) *De tous médicaments :* contre diverses maladies.

SUPPOSITOIRES PACHAUT

1º **Suppositoires laxatifs.**

Composition : A la glycérine et à l'huile de palma christi.

2º **Suppositoires nutritifs.**

Composition : Chaque suppositoire renferme 1 gr. 50 de peptone correspondant à 15 grammes de viande.

Les suppositoires pour enfants contiennent la moitié de cette dose.

Dose : 2 par jour ; augmenter progressivement jusqu'à 10.

SUPPOSITOIRES ROYER

Composition : Suppositoires à base d'extrait de millefeuille.

Dose : 1 ou 2 tous les jours.

SYNERGYL VADAM

1° Ampoules.

Composition : Chaque ampoule contient :

Méthylarsinate de soude	0,05	centigr.
Nucléinate de soude............	0,05	centigr.
Cacodylate de strychnine........	0,001	milligr.

Dose : 1 ampoule en injection sous-cutanée tous les jours.

2° Granulé.

Composition : 1 cuillerée à bouche représente la dose d'une ampoule.

Dose : 2 cuillerées à café par jour avant les repas.

T

TABLETTES DU Dr BOUSQUET

1° **Tablettes à la dionine Merck.** (Voy. *Dionine Merck*).

2° **Tablettes à la stypticine Merck.**

Composition : Dosées à 0,05 centigrammes par tablette. La stypticine Merck est du chlorhydrate de cotarnine.

Indications : Elles s'emploient comme hémostatique local ou général.

Dose : 5 à 6 tablettes par jour.

3º **Tablettes de tanin Merck.**

Composition : Dosées à 0,20 centigrammes.

Dose : 5 à 10 par jour.

4º **Tablettes de véronal Merck.**

Composition : Tablettes au cacao, dosées à 0,50 centigrammes, et divisibles par moitié. Le véronal est chimiquement la diéthylmalonylurée.

Indications : S'emploie comme hypnotique et antispasmodique.

Dose : 1/2 à 1 tablette par jour et plus.

TABLETTES DE DUOTAL HEYDEN

Composition : Tablettes dosées à 0,50 centigrammes de duotal ou carbonate de gaïacol.

Dose : Un comprimé 4 fois par jour.

TABLETTES OXYMENTHOL PERRAUDIN

Composition : Tablettes à base d'oxygène naissant, de menthol, de cocaïne, de stovaïne, de benzoate de soude et d'extraits végétaux d'un goût agréable.

Dose : 6 à 10 par jour.

TABLETTES PERROUD

Composition : Tablettes chocolatées contenant chacune 50 grammes de carbonate de bismuth. La tablette est divisée en 10 bâtons contenant chacun 5 grammes de carbonate.

Doses : De 3 à 10 bâtons par jour suivant le résultat à obtenir.

TABLETTES DE THYROÏDE CATILLON

Composition : Tablettes dosées à 0,25 centigrammes de corps thyroïde.

Dose : 1 à 2 tous les jours, dans le myxœdème de 4 à 10 dans le goître et l'obésité.

TÆNIFUGE FRANÇAIS DU Dr DUHOURCAU

Composition : Capsules à base d'extrait chloro-formo-huileux de fougère mâle des Pyrénées.
Dose : 12 capsules à prendre sans purgatif.

TAMAR INDIEN GRILLON

Composition : Fruit laxatif enrobé dans du cho-colat.
Dose : Un bonbon en dînant ou en se couchant, augmenter si c'est nécessaire.

TANNURGYL

Composition : Liquide à base de sel organique de vanadium et de manganèse.
Dose : *Adultes* : De 10 à 20 gouttes dans un peu d'eau à chacun des deux repas.
Enfants : 2 gouttes par jour et par année d'âge.

TEINTURE DE COCHEUX

Composition : Teinture à base de colchique dont les alcaloïdes ont été séparés du principe drastique.
Dose : 1 cuillerée à café le matin dans une infu-sion de violettes ou un demi-verre d'eau sucrée, pendant 15 jours ; s'arrêter 8 jours, reprendre ensuite.

TEINTURES EXTRACTIVES GLYCÉRINÉES DE TROUETTE-PERRET

Toutes ces teintures se prennent à la dose de 1 cuillerée à café à chacun des deux principaux repas.

Adonis vernalis : succédané de la digitale.
Aletris farinosa : hydropisie, rhumatismes.
Anacardium occidentale : contre le diabète.
Andrographis paniculata : succédané du quassia.
Angræcum fragrans : pour faciliter la digestion.
Apocynum cannabinum : diurétique et purgatif.
Asclepias tuberosa : contre les congestions locales.
Aspidosperma quebracho : succédané du quinquina.
Azadirachta indica : contre la fièvre intermittente.
Boldoa fragrans : succédané du boldo.
Baptisia tinctoria : laxatif.
Cactus grandiflorus : succédané de la strychnine.
Carnauba : succédané de la salsepareille.
Chionanthus virginica : apéritif stimulant.
Cimifuga racemosa : contre les bourdonnements d'oreilles.
Collinsonia canadensis : contre les maladies des voies urinaires.
Condurango : amer et contre le cancer.
Cotoverum : contre la goutte et les rhumatismes.
Cypripedium pubescens : contre les maladies nerveuses.
Eupatorium aya-pana : succédané du thé.
Euphorbia pilulifera : narcotique.
Evonymus atropurpureus : laxatif.
Fabiana imbricata : contre la gravelle.
Franciscea uniflora : contre le rhumatisme.
Gelsemium sempervirens : sédatif nerveux.
Gossypium herbaceum : succédané du seigle ergoté.
Hamamelis virginica : hémostatique.
Hydrastis canadensis : contre les accidents de la menstruation.
Hydrocotyle asiatica : dépuratif.
Jacaranda caroba : antiherpétique.
Leptandra virginica : contre les diarrhées.
Pilocarpus pennatifolius : active les sécrétions.

Piscidia erythrina : analgésique.

Rumex crispus : contre l'obésité.

Salix nigra : succédané des bromures.

Sarcocephalus esculentus : succédané du quinquina.

Solanum paniculatum : diurétique et purgatif.

Sterculia acuminata : aliment d'épargne.

Thuya occidentalis : contre les végétations et les verrues.

Toddalia aculeata : tonique.

Turnera aphrodisiaca : contre l'impuissance.

Viburnum prunifolium : sédatif utérin.

TERPINE ADRIAN

1° Élixir.

COMPOSITION : Dosé à 0,10 centigrammes par cuillerée à soupe.

DOSE : La dose en est de 3 à 6 cuillerées à soupe.

2° Pilules.

COMPOSITION : Dosées à 0,05 centigrammes par pilules.

DOSE : 6 à 10 pilules par jour.

TERPINE DELAIRE SIMPLE

1° Élixir.

COMPOSITION : Chaque cuillerée à bouche contient

Codéine.......................... 0,01 centigr.
Terpine .... 0,20 —

DOSE : 3 à 5 cuillerées à bouche par jour.

2° Granulé.

COMPOSITION : Chaque cuillerée à café contient :

Codéine.......................... 0,01 centigr.
Terpine .... 0,20 —

DOSE : 3 à 5 cuillerées à café par jour.

3° **Pilules**

COMPOSITION : Chaque pilule contient :

Codéine........................ 0,005 milligr.
Terpine .... 0,10 centigr.

DOSE : 5 à 10 pilules par jour.

TERPINE DELAIRE CAFÉINÉE

COMPOSITION : Élixir contenant par cuillerée à bouche :

Terpine .... 0,15 centigr.
Codéine........................ 0,01 —
Tri-iodure de caféine .... 0,20 —

DOSE : 3 à 5 cuillerées à bouche par jour.

TERPINE DELAIRE IODURÉE

COMPOSITION : Élixir contenant par cuillerée à bouche :

Biiodure de codéine .... 0,02 centigr.
Terpine .... 0,15 —

DOSE : 3 à 5 cuillerées à bouche par jour.

TERPINE GONNON

1° **Capsules.**

COMPOSITION : Dosées à 0,10 centigrammes de terpine par capsule.

DOSE : 5 à 8 par jour.

2° **Élixir.**

COMPOSITION : Chaque verre à liqueur est dosé à 0,20 centigrammes de terpine.

DOSE : 2 à 4 verres à liqueur par jour.

3º **Pastilles.**

COMPOSITION : Chaque pastille parfumée au tolu contient 0,05 centigrammes de terpine.

DOSE : 8 à 12 pastilles par jour.

4º **Pâte.**

Parfumée à la vanille. Chaque morceau de pâte contient à peu près 0,03 centigrammes de terpine.

DOSE : 8 à 15 morceaux par jour.

TERPINE VIGIER

1º **Élixir.**

COMPOSITION : Élixir dosé à 0,50 centigrammes de terpine par cuillerée à soupe.

DOSE : De 2 à 4 cuillerées à soupe par jour.

2º **Capsules.**

COMPOSITION : Dosées à 0,10 centigrammes.

DOSE : De 2 à 6 par jour.

TÉTRALGINE

COMPOSITION : Préparation liquide à base de salicylate de strontium et de lithium.

DOSE ET MODE D'EMPLOI : *Contre la céphalée*, on prend 2 cuillerées à soupe au moment de l'accès autant que possible, manger de suite après.

Contre les dermatoses, la dyspepsie, le nervosisme et la scrofule on prend 2 cuillerées à soupe par jour, en une seule fois, au commencement du repas de midi.

TÉTRANITROL ROUSSEL

COMPOSITION : Comprimés dosés à 0,01 centigramme ; à 0,005 milligrammes ; à 0,002 milligrammes ; et à 0,001 milligramme de tétranitrate d'érythrol.

Dose et mode d'emploi : Ce médicament est employé comme vaso-dilatateur à une dose variant de 5 milligrammes à 3 centigrammes par jour, suivant les susceptibilités individuelles.

THAOLAXINE

Composition : Nouveau laxatif à base d'agar-agar, agissant mécaniquement par gonflement dans l'intestin.

L'agar-agar a été imprégné avec de l'extrait fluide de rhamnus qui agit non comme laxatif, mais seulement pour exciter légèrement sa sécrétion et faciliter le gonflement de l'agar-agar

1° Cachets.

Dose : De 1 à 5 cachets à chacun des deux principaux repas.

2° Comprimés.

Dose : 2 à 4 comprimés à chaque repas.

3° Granulé sucré, à l'usage des enfants.

Dose : De 1 à 3 cuillerées à café, à chacun des deux principaux repas.

4° Paillettes.

Dose : De 1 à 5 cuillerées à café à chacun des deux principaux repas. A mélanger aux aliments et notamment aux purées ou compotes.

THÉ SAINT-GERMAIN DE PIERLOT

Composition : Thé purgatif ayant la même composition que le thé Saint-Germain du Codex.

Dose : 5 à 10 grammes (1 ou 2 cuillerées à bouche) matin et soir, infusés pendant une demi-heure dans une petite tasse d'eau bouillante qu'on sucre à volonté, ou macérés pendant 12 heures dans un verre d'eau froide.

THÉOBROMINE GUILLAUMIN

COMPOSITION : Cachets dosés à 0,25 centigrammes de théobromine pure, extraite du cacao.

DOSE : De 4 à 10 cachets par jour.

THÉOBROMINE HOUDÉ

COMPOSITION : Cachets dosés à 0,50 centigrammes de théobromine.

DOSE : 4 à 6 cachets par jour.

THÉOBROMOSE DUMESNIL

COMPOSITION : Préparation liquide contenant par cuillerée à bouche 0,15 centigrammes de théobrominate de lithium.

DOSE : 3 à 4 cuillerées à bouche par jour dans un peu d'eau sucrée et avant de manger.

THIOCOL ROCHE

1º **Comprimés.**

COMPOSITION : Dosés à 0,50 centigrammes de thiocol, solubles dans l'eau.

DOSE : 4 à 10 par jour.

2º **Sirop Roche au thiocol.**

COMPOSITION : Sirop d'écorces d'oranges amères et thiocol. Une cuillerée à soupe contient 1 gramme de thiocol, équivalant à 0,52 centigrammes de gaïacol cristallisé.

Dose : *Adultes* : 2 à 5 cuillerées à bouche par jour.
Enfants : 2 à 5 cuillerées à café et plus.

THYMOL DORÉ

Composition : Préparation liquide, antiseptique à base d'essence de thym.

Dose : 1 cuillerée à bouche par litre d'eau.

THYMO-NAPHTO-SALOL DE CRUZEL

Composition : Solution glycéro-alcoolique contenant par cuillerée à soupe :

Thymol........................ 0,50 centigr.
Naphtol .... 0,25 —
Salol......................... 0,50 —

Dose : 1 cuillerée à soupe par litre d'eau.

THYRATOXINE BYLA

Composition : Pastilles à base d'une thyroïdine (atoxithyroïdine) privée des toxolipoïdes et des toxoleucomaïnes, non toxique et sans action sur le cœur. Dosées à 0,25 centigrammes.

Dose : A partir de 2 pastilles par jour, jusqu'à 8 et 12 suivant les cas.

THYRÉNINE GRÉMY

Composition : Pilules à base des principes actifs totaux isolés de la glande thyroïde et exempts de parathyroïde.

Dosées à 0,02 centigrammes des principes actifs totaux correspondant à 0,20 centigrammes de glande fraîche.

Dose : Débuter par 1 pilule par jour pendant

2 jours, puis alternativement 1 et 2 ; puis 2 pilules par jour.

THYRODOSE

COMPOSITION : Tablettes à base d'un composé d'ovarine et de thyroïdine, dosées à 0,02 centigrammes.

DOSE : En moyenne 2 à 3 tablettes par jour.

THYROÏDINE COUTURIEUX

COMPOSITION : Pastilles dosées à 0,05 centigrammes de thyroïdine.

DOSE : 1 à 5 pastilles par jour.

TIODINE COGNET

La tiodine est une combinaison organo-iodique définie, contenant 47 p. 100 d'iode. Chimiquement c'est la thiosinnaminéthyliodide.

1° **Ampoules de tiodine Cognet.**

COMPOSITION : Elles sont d'une contenance de 1 centimètre cube et renferment 0,20 centigrammes de tiodine.

DOSE : 1 ampoule tous les 2 jours pendant un mois. S'arrêter et reprendre ensuite.

2° **Pilules de tiodine Cognet.**

COMPOSITION : Dosées à 0,05 centigrammes de tiodine.

DOSE : 2 à 6 par jour aux repas.

TISANES DÉPURATIVES ROGÉ-CAVAILLÈS

1º **Tisane liquide.**

COMPOSITION : A base de saponaire, gentiane, bardane et fumeterre.

DOSE : 2 cuillerées à soupe par jour

2º **Tisane sèche.**

COMPOSITION : C'est un saccharolé de la précédente, aux mêmes bases et aux mêmes doses.

DOSE : 2 paquets par jour, dans de la tisane ou de l'eau.

TISPHORINE

COMPOSITION : Poudre alimentaire à base de phosphates, fécules, cacao et lait concentré.

DOSE : 1 cuillerée à soupe pour faire un potage.

TISSUS EMPLASTIQUES LE PERDRIEL

1º **Mouches de Milan.**

Ne nécessitant aucune manipulation pour être appliquée.

2º **Taffetas vulnéraire Marinier.**

Il en existe :

a) *Au baume du Commandeur.*

b) *A l'arnica.*

c) *Au collodion.*

3º **Toile vésicante Le Perdriel.**

COMPOSITION : A base de cantharides, cette toile remplace le vésicatoire et n'a pas besoin d'être camphrée.

4º **Emplâtre de thapsia.**

COMPOSITION : Sparadrap révulsif préparé avec la résine de thapsia garganica.

MODE D'EMPLOI : Appliquer sans chauffer, laisser en place quelques heures ; l'enlever à l'apparition des vésicules, puis poudrer à l'amidon.

TOLU LE BEUF

COMPOSITION : Émulsion concentrée renfermant tous les principes du baume de Tolu.

DOSE : 1 cuillerée à café dans de l'eau ou du lait sucré, 2 ou 3 fois par jour, pour les *enfants*.

TONIQUE CARTAZ

COMPOSITION : Vin tonique à base de quina, coca, kola, écorces d'oranges amères et vin vieux d'Espagne.

DOSE : 2 à 3 verres à liqueur par jour.

TONIQUE CHAPÈS

COMPOSITION : Vin au malaga, colombo, kola et oranges amères.

DOSE : 1 verre à liqueur à la fin de chaque repas.

TONIQUE GONNON

On trouve sous ce nom trois préparations à base de glycérophosphates composés de soude, de potasse et de chaux.

1º Granulé.

COMPOSITION : Chaque cuillerée à café contient 0,20 centigrammes de glycérophosphates.

DOSE : 2 à 4 cuillerées à café par jour.

2º Sirop.

COMPOSITION : Dosé à 0,20 centigrammes de glycérophosphates par cuillerée à bouche.

DOSE : 2 à 4 cuillerées à bouche par jour.

GARDETTE. — Formul. des Spécialités, 1911.   18

3° Vin.

COMPOSITION : Dosé à 0,20 centigrammes de glycérophosphates par cuillerée à bouche.

DOSE : 2 à 4 cuillerées à bouche par jour.

TONI-SÉRUM FREYSSINGE

COMPOSITION : Ampoules de 2 centimètres cubes
contenant chacune :

Cacodylate de soude................	0,05	centigr.
Glycérophosphate de soude.........	0,15	—
Arséniate de strychnine.............	0,001	milligr.

MODE D'EMPLOI : Chaque boîte contient tout ce
qu'il faut pour faire l'injection.

TOPIQUE BENGUÉ

COMPOSITION : Baume analgésique où le salicylate
de méthyle est remplacé par le mésothane de Bayer.

Se compose de lanoline, menthol et mésothane de
Bayer. En tubes d'étain.

INDICATION : Mêmes indications que le baume
analgésique de Bengué.

TRIBÉRANE

COMPOSITION : Poudre laxative contenant, pour
120 grammes :

Sucre pulvérisé	70	grammes.
Racine de réglisse pulvérisée.......	20	—
Feuilles de séné lavé à l'alcool......	20	—
Soufre précipité	10	—
Vanilline.....................	0,02	centigr

DOSE : 1 cuillerée à café dans de l'eau, du vin,
du lait, ou du bouillon, au milieu du repas du soir.

TRIBROMURE GIGON

(Sous forme de sel).

COMPOSITION : Mélange des trois bromures, de potassium, de sodium et de strontium, en un flacon accompagné d'une cuiller-mesure dosant 1 gramme.

MODE D'EMPLOI : Faire dissoudre dans un liquide quelconque (tilleul, eau sucrée).

DOSE : 1 à 4 cuillerées-mesure en moyenne.

TRIDIGESTINE DALLOZ

COMPOSITION : Granulé dont chaque cuillerée à café contient :

Pepsine	0,10	centigr.
Diastase	0,10	—
Pancréatine	0,10	—

DOSE : 1 cuillerée à café à chaque repas.

TRINITRINE ROUSSEL

COMPOSITION : Ce sont des comprimés numérotés 1, 2 ou 3, selon qu'ils représentent 1, 2 ou 3 gouttes de solution de trinitrine au 100e.

DOSE : 2 à 6 comprimés n° 3 par jour.

TUBE BOURGUIGNON

COMPOSITION : Tube d'étain, au pas de vis duquel s'adapte une canule rectale et contenant la pommade antihémorroïdale suivante :

Stovaïne	0,25	centigr.
Chlorhydrate d'adrénaline au millième	L	gouttes.
Extrait de belladone	0,18	centigr.
Orthoforme	0,75	—
Excipient	25	grammes.

EMPLOI ET DOSES : Appliquer gros comme un pois

de cette pommade sur les hémorroïdes procidentes ; pour les hémorroïdes non procidentes porter la pommade au moyen de la canule.

TUBES LEVASSEUR

COMPOSITION : Petits rouleaux de papier imprégné de substances anti-asthmatiques. Un porte-cigarette spécial accompagne chaque boîte.

MODE D'EMPLOI : Allumer et aspirer la fumée.

DOSE : On peut en fumer jusqu'à 20 par jour.

U

ULMARÈNE

COMPOSITION : Éther salicylique liquide d'odeur agréable, contenant 75 p. 100 d'acide salicylique — succédané inodore du salicylate de méthyle — mélange d'éthers salicyliques et d'alcools aliphatiques à poids moléculaires élevés.

1º **Ulmarène pur.**

MODE D'EMPLOI : S'emploie en badigeonnages sur la peau : recouvrir d'ouate et de taffetas gommé.

2º **Ulmarol** : Liniment du Dr Gigon à l'ulmarène.

3º **Baume du Dr Gigon** à l'ulmarène.

INDICATIONS : Rhumatismes, névralgies, migraines, gouttes, zona.

URASEPTINE.

COMPOSITION : Granulé soluble à base de pipérazine, d'urotropine, d'helmithol, de benzoates de soude et de lithine et dosé à 0,50 centigrammes du mélange par cuillerée à café.

DOSE : 4 cuillerées à café par jour, deux heures au moins avant ou après les repas.

URÉOL CHARLES CHANTEAUD

COMPOSITION : Granulé dont chaque cuillerée à café contient :

Hexaméthylène tétramine (formine). 0,40 centigr.
Benzoate de soude............... 0,30 —
— de lithine .... 0,10 —

DOSE : 1 à 3 cuillerées à café par jour.

URICÉDINE STROSCHEIN

COMPOSITION : Granulé à base de jus de citron frais, sans aucune substance toxique.

DOSE : 3 cuillerées à café par jour en 3 fois, une demi-heure avant le repas, dans un peu de tisane ou d'eau.

RODONAL

COMPOSITION : Granulé effervescent à base de lysidine (méthyl-glyoxalidine), de sidonal (quinate de pipérazine) et d'urotropine (hexaméthylène-tétramine).

DOSE : 3 cuillerées à café par jour entre les repas.

V

VALÉRAL PUY

1° Capsules.

COMPOSITION : Chaque capsule contient :

Bromure d'ammonium .... 0,11 centigr.
Valérianate de soude............ 0,14 —

DOSE : 4 à 9 capsules par jour.

2° Liquide.

18.

COMPOSITION : Chaque cuillerée à café contient :

Bromure d'ammonium .... 0,33 centigr.
Valérianate de sodium .... 0,42 —

La cuillerée à café représente donc exactement 3 capsules.

DOSE : 1 à 3 cuillerées à café par jour, avec un demi-verre d'eau sucrée.

VALÉRIANATE D'AMMONIAQUE DE PIERLOT

COMPOSITION : Deux préparations dans lesquelles entrent exclusivement des extraits de plantes, et non du valérianate de synthèse.

1° Liquide.

COMPOSITION : 10 grammes de cette préparation représentent 30 grammes de racines fraîches.

DOSE : 1 à 2 cuillerées à café matin et soir dans un demi-verre d'eau sucrée.

2° Capsules.

COMPOSITION : 3 capsules correspondent à 1 cuillerée à café de la préparation liquide.

DOSE : 5 à 6 capsules matin et soir à jeun, avec un demi-verre d'eau sucrée.

VALÉRIANATE DE CÉRIUM DE THIBAULT

COMPOSITION : Pilules à base de valérianate de cérium, employées contre les vomissements de la grossesse et contre le mal de mer.

DOSE : 2 le matin, 2 dans la journée à prendre 2 ou 3 heures avant les vomissements présumés.

VALÉRIANATE GRIGNON

COMPOSITION : Préparation liquide dont chaque cuillerée à café contient :

Extrait alcoolique de valériane .... 0,20 centigr.
Valérianate d'ammoniaque cris-
  tallisé .... 0,02 —
Vin d'oranges................... Q. S.

Dose : 1 ou 2 cuillerées à café matin et soir.

VALÉRIANATE LABOUREUR

Composition : A base de valérianate d'ammoniaque solide et cristallisé.

Dose : 2 granules matin et soir dans de l'eau sucrée ou une infusion de tilleul.

ALÉRIANE LIQUIDE PACHAUT

Composition : Préparation liquide à base de produits tirés uniquement de la valériane sans addition d'aucun produit étranger et notamment sans ammoniaque.

Dose : 1 à 4 cuillerées à café par jour, dans un peu d'eau sucrée ou une infusion de tilleul.

VALÉRIANOSE GIGON

Composition : Capsules à enveloppe de gluten à base de pepto-valériane.

2 capsules correspondent à 1 cuillerée à café de valérianate liquide.

Dose : 2 à 8 capsules par jour.

VALÉROBROMINE LEGRAND

Deux préparations :

1º **Liquide.**

Composition : Élixir aromatique dosé à 0,50 centigrammes de bromo-valérianate de soude par cuillerée à café.

DOSE : 2 à 6 cuillerées à café par jour dans un peu d'eau sucrée.

2º **Capsules.**

COMPOSITION : Au gluten, dosées à 0,25 centigrammes de bromo-valérianate de magnésie par capsule.

DOSE : 4 à 12 capsules par jour.

VALÉROMENTHOL

COMPOSITION : Médicament liquide à base du suc frais de la valériane et du validol (éther mentholique de l'acide valérianique).

DOSE : De 1 à 4 cuillerées à café par jour.

VALÉRONAL GENEVRIER

COMPOSITION : Médicament liquide constitué par l'association d'une petite quantité de véronal et d'extrait fluide de valériane fraîche.

DOSE : De 2 à 6 cuillerées à café par jour.

VALODRAGINE

COMPOSITION : Dragées contenant chacune :

Valérate de quinine	0,10 centigr.
Bromure de camphre	0,03 —
Extrait de valériane.............	Q. S.

DOSE : 2 dragées avec un peu d'eau, le matin, à midi et le soir.

VALYL MIDY

COMPOSITION : Capsules dosées à 0,05 centigrammes de diéthylvalérianamide, succédané du valérianate d'ammoniaque.

DOSE : 4 à 10 par jour, aux repas.

VANADINE DU Dr CHEVRIER

COMPOSITION : Préparation liquide à base de vanadate de soude.

DOSE : 2 à 10 gouttes avant chaque repas dans 1 cuillerée d'eau.

VASOGÈNES

COMPOSITION : Les vasogènes ,sont des hydrocarbures oxygénés qui ont la propriété de dissoudre certains médicaments insolubles dans l'eau. Ces combinaisons au vasogène forment avec l'eau des solutions ou des émulsions.

Par suite de cette propriété, qu'ils soient destinés à l'usage externe ou à l'usage interne, ils s'émulsionnent avec les sécrétions de l'organisme et sont rapidement absorbés.

1º Cadosol.

COMPOSITION : C'est une solution d'huile de cade dans le vasogène à 20 p. 100 et à 50 p. 100 pour les bains.

INDICATION : Employé dans toutes les maladies de la peau

2º Camphrosol.

COMPOSITION : Vasogène liquide associé au camphre et au chloroforme par parties égales.

INDICATION : Contre toutes les douleurs nerveuses ou rhumatismales.

DOSE : S'emploie en frictions légères, à la dose d'une cuillerée à café environ.

3º Créosotosol.

COMPOSITION : Solution à 20 p. 100 de créosote dans le vasogène.

20 gouttes pèsent 1 gramme et contiennent 0,20 centigrammes de créosote pure.

DOSE : S'emploie en frictions sur la peau ou à l'intérieur, à la dose de 30 à 200 gouttes par jour en 2 ou 3 fois, dans un peu d'eau.

4° Gaïacosol

COMPOSITION : Solution à 10 p. 100 de gaïacol pur dans le vasogène.

20 gouttes contiennent 0,10 centigrammes de gaïacol.

DOSE : S'emploie en onctions sur la peau, ou, à l'intérieur, à la dose de 30 à 100 gouttes par jour, émulsionnées dans du lait ou dans toute autre boisson.

5° Ichthyosol.

COMPOSITION : Solution à 10 p. 100 d'ichthyol dans le vasogène.

INDICATION ET MODE D'EMPLOI : Tampons imbibés d'ichthyosol pour usage gynécologique.

6° Iodoformosol.

COMPOSITION : Solution à 3 p. 100 d'iodoforme dans le vasogène.

INDICATIONS : S'emploie en pansements, badigeonnages, injections et frictions.

7° Iodosol.

COMPOSITION : Solution à 6 p. 100 d'iode dans le vasogène.

50 gouttes contiennent 0,06 centigrammes d'iode pur.

DOSE : S'emploie en badigeonnages ou frictions sur la peau ; et à l'intérieur, à la dose de 10 à 90 gouttes par jour immédiatement avant ou pendant les repas, battues et émulsionnées dans du lait ou du café.

8° Menthosol.

COMPOSITION : Vasogène au menthol à 2 et 10 p. 100.

INDICATIONS : En onctions, injections, pulvérisations contre les catarrhes nasaux ou pharyngiens, la migraine et pour dissoudre les bouchons de cérumen.

9° Salicylosol.

COMPOSITION : Solution à 10 p. 100 d'acide salicylique dans le vasogène.

INDICATION : S'emploie en frictions sur la peau, dans la goutte et le rhumatisme.

10° Vasogène Hg.

COMPOSITION : Pommade mercurielle préparée avec le vasogène associé à la cérésine.

En capsules gélatineuses contenant 3 grammes de produit.

DOSE : 1 capsule suffit pour chaque onction.

VÉGÉTALINE DUBOIS

COMPOSITION : Comprimés laxatifs à base d'extraits cholalogues de végétaux à émodine et de phénolphtaléine.

DOSE : 1 à 2 par jour.

VELLEDOL ADRIAN

COMPOSITION : A base du principe actif du gui.

1° Ampoules.

COMPOSITION : Dosées à 0,10 centigrammes par centimètre cube.

DOSE : 1 à 3 par jour.

2° Pilules.

COMPOSITION : Dosées à 0,05 centigrammes.

DOSE : 4 à 6 par jour.

VÉRONIDIA

COMPOSITION : Solution dans un véhicule spécial de diéthymaloxylurée (véronal) à la dose de 0,25 centigrammes par cuillerée à bouche.

DOSE : 1 à 3 cuillerées à bouche par jour.

VÉSICATOIRE D'ALBESPEYRES

COMPOSITION : Toile vésicante préparée avec des cantharides titrées.

MODE D'EMPLOI : Laisser 4 heures pour les *enfants*, 6 heures pour les *adultes* ; si, au bout de ce temps, la vésicule n'est pas formée, continuer l'action du vésicatoire avec un cataplasme chaud, ne jamais le camphrer, ni interposer entre la peau et lui de substances étrangères, comme le papier huilé.

VÉSICATOIRE LIQUIDE BIDET

Liquide révulsif à appliquer au pinceau.

Une couche donne de la simple rubéfaction ; deux couches donnent de la vésication légère ; trois couches, de la vésication ordinaire ; quatre couches de la vésication très forte.

Laisser bien sécher chaque couche avant d'en appliquer une nouvelle.

VIN D'ANDURAN

COMPOSITION : Vin antigoutteux à base de colchique.

DOSE : 1 à 3 cuillerées à café jusqu'à effet purgatif dans une tasse d'infusion aromatique à prendre à jeun ou 3 heures après avoir mangé.

VIN ANTIDIABÉTIQUE RABOT

COMPOSITION : Vin à base de bromure, de phosphates, de coca, quinquina et kola.

DOSE : 1 verre à madère avant chacun des deux principaux repas.

VIN AROUD

1º **Vin à la viande et au quina.**

COMPOSITION : Il contient par petit verre à madère l'équivalent de 30 grammes de quinquina et les principes solubles de 27 grammes de viande.

DOSE : 2 cuillerées à bouche avant les deux principaux repas.

2º **Vin à la viande, au quina et au fer.**

COMPOSITION : Même composition que le précédent, avec addition d'un sel de fer assimilable.

DOSE : Se prend aux mêmes doses que le premier.

VIN DE BAUDON

COMPOSITION : Vin à base d'antimoine et de phosphate de chaux.

DOSE : *Adultes :* 1 verre à madère.

Enfants : 1 verre à liqueur au moment des repas.
On peut en prendre de 4 à 5 verres par jour.

VIN DE BELLINI

COMPOSITION : Vin de Palerme additionné de quinine, cinchonine, rouge cinchonique et tanin.

DOSE : La dose moyenne est de 5 à 6 cuillerées à soupe par jour.

VIN DE BERNARD

COMPOSITION : Vin de malaga au quinquina et au fer.
DOSE : 1 verre à bordeaux avant chaque repas.

VIN DE BRAVAIS

COMPOSITION : Répond à la formule suivante :

Extrait de kola......................	10 grammes.
Extrait de coca.....................	5 —
Caféine	0,50 centigr.
Théobromine.......................	0,50 —
Benzoate de soude	0,50 —
Vanilline...........................	0,05 —
Guaranine.........................	0,005 milligr.
Vin de Pedro Ximenes... Q. S. pour 1 litre.	

DOSE : De 1 à 3 verres à liqueur par jour.

VIN DE BUGEAUD

COMPOSITION : Vin d'Espagne avec quinquina et cacao.
DOSE : Se prend une demi-heure avant les repas aux doses suivantes : *adultes*, 1 verre à madère ; *adolescents*, 1 verre à liqueur ; *enfants*, de 2 à 8 cuillerées à café.

VIN DU Dr CABANES

COMPOSITION : Vin d'Alicante au lactophosphate de chaux et de fer, et au quinquina.
DOSE : 1 verre à bordeaux avant chaque repas.

VIN CARDIAQUE DU Dr SAISON

COMPOSITION : Vin à base de sulfate de spartéine, convallamarine et iodure de potassium.
DOSE : *Adultes* : 2 cuillerées à soupe matin et soir. *Enfants* : 2 cuillerées à café matin et soir.

VIN CASTINEL

COMPOSITION : A base de glycérine, avec addition de créosote triphosphatée et de baume de Tolu.

DOSE : 1 verre à liqueur à chaque repas.

VIN DE CHASSAING

COMPOSITION : Chaque verre à liqueur contient :

Pepsine .... 0,20 centigr.
Diastase .... 0,10 —

DOSE : 1 verre à madère avant chaque repas.

VIN DE COCA IODÉ DE RENAUD

COMPOSITION : Vin à base de coca, additionné de 0,05 centigrammes d'iode par 30 grammes, soit 0,03 centigrammes d'iode par cuillerée à bouche. C'est un succédané de l'huile de foie de morue et de l'iodure de potassium.

DOSE : *Adultes* : 4 cuillerées à bouche par. jour; *Enfants* : 4 cuillerées à café.

VIN CORNELIS

COMPOSITION : Vin de muscat d'Alicante à la peptone et aux glycérophosphates.

DOSE : 1 verre à liqueur à la fin de chaque repas

VIN DÉSILES

COMPOSITION : A base de quinquina, coca, kola, cacao, phosphate de chaux, iode et tanin.

DOSE : On le prend avant, après ou entre les repas, suivant qu'on l'emploie comme apéritif, digestif ou tonique, à la dose de 2 à 3 verres à bordeaux.

VIN DE DUSART

COMPOSITION : Vin au lactophosphate de chaux et à l'acide lactique.

DOSE : 2 à 6 cuillerées à bouche avant les repas.

VIN ÉCALLE

COMPOSITION : Chaque verre à madère contient 1 gramme de kola et 1 gramme de coca.

DOSE : 1 verre à madère avant ou après chacun des deux principaux repas.

VIN GAULOIS DE JOUISSE

COMPOSITION : Chaque cuillerée à bouche contient :

Iode métalloïdique	0,02 centigr.	
Tanin	0,04	—
Lactophosphate de chaux	0,20	—

DOSE : C'est un succédané de l'huile de foie de morue ; on en prend 1 cuillerée à soupe à la fin de chacun des deux principaux repas.

VIN GIRARD DE LA CROIX DE GENÈVE

COMPOSITION : Chaque verre à madère contient :

Iode bisublimé	0,075 milligr.	
Tanin pur	0,50 centigr.	
Lactophosphate de chaux	0,75	—

DOSE : 2 à 3 verres à madère par jour.

VIN DE KALDERS

COMPOSITION : A base de kola ou gourou, associé à coca et quinquina.

DOSE : 1 verre à madère à la fin de chaque repas

VIN DE KOLA MIDY

COMPOSITION : A base de l'extrait total de kola.
DOSE : 1 ou 2 verres à madère par jour.

VIN DE LAVOIX

COMPOSITION : La formule est la suivante :

Extrait de quinquina gris	10 grammes.
Extrait de viande	10 —
Phosphate monocalcique	10 —
Glycérine neutre à 30°	30 —
Sirop de sucre	100 —
Vin de Banyuls	Q. S. pour un litre.

DOSE : *Adultes* : 1 verre à madère 2 fois par jour
avant les repas. *Enfants* : 1 verre à liqueur.

VIN DU Dr LEGENDRE

COMPOSITION : Il contient par verre à bordeaux :

Glycérophosphate de chaux	0,20 centigr.
Kola..........................	0,50 —
Coca	0,50 —

DOSE : 1 verre à bordeaux après chaque repas.

VIN MARIANI

COMPOSITION : Préparé avec les feuilles fraîches
de la coca du Pérou.
DOSE : 1 verre à madère après chaque repas.

VIN MOISAN

COMPOSITION : A base de noix de kola et coca
associés à la théobromine et au tanin.
DOSE : 2 fois par jour, de préférence après les
repas, 1 verre à bordeaux pour les *adultes*, 1 verre
à liqueur pour les *enfants*.

VIN DE MORIDE

COMPOSITION : A base de plantes marines, il contient 1 gramme d'iode organique combiné par litre.

DOSE : 2 ou 3 fois par jour, 1 verre à madère pour les *adultes* ; 1 verre à liqueur pour les *enfants*, pur ou coupé d'eau suivant le goût.

VIN NOURRY

COMPOSITION : Chaque cuillerée à soupe contient :

Iode .... 0,05 centigr.
Tanin .... 0,10 —

DOSE : *Adultes* : 1 cuillerée à soupe aux repas.
Enfants : 1 cuillerée à café aux repas.

VIN DE PACHAUT

COMPOSITION : Contient 0,50 centigrammes d'extrait de quinquina gris par cuillerée à bouche.
DOSE : 4 cuillerées à soupe par jour.

VIN PAUSODUN

COMPOSITION : A base de coca, kola, quinquina et espèces amères.
DOSE : 1 verre à madère à la fin de chaque repas.

VIN DE PEPTONE DE CHAPOTEAUT

COMPOSITION : Un verre à bordeaux contient 10 grammes de viande de bœuf digérée par la pepsine.
DOSE : 1 à 2 verres à bordeaux après les repas.

VIN DE POURTAL

COMPOSITION : Chaque cuillerée à bouche contient :

Tartrate ferrico-potassique	0,10	centigr.
Extrait de colombo	0,025	milligr.
Arséniate de fer................	0,001	—

DOSE : 2 à 4 cuillerées à bouche à chaque repas.

VIN DE ROBIQUET

COMPOSITION : A base de quinquina et de pyro-phosphate de fer.

DOSE: *Adultes :* 1 verre à madère avant chaque repas. *Enfants :* 1 cuillerée à bouche.

VIN DE G. SEGUIN

COMPOSITION : A base de cinchona calisaya, vin tonique et succédané de la quinine.

DOSE : 1 verre à madère après chaque repas.

VIN URANÉ DE PESQUI

COMPOSITION : Vin antidiabétique à base d'azotate d'urane, bromure de lithium, pepsine, quinquina et glycérine.

DOSE : 3 verres à madère par jour, pris pur ou étendu d'eau 5 minutes avant ou de suite après le repas et le soir avant de se coucher.

IN VAUTHIER-MARCQ

COMPOSITION : Dosé à 0,20 centigrammes de gaïacol pur et cristallisé par verre à liqueur, représentant exactement 1 gramme de créosote.

DOSE : *Enfants* : Une cuillerée à café ou à dessert suivant l'âge, avant chacun des 3 repas.

Adultes : 1 verre à liqueur, 3 fois par jour avant les repas.

VIN DE VIAL

COMPOSITION : A base de quina, suc de viande et lactophosphate de chaux.
DOSE : 1 verre à liqueur avant chaque repas.

VIN DE VOGUET

COMPOSITION : A base de glycérophosphates de chaux et de soude, quinquina, kola et coca.
DOSE : 2 ou 3 verres à madère par jour.

VINAIGRE DE PENNÈS

COMPOSITION : Vinaigre antiseptique à base d'acides benzoïque et salicylique.
MODE D'EMPLOI : C'est un antiseptique employé surtout pour la prophylaxie des maladies contagieuses et la désinfection des chambres de malades.

VISCALBINE

COMPOSITION : A base de viscum album (gui).
1º **Extrait fluide** : Dosé à 0,05 centigrammes par 10 gouttes.
DOSE : 10 à 20 gouttes matin et soir.
2º **Pilules** : Dosées à 0,05 centigrammes.
DOSE : 1 à 2 pilules matin et soir.

X

XÉROFORME

COMPOSITION : Succédané de l'iodoforme, inodore

et non toxique ; s'emploie dans les mêmes cas et de la même façon que l'iodoforme.

Z

ZOMOL

COMPOSITION : Suc de viande desséché. 1 cuillerée à soupe représente 200 grammes de viande crue.

DOSE : 1 à 2 cuillerées à café ou à soupe dans du bouillon ou un liquide quelconque.

ZOMYO-BEEF

COMPOSITION : Préparation liquide constituée par du suc musculaire de viande de bœuf concentré à froid et additionné de glycérophosphate de chaux.

DOSE : De *stimulation* : 1 cuillerée à café avant chaque repas. De *surnutrition* : 2 à 4 cuillerées à soupe avant chaque repas.

ZYMASTASE COURIER

COMPOSITION : Liquide à base de benzoïl-santoninate d'urane et ferments.

INDICATION : Maladies de l'estomac et constipation.

DOSE : 1 verre à liqueur après les repas.

DEUXIÈME PARTIE

NOMENCLATURE DES FABRICANTS DE SPÉCIALITÉS

Adrian, 9 et 11, rue de la Perle, Paris.

Anesthésiques Adrian.
Arrhénal Adrian.
Convallaria maïalis Langlebert.
Extrait de céréales Adrian.
Gaïacol Sérafon.
Gastricine du Dr Duhourcau.
Lécithine Adrian.
Levurargyre Adrian.
Levure de bière Adrian.
Liqueur peptophosphorique Adrian.

Poudres alimentaires Adrian.
Pyramidon Adrian.
Quassine Adrian.
Sirop hémostatique de Péneau.
Sulfurine du Dr Langlebert.
Terpine Adrian.
Vellédol Adrian.
Vésicatoire liquide Bidet.
Vin cardiaque du Dr Saison.

Aguettant, 36, quai Fulchiron, Lyon.

Benzhermyl.
Nosol.

Teinture de Cocheux.

Alexandre, 41, rue de Rome, Paris.

Cascara liquide Alexandre.
Hamameline Roya.

Phénol Boboeuf.

Allier, à Saint-Just, Marseille.

Vin de Bernard.

Astier, 72, avenue Kléber, Paris.

Arrhéol.
Céréalose Midy.
Condurango granulé Astier.
Glycophosphates granulés Astier

Kola granulée Astier.
Mucogène.
Quinquina granulé Astier.

Aubriot, 56, Boulevard Ornano, Paris.

Néo-laxatif Chapotot.

Badel, 2, rue des Alpes, à Valence (Drôme).

Glycéro-Kola André.
Juglanrégine.
Poudre laxative André.

Sirop antispasmodique André.

Baillard, 10, place Thiers, Le Mans.

Képhaline Brunot.

Bailly, 15, rue de Rome, Paris.

Pulmosérum Bailly.

Bain, 43, rue d'Amsterdam, Paris.

Chloralose Bain.

Barbey, 1 bis, quai aux Fleurs, Paris.

Digestif Capmartin. | Sirop Jane.

Barbier, 1, place du Louvre, Paris.

Anticalculose Chevreux. | Nicine Rol.

Bascourret, 21, Boulevard Haussmann, Paris.

Granules des Vosges. | Nucléopeptone du D^r Vœbl.

Basset, à Tassin, près Lyon.

Cachets du Dr Faivre.

Baudon, rue Charles-V, 12, à Paris.

Vin de Baudon.

Bayard, chemical-company, 42, rue du Marché, Neuilly.

Eusémine.

Bect, 39, place du Peuple, Saint-Étienne.

Cosmétique Arnault. | Sirop Bect.

Bengué, 47, rue Blanche, Paris.

Anesthésiques du Dr Bengué. | Pilules Bengué.
Baume analgésique Bengué. | Topique Bengué.
Dragées Bengué.

Bergevin, Sully-sur-Loire (Loiret).

Grains de Sully.

Bertaut-Blancard, 40, rue La Rochefoucauld, Paris.

Kipsol.
Pilules Blancard.

Sirop de Blancard.

Bocquillon-Limousin, 2 bis, rue Blanche, Paris.

Cachets de cascara Limousin.
Capsules tænifuges Limousin.

Chloral perlé Limousin.
Combrétine Limousin.
Hopogan.

Bordelet, 39, rue de Clichy, Paris.

Quinquina Bell.

Bost, à Villefranche, Rhône.

Prunelline Bost.

Boucard, 6, rue Guillaume-Tell, Paris,

Lactéol du Dr Boucard.

Bouillot, 44, rue Cambon, Paris.

Pangaduine

Boulet, 36, avenue Duquesne, Paris.

Stomacol Boulet.

Bourcet, 24, chemin de Francheville, Lyon.

Granules Bourcet.

Bourguignon, 112, rue de Paris, Le Havre.

Arsyneurone Bourguignon.
Comprimés Bourguignon.
Laxatif Bourguignon.

Liqueur Bourguignon
Terpine Delaire.
Tube Bourguignon.

Bousquet, 140, faubourg Saint-Honoré, Paris.

Ampoules du Dr Bousquet.
Anti-thyroïdine Mobius.
Arsénoferratine.
Bromural Knoll.
Capsules du Dr Bousquet.
Céroline.

Comprimés du Dr Bousquet à
  la lactophénine.
Dionine Merck.
Ferratine.
Perhydrol Merck.
Santyll Knoll.
Tablettes du Dr Bousquet.

Boutet, 114, rue de Provence, Paris.

Morubiline.

Bouty, 1, rue de Châteaudun, Paris.

Formagnol Bouty.
Gastrozymase.
Lécithine Bouty.
Levure de bière Tourtan.

Métharfer Bouty.
Métharsol Bouty.
Produits opothérapiques Bouty.

Boveil, 9, place des Terreaux, Lyon.

Cachets Boveil.
Elixir Boveil.

Pilules lithuranées Basset.

Bret, à Romans (Drôme).

Pilules hématogènes du Dr Vindevogel.

Briesenmeister, 96, rue Philippe-de-Girard, Paris.

Chlorol Marye.

Brissonnet, 141, rue de la Tour, Paris.

Créosoforme granulé Brissonnet.

Dragées de fer Briss.
Neurène.

Brossard et Sœnen, La Rochelle (Charente-Inférieure).

Névralgol Brossard.

Bruel, 38, rue de Paris, à Colombes (Seine).

Benzoiodhydrine Bruel.
Capsules Bruel.
Éther amylvalérianique Bruel.

Glycérophosphates Bruel.
Granules Bruel.

Brunelet, 22, rue Turbigo, Paris.

Pastilles Brunelet.

Sanguinal.

Brunot, 16, rue de Boulainvilliers, Paris.

Dialyl.

Sel de Hunt.

Buisson et Cie, 16, rue Émile Raspail, à Arcueil (Seine).

Aconit Ecalle.
Aconitine cristallisée Ecalle.
Biotonine.
Digitale Ecalle.

Digitaline cristallisée Ecalle.
Feroxal.
Véronidia.

Bureau, 52, rue de l'Orangerie (Versailles).

Arrhénalithine Bureau.

Byla, 89, rue de Montrouge, à Gentilly (Seine).

Énergétènes végétaux.
Flavéine Byla.
Hippoplasine Gran.
Lipochol Byla.
Musculosine Byla.

Paralactine Byla.
Peptone Byla.
Sirop d'hémoglobine Byla.
Sucs organiques Byla.
Thyratoxine Byla.

Cabanès, 17, rue Cadet, Paris.

Dragées Cabanès.
Hamamelis du Dr Ludlam.

Pilules de Cabanès.
Santal Cabanès.

Camus, à Moulins (Allier).

Choléine Camus.

Canonne, 49, rue Réaumur, Paris.

Pastilles Valda.

Cantin, à Palaiseau (Seine-et-Oise).

Gouttes Niçan.

Carbovis (Société du), 12, rue d'Uzès, Paris.

Carbovis.

Carrion et Cie, 54, faubourg St-Honoré, Paris.

Eukinase.
Eusécrétine.
Hémato-éthyroïdine.
Kéfir Carrion.
Levure Carrion.

Pancréatokinase.
Plasma de Quinton.
Produits   opothérapiques
    Carrion.

Cartaz, 81, rue Lafayette, Paris.

Fluidbos.
Hétol Cartaz.
Lécithine Cartaz.
Sinapisine Cartaz.

Sirop   iodo-tannique   phos-
    phaté de Cartaz.
Tonique Cartaz.

Catillon, 3, boulevard Saint-Martin, Paris.

Peptone Catillon.
Strophantus Catillon.

Tablettes de thyroïde Catil-
    lon.

Cayron, à Châteauroux (Indre).

Pepsine absolue Olléac.

Peptone Olléac.

Cazé, 12, rue du Palais-de-Justice, à St-Quentin (Aisne).

Sirop des Vosges.

Chaix, 10, rue de l'Orne, Paris.

Entérokinone de Chaix.
Ferments digestifs Chaix.
Produits opothérapiques Chaix.

Sphygmotopique Chaix.
Succomusculine Chaix.

Champigny et Cie, 19, rue Jacob, Paris.

Capsules Berthé.
Capsules Guyot.
Charbon de Belloc.
Goudron Guyot.
Granulés Mentel.
Huile de foie de morue Berthé.
Ostéine Mouriès.

Pastilles de charbon de Belloc.
Pâte de Regnauld.
Perles de Clertan.
Pilules de Vallet.
Quinium Labarraque
Sirop de Follet.
Tisphorine.
Tribérane.

Chandron, 20, rue de Châteaudun, Paris.

Glycogène du Dr de Nittis.

Chanteaud (Charles), 54, rue des Francs-Bourgeois, Paris.

Granules dosimétriques de Ch. Chanteaud.
Sedlitz Charles Chanteaud.

Sténol de Ch. Chanteaud.
Sulfhydral.
Uréol de Ch. Chanteaud.

Chanteaud (Gustave), 108, rue Vieille-du-Temple, Paris.

Glycophosphates G. Chanteaud.

Lithine granulée G. Chanteaud.
Sublimé G. Chanteaud.

Chapelle, 5, Cours Morand, Lyon.

Pilules de protoiodure de fer Vézu.

Chapès, 12, rue d'Isly, Paris.

Hélénine du Dr Korab.

Tonique Chapès.

Charmaison, 35, avenue de Royat, Clermont-Ferrand.

Gobérol.

Chassaigne, à Ruffec (Charente).

Arsiodyl.

Chassaigne, 32, Boulevard Sébastopol, Paris.

Spermine Pœhl.

Chassaing et Cie, 6, avenue Victoria, Paris.

Comprimés Vichy-État.
Erséol Prunier.
Eugéine Prunier.
Glycophénique Déclat.
Neurosine Prunier.

Phosphatine Falières.
Poudre laxative de Vichy du Dr Souligoux.
Sirop phéniqué Déclat.
Vin de Chassaing.

Chassin et Dumesny, 53, boulevard Saint-Martin, Paris.

Cachets antidolor Roger.
Cigarettes du Dr Cléry.

Poudre antiasthmatique de Cléry.
Vanadine du Dr Chevrier.

Chatelain, 207, boulevard Pereire (Paris).

Alexine.
Ammonol.
Broséyl.

Globéol.
Jubol.
Urodonal.

Chazy-Mulsant et Cie, Villefranche-sur-Saône (Rhône).

Hématopoiétine du Dr Tussau.

Chevretin-Lematte, 24, rue Caumartin, Paris.

Amylogénase.
Entérozyme Chevretin-Lematte.
Granulé calma Frenkel.
Lactozyme Chevretin - Le - matte.

Océanine.
Produits opothérapiques Chevretin-Lematte.
Sérum marin neurotonique.

Cisterne, 197, rue Saint-Maur, Paris.

Hémozol.

Liqueur d'Hermès.

Clin, Comar (Voir Comar).

Clément, 25, rue Friant, Paris.

Eukénol.

Cognet, 43, rue de Saintonge, Paris.

Capsules Cognet.
Dragées Dubourg.
Dragées de fer Cognet.

Hémoneurol Cognet.
Tiodine Cognet.

Coirre, 79, rue du Cherche-Midi, Paris.

Arsenic organique Glasser.
Chlorhydropeptine.
Fer Glasser.
Ferments organiques Zévor.
Glasser-rhénate de soude.
Granules trois cachets.

Gyrol.
Levure Coirre.
Podophylle Coirre.
Sirop du Dr Dufau.
Solution Coirre au chlorhydrophosphate de chaux.

Collin et Cie, 49, rue de Maubeuge, Paris.

Albuminate de fer Laprade.
Elixir Grez.

Elkossam.

Comar et Cie (Laboratoires Clin)

20, rue des Fossés-Saint-Jacques, Paris.

Adrénaline Clin.
Benzoate de lithine Trehyou.
Bromure de camphre Clin.
Cacodylate de soude Clin.
Capsules Linarix.
Capsules Mathey-Caylus.
Capsules Ramel.
Digestif Clin.
Dragées de fer Rabuteau.
Elixir Deret.
Elixir Rabuteau.
Enésol.
Eucalyptol Ramel.
Gaïacophosphal Clin.
Glycogène Clin.
Granules Clin.
Lécithine Clin.
Liniment de Moussette.
Liqueur de Laville.

Marsyle Clin.
Métaux colloïdaux.
Métharsinate Clin.
Métharsinate de fer Clin.
Néoquinine Falières.
Néoquinine arséniée Falières.
Pâte Aubergier.
Phosphotal Clin.
Pilules de Moussette.
Quina Laroche.
Santal Clin.
Scorogène.
Sirop d'Aubergier.
Sirop Nourry.
Sirop de Rabuteau.
Solurol Clin.
Solutions Clin.
Vin Nourry.

Cordier, à Parthenay (Deux-Sèvres).

Dragées Beaufumé.
Pectoraline Cordier.

Purgatif Cordier.

Coulpier, 30, rue Louis-le-Grand, Paris.

Pilules Coulpier.

Courier, à Beauvais.

Zymastase Courier.

Couturieux, 57, avenue d'Antin, Paris.

Avanasol.
Avasine.
Bromiase Couturieux.
Cidrase Couturieux.
Collargol Couturieux.
Cytuline Couturieux.
Hémovasine.
Huile bi-iodurée Couturieux.
Iodurase Couturieux.
Lactimase.

Levurine brute Couturieux.
Levurine extractive Couturieux.
Œnase Couturieux.
Pepto-maltine Virey.
Pilules Lancereaux.
Pilules Spasma.
Polyformiate Couturieux.
Sel double Couturieux.
Thyroïdine Couturieux.

Crinon, 45, rue Turenne, Paris.

Chloridia.
Hémoglobine Crinon.

Manganésia.

Cros, 44, rue Montmorency, Paris.

Grains de Cros.
Hémoglofer Cros.

Iodures Cros.

Crosnier, 6, rue Chanoinesse, Paris.

Sirop Crosnier.

Cruzel, à Monte-Carlo.

Thymo-naphto-salol.

Dalloz, 13, boulevard de la Chapelle, Paris.

Antalgol Dalloz.
Glycéro Dalloz.
Gosiérine Dalloz.

Hémoglobine Dalloz.
Tridigestine Dalloz.

Damian-Bonjean, 23, rue Longue, Lyon.

Glutacides Gourmand.
Glycérophosphate de chaux
  granulé Bonjean.

Lécitho-maltose Bonjean.
Strychnocacodyl Bonjean.

Danjou, 40, rue de Béthune, Lille.

Peptone Vassal.

Darrasse frères, 13, rue Pavée, Paris.

Valérobromine Legrand.

Peptofer du Dr Jaillet.

Léon Darrasse et Cie, 24, avenue Victoria, Paris.

Sinapisme Rigollot.

David-Rabot, à Courbevoie (Seine).

Aphodine David.	Myoséïne David.
Elixir antigastralgique David.	Pâte Vido.
Granulé de Quassia-Kina Rabot.	Quassia-Kina Rabot.
	Sirop Vido.
Lécithine Rabot.	

Debruères, 26, rue du Four, Paris.

Extraits totaux Choay.

Defranc et Cie, 44, boulevard Haussmann, Paris.

Vin de Voguet.

Deglos, 131, rue de Vaugirard, Paris

Apiol Briant.	Sirop de Briant.
Conicine Guilliermond.	Sirop Guilliermond iodotannique.
Dragées Demazière.	
Elixir Virenque.	Sirop du Dr Reinvillier.

Degrauwe, 130, rue Lafayette, Paris.

Elixir Bravais.	Granulé Bravais.
Fer Bravais.	Vin de Bravais.

Dehaut et Cie, 147, faubourg St-Denis, Paris.

Pilules Dehaut.

Delouche et Cie, 356, rue Saint-Honoré, Paris.

Ampoules Boissy.	Pilules savonneuses de Boissy.
Emulsion Scott.	Sirop d'iodure de sodium de
Pepsigénol Boissy.	Boissy.

Delpech, 22, rue de Vintimille, Paris.

Bovarine Delpech.

Demourgues, 86, boulevard Port-Royal, Paris.

Grains de Vals.

Dequéant, 38, rue de Clignancourt, Paris.

Lotion Dequéant.

Derbecq, 74, boulevard Beaumarchais, Paris.

Capsules Derbecq. | Sirop Derbecq.

Deschiens, 9, rue Paul-Baudry, Paris.

Hémoglobine Deschiens. | Holos-Ther.

Despinoy, 3, rue Turgot, Paris.

Myoglobine Maurin. | Sirop Despinoy.

Desprez, 115, rue Saint-Honoré, Paris.

Médicaments Bories.

Dethan, 11, rue Alphonse-de-Neuville, Paris.

Neurogaïacol.
Neuroiodure.
Pastilles Dethan.

Pastilles Paterson.
Poudres Paterson.
Vin de Bellini.

Doré, 116, rue de Belleville, Paris.

Thymol Doré.

Dubois, 7, rue Jadin, Paris.

Collo-Iode. | Végétaline Dubois.

Dufilho, à Saint-Cloud, près Paris.

Dragées Grimaud.
Elixir eusthénique du Dr Pelletan.

Pilules Saint-Cloud.

Duhême, à Courbevoie, près Paris.

Morrhuétine Jungken.
Sel d'Ewald.

Sirop Blant.

Dumesnil, 26, rue du Pont-Louis-Philippe, Paris.

Théobromose Dumesnil.

Dupeyroux, 56, rue Notre-Dame-des-Champs, Paris.

Elixir antibacillaire Dupeyroux.

Dupuy (A.), 225, rue Saint-Martin, Paris.

Bonbons vermifuges Royer.
Leptandrine Royer.
Pommade Royer.

Royérine Dupuy.
Suppositoires Royer.

Duret, 19, boulevard Malhesherbes, Paris.

Baume Duret. | Huile grise Duret.

Duret et Raby, Marly-le-Roi (Seine-et-Oise).

Choléokinase.
Laxagarine.

Laxagarine belladonnée.
Thaolaxine.

Duriez et Cie, 20, place des Vosges, Paris.

Chloral bromuré Dubois. | Quinoïdine Duriez.

Duroziez, 58, boulevard Saint-Michel, Paris.

Dragées Duroziez.

Dussuel et Faure, 26, rue des Petits-Champs, Paris.

Elixir Bonjean.
Euphorine du Dr Chaboud.

Pâte d'aconit Bonjean.

Duval, 1, rue des Plantes, Bicêtre (Seine).

Antiphymol Duval.

Ecalle, 38, rue du Bac, Paris.

Morrhuomaltol Ecalle. | Vin Ecalle.

Edet, à Alençon (Orne).

Pyroléol.

Eparvier, 26, Grande-Rue Saint-Clair, Lyon.

Boldoïne Eparvier.
Ferroxyline Eparvier.

Pilules Eparvier.
Rhamnofer Eparvier.

Établissements Fumouze, 78, rue du Faubourg-Saint-Denis, Paris.

Antiasthmatiques Barral.
Bov' Hepatic.
Carnine Lefrancq.
Comprimés Fumouze.
Crayons Chaumel.
Globules du Dr Fumouze.
Injection Raquin.
Pâte Berthé.

Pilules antigoutteuses Lartigue.
Produits opothérapiques Flourens.
Capsules Raquin.
Sirop Berthé.
Sirop Delabarre.
Suppositoires Chaumel.
Vésicatoire d'Albespeyres.

Fagard, 23, avenue de la Motte-Picquet, Paris.

Antiasthme Bengalais. | Elatine Bouin

Falcoz et Cie, 18, rue Vavin, Paris.

Æthone. | Pilules nivernaises.

Famel, 26, rue de la Réunion, Paris.

Sirop Famel.

Faudon, 85, rue Turbigo, Paris.

Glycomorrhuum Faudon.

Ferrand, 163, faubourg Poissonnière, Paris.

Capsules Friant. | Sirop Friant.

Ferré, 142, boulevard Saint-Germain, Paris.

Iodures Foucher. | Litharsyne.
Levure pure Strauss. | Sucre édulcor.

Ferré-Blottière et Cie, 6, rue Dombasle, Paris.

Dragées Blottière. | Injection Brou.
Eau antileucorrhéique Blot- | Oléozinc du Dr Jack.
tière. | Poudre de viande de Favrot.
Elixir toni-radical Blottière. | Remède d'Abyssinie Exibard.
Sirop antiasthmatique Fa- | Sirop iodotannique Ferré.
vrot. | Sirop lactophosphaté Blot-
Sirop gastrosthénique Blot- | tière.
tière. | Sirop polybromuré Blottière.
Glycérométhylarsénié Ferré. | Vin Aroud.

Ferrouillat, 35, rue de Rivoli, Paris.

Juglandine Ferrouillat.

Fiévet, 53, rue Réaumur, Paris.

Pastilles Libéria. | Régyl

Flacon et Barbé, 50, faubourg Montmartre, Paris.

Dragées toni-cardiaques Le | Eucalypitne Le Brun.
Brun, |

Flourens, 62, rue Notre-Dame, Bordeaux.

Produits opothérapiques Flourens.

Follin et Cie, 23, rue Baudin, Paris.

Céréalophosphates Pinel.

Fougerat, 44, rue Chaptal, à Levallois-Perret (Seine)

Pâte Rami. | Rami Gouttes.
Poudre Jifa. | Sirop Rami.

Foulon, 4, faubourg Poissonnière, Paris.

Cuscutine Foulon.

Fouquet et Cie, 55, rue du Temple, Paris.

Sulforhinol du Dr Fayès.
Pastilles à la sulfocaïne du Dr Fayès.

Salbine du Dr Fayès.
Sulfomel du Dr Fayès.

Fournier, 26, boulevard de l'Hôpital, Paris.

Biolactyl Fournier.

Fournier, 22, place de la Madeleine, Paris.

Capsules créosotées Fournier.

Capsules de gonéine du D Fournier.

Fournier, 21, rue de Saint-Pétersbourg, Paris.

Cérébrine.
Comprimés de koladone.
Elixir Pausodun.
Glycérophosphates Fournier.

Kola Pausodun.
Rhapontin.
Vin Pausodun.

Fraisse, 83, rue Mozart, Paris.

Gouttes nevrosthéniques de Fraisse.
Sérum ferrugineux Fraisse.

Sérum névrosthénique de Fraisse.
Sirop Fraisse.

François, 2, rue Montesquieu, Lyon.

Epoqualine François.

Migrainol François.

Fraudin, 4, avenue Desfeux, à Boulogne (Seine).

Benzoate de naphtol Fraudin.
Biscols Fraudin.
Charbon granulé Fraudin.

Charbon naphtolé Fraudin
Laxol Fraudin.

Fraysse, 130, rue d'Aboukir, Paris.

Thyrodose.

Freyssinge, 6, rue Abel, Paris.

Capsules Dartois.
Catalysine du Dr Viquerat.
Créocithine Freyssinge.
Glycérophosphate de chaux Freyssinge.

Goudron Freyssinge.
Névrosthénine Freyssinge.
Quassine Frémint.
Salicol Dusaule.
Tonisérum Freyssinge.

Fruneau, à Nantes.

Papier Fruneau.

Galbrun, 18, rue Oberkampf, Paris.

Ioaalose Galbrun.

Gasparoux, 56, quai des Chartrons, Bordeaux.

Comprimés Penières.

Gaud, 50, rue Rennequin, Paris.

Azotyl. | Lactochol.

Gauthier, 21, rue Marbeuf, Paris.

Ricinose Gauthier.

Gazagne, à Pont-Saint-Esprit (Gard).

Bromures Mure. | Solution Mure au chlorhy-
| drophosphate de chaux.

Genevoix, 14, rue des Beaux-Arts, Paris.

Digitaline d'Homolle et Que- | Fer Quevenne.
venne. |

Genevrier, 2, rue du Débarcadère, Paris.

Valéronal Genevrier.

Gicquel, 64, rue des Tournelles, Paris.

Cigares Gicquel. | Papier Gicquel.

Gigon, 7, rue Coq-Héron, Paris.

Cetrarose. | Peptothymol Gigon.
Gouttes amères de Gigon. | Pepto-valériane Gigon.
Grains amers de Baumé et | Pilules Bosredon.
Gigon. | Sirop de Gigon.
Granules antimoniaux du | Sirop tribromuré Gigon.
Dr Papillaud. | Triburrome Gigon.
Granules antimoniaux fer- | Ulmarène.
reux du Dr Papillaud. | Valérianose Gigon.

Gilbert, 47, avenue de l'Observatoire, Paris.

Ichtyogaïacol Sébaste. | Phosphate granulé Sébaste.

Girand, 217, rue La Fayette, Paris.

Spécifique Kaffi.

Girard, 48, rue d'Alésia, Paris.

Biophorine. | Vin Girard, de la Croix de
Nucléofer. | Genève.

GARDETTE. — Formul. des Spécialités, 1911. 20

Girard et Cie, 78, rue Sainte-Anne, Paris.

Dragées de Gille.

Pâte de Lamouroux.

Sirop de Gille.

Sirop de Lamouroux.

Givaudan et Cie, 8, quai des Étroits, Lyon.

Hipposarcine Roy.

Gage, 9, rue de Grenelle Saint-Germain, Paris.

Elixir tonique antiglaireux du Dr Guillié.

Gonnon, 14, rue Victor-Hugo, Lyon.

Cacodylé Gonnon.

Cacodylé Gonnon ferrugineux.

Capsules de terpinol Gonnon.

Polybromure Gonnon.

Sirop polyioduré Gonnon.

Terpine Gonnon.

Tonique Gonnon.

Grémy, 16, rue de la Tour-d'Auvergne, Paris.

Arsynal Legrand.

Citrosodine Grémy.

Diasténine Grémy.

Fixine Grémy.

Lécithine Legrand.

Narcyl Grémy.

Ocréine Grémy.

Protiode Grémy.

Sektal.

Thyrénine Grémy.

Grignon, 2, rue Duphot, Paris.

Pyrélaïne Collas.

Valérianate Grignon.

Guénin et Cie, 33, rue des Archives, Paris.

Tamar Indien Grillon.

Guillaumin, 168, boulevard Saint-Germain, Paris.

Oxycyanure d'hydrargyre Guillaumin.

Théobromine Guillaumin.

Guillon, à Château-du-Loir (Sarthe).

Sirop de pommes de reinette du Dr Manceau.

Hautdidier, 37, rue Galilée, Paris.

Sirop du Dr Dubreuil.

Hertzog, 26, rue de Grammont, Paris.

Baume Victor.

Hettich, 137, rue de Rome, Paris.

Peroxydine.

Hoffmann, La Roche et Cie, 21, place des Vosges, Paris.

Airol Roche.	Thiocol Roche.
Digalène.	

Houdé, 9, rue Dieu, Paris.

Boldine Houdé.	Pastilles Houdé.
Caféine Houdé.	Spartéine Houdé.
Elixir Houdé.	Théobromine Houdé.
Granules Houdé.	

Jacquemaire, à Villefranche (Rhône).

Cacodylo-phosphate Vital de Jacquemaire.	Phosphate Vital Jacquemaire.

Jacquemin, à Malzéville, près Nancy.

Ferment pur de raisins Jacquemin.

Jacquet, 1, rue Vaubecour, Lyon.

Pastilles Jacquet.

Jammes, 9, rond-point de Longchamp, Paris

Cacodyline Jammes.

Jeanson, 80, rue Pergolèse, Paris.

Gemme saponinée Lagasse.

Jouisse, à Orléans.

Vin Gaulois de Jouisse.

Juin, 60, rue Caumartin, Paris

Phosphopinal Juin.

Klein, 113, rue du Temple, Paris.

Agarase.

Kœhly, 160, rue Saint-Maur, Paris.

Pixol.	Purgyl.

Kraus, 37, rue Godot-de-Mauroy, Paris

Antisclérosine.

Kügler, 46, rue de Moscou, Paris.

Asthmacônes Kügler.	Sulfodragine.
Bromodragine.	Valodragine.
Créosocônes Kügler.	

Labelonye et Cie, 99, rue d'Aboukir, Paris.

Capsules Delpech.
Dragées de Gélis et Conté.
Ergotine Bonjean.

Sirop de digitale de Labe-
lonye.

Labesse, 38, rue des Lices, Angers.

Gadiodine.

Vin du Dr Legendre.

Laboratoires Bayer, 52, rue Sedaine, Paris.

Cachets Bayer.
Comprimés Bayer.

Dragées Bayer d'isopral
Somatose Bayer.

Laboratoires Ciba, à Saint-Fons (Rhône).

Fortossan.
Phytinate de quinine.

Phytine.

Laboratoires d'hypodermie, 15, avenue Perrichont, Paris.

Argosol.

Laboratoires du Néol, 9, rue Dupuytren, Paris.

Néol.

Laboratoires de Physiologie du Puits-d'Angle (Seine-et-Oise)

Dyspeptine Hepp.

Sérum collyre des Drs Billard
et Maltet.

Laboureur, 245, rue de Vaugirard, Paris.

Granules Laboureur.

Lacaze, 111, rue de Courcelles, Paris.

Bromovaléramine Lacaze.

Lacroix, 31, rue Philippe-de-Girard, Paris.

Capsules salolées Lacroix.
Pastilles de neurotrope. Mar-
cial.

Quinoforme Lacroix.

Lafay, 54, rue Chaussée-d'Antin, Paris.

Lipiodol.

Lagnoux, à Forges-les-Bains (Seine-et-Oise).

Pilules du Dr Lagnoux.

Sirop du Dr Lagnoux

Lancelot et Cie, 26, rue Saint-Claude, Paris.

Capsules de santal Breton-
neau.
Comprimés Bretonneau.
Granulé du Dr Moussaud.
Pandigitale Houdas.
Pilules antidyspeptiques
Lancelot.

Produits spécifiques Bretonneau.
Thé Saint-Germain de Pierlot.
Valérianate d'ammoniaque
de Pierlot.

Lancosme, 71, avenue d'Antin, Paris.

Algocratine Lancosme.

Globules Laincar de Lan-
cosme.

Landrin, 20, rue La Rochefoucauld, Paris.

Algarine Nyrdahl.
Argent Nyrdahl.
Cigarettes américaines Le-
roy.
Dragées de Ruizia.
Elixir de Virginie Nyrdahl.

Fluène.
Ibogaïne Nyrdahl.
Pelliséol.
Poudre américaine Leroy.
Vin de Kalders.
Vin de Moride.

Larochette, à Villefranche (Rhône).

Purgine Laurent.

Lauriat, 21, rue du Marché, Vichy.

Chlorescine.

Lebeault et Cie, 5, rue Bourg-l'Abbé, Paris.

Vin de Bugeaud | Staphylase du Dr Doyen.

Le Beuf, 4, place de la Liberté, à Bayonne.

Coaltar saponiné Le Beuf. | Tolu Le Beuf.
Goudron Le Beuf.

Lees, 124, rue du Bac, Paris.

Métritols.

Lefèvre, 5, rue de l'Eglise, Neuilly-sur-Seine.

Dragées de Saint-Honoré.

Leker, 13, rue Marbeuf, Paris.

Purgène.

Lemaitre, 158, rue Saint-Jacques, Paris.

Phénosalyl Tercinet.

Lenoir, à Nomény (Meurthe-et-Moselle).

Diachusine. | Pyosine.

20.

Le Perdriel, 11, rue Milton, Paris.

Antipyrine effervescente Le Perdriel.
Biosine Le Perdriel.
Fucoglycine Gressy.
Glycérophosphates effervescents Le Perdriel.
Lithine effervescente Le Perdriel.
Néofilhos.

Sels de fer effervescents Le Perdriel.
Sels purgatifs effervescents Le Perdriel.
Sels de Vichy effervescents Le Perdriel.
Tissus emplastiques Le Perdriel.

Leprince, 62, rue de la Tour, Paris.

Arsycodile Leprince.
Cascarine Leprince.
Eumictine.
Ferricodile.
Ferrocodile.

Guipsine.
Néoarsycodile.
Pilules du Dr Séjournet.
Rhomnol.

Lerck, 63, place Saint-Roch, Saint-Étienne.

Kerlol.

Leroy, 9, rue de Cléry, Paris.

Grains de santé de Franck.

Lescène, à Livarot (Calvados).

Balsamol.

Le Tanneur, 8, rue de Parme, Paris.

Tannurgyl.

Levasseur, 32, rue de la Monnaie, Paris.

Pastilles Levasseur.
Tubes Levasseur.

Vin de Robiquet.

Logeais, 37, rue Marceau, Paris.

Fluid Listérol.
Fructaline Logeais.

Hamamelis virginica Logeais.

Longuet, 22, rue Saint-Denis, Paris.

Pilules anti-hépatiques du Dr Debouzy.

Lorot, 42, rue Richer, Paris.

Atoxyl.

Sirop d'Erva.

Luzier, 14, rue Midi, à Neuilly-sur-Seine (Seine).

Hémazone Delestre.

Macquaire, 142, rue du Bac, Paris.

Émulsion Defresne.
Exalgine Defresne.
Matéine Macquaire.

Pancréatine Defresne.
Peptone Defresne.

Mainard, à Bonnétable (Sarthe).

Cachets du Dr Senoble.

Mannet, à Loudun (Vienne).

Dragées ferro-ergotées Mannet.
Elixir ferro-ergoté Mannet.

Elixir Mannet ioduré.
Elixir tribromuré Mannet.

Marchais, à La Rochelle.

Émulsion Marchais.

Mariani, 41, boulevard Haussmann, Paris.

Antimucose Mariani.
Dragées Mariani.
Elixir Mariani.

Liqueur Mariani.
Poudre sulfureuse Simon
Vin Mariani.

Martignac et Lasnier, 24, place des Vosges, Paris.

Digitaline cristallisée Nativelle.

Masset, 47, avenue Montaigne, Paris.

Lactophosphine Merveau.

Massignou, 93, rue Saint-Honoré, Paris.

Grains de vie de Clérambourg.

Mayniel, 85, rue Turbigo, Paris.

Dragées Saint-André.

Mazeron, 72, faubourg Poissonnière, Paris.

Copahidia Mazeron.

Meissonnier, 118, rue La Fayette, Paris.

Boricine Meissonnier.

Globules tænifuges de Sécretan.

Mialhe (Petit et Alboui, successeurs), 8, rue Favart, Paris.

Bananine Mialhe.
Elixir de pepsine de Mialhe.
Lab-lacto-ferment Mialhe.
Solution de digitaline cris-

tallisée Petit-Mialhe.
Suppositoires d'anusol de
Gœdecke.

Midy, 9, rue du Commandant-Rivière, Paris.

Ampoules de biiodure de mercure.
Antigastralgique Winckler.
Antigrippine.
Betul-Ol.
Cascara Midy.
Colchisal Midy.
Collargol Midy.
Pastilles de cocaïne Midy.

Pilules antidiabétiques Midy
Pipérazine effervescente Midy.
Pommade adrénostyptique Midy.
Strontium bromuré Midy.
Suppositoires adrénostyptiques.
Valyl Midy.
Vin de kola Midy.

Miesh-Drion, 228, boulevard de la Villette, Paris.

Cholélysine.
Lofotine Stroschein.

Ossine Stroschein.
Uricédine Stroschein.

Millot et Sainclivier, 49, rue de Bitche, Courbevoie.

Globules Duquesnel.

Moisan, 15, rue Saint-Mandé, Charenton (Seine).

Sirop sulfureux Moisan.

Vin Moisan.

Monal, à Nancy (Meurthe-et-Moselle).

Biodermyl Monal.

Santal Monal.

Moncour, 49, avenue Victor-Hugo, à Boulogne (Seine).

Kineurine Moncour.
Sénécine Frick.

Sphérulines Moncour.

Monnier, 31, rue d'Amsterdam, Paris.

Capsules Paulet.

Quinifébrine Monnier.

Montagu, 13, rue des Lombards, Paris.

Broméïne Montagu.
Capsules Bonnefond.
Dragées du Dr Hecquet.
Elixir créosoté Bonnefond.
Elixir du Dr Hecquet.
Emulsion Bonnefond.

Ferrugine malto-phosphatée.
Iodéïne Montagu.
Santalol Montagu.
Santéïne Montagu.
Sirop d'asboline Blondin.
Sirop du Dr Hecquet.

Monvenoux, à Lyon.

Gouttes Scandinaves.

Mougin, 25, boulevard Beaumarchais, Paris.

Pilules d'Herblay.

Mousnier et Cie, 26, rue Houdan, Sceaux.

Bols antidiabétiques Guibert.
Dragées Gélineau.
Elixir Vital Quentin.
Fer injectable Roussel.
Pectopunch Mousnier.

Phéneucalyptol Roussel.
Strychnohydrargyre Roussel.
Sulfure d'allyle Roussel.
Sirop Gélineau.
Vin d'Anduran.
Vin de coca iodé de Renaud.

Naline, à Villeneuve-la-Garenne (Seine).

Hectargyre.
Hectine.

Histogénol Naline.

Naux, 45, rue Ibry, à Neuilly-sur-Seine.

Plasmoline Naux.

Somine Naux.

Neyret, 9, rue Saint-Alexandre, Lyon.

Comprimés Neyret.

Pâte Neyret.

Nitot, 6, rue Chanoinesse, Paris.

Prasoïde du Dr Heckel.

Novat, à Mâcon.

Biiodural Novat.
Capsules du Dr Ailaine.

Iodural Novat.

Oliviero, à Boulogne (Seine).

Bromocarpine.

Granulé iodo-tannique Oliviero.

Omnès, 11, rue Gay-Lussac, Paris

Elixir Zidal.

Omnium pharmaceutique, 5, boulevard Beaumarchais, Paris:

Hémagénine du Dr Giraud.

Panvalérine Delattre.

Pachaut, 130, boulevard Haussmann, Paris.

Suppositoires Pachaut.
Valérianate liquide Pachaut.

Vin de Pachaut.

Paillard et Ducatte, 8, place de la Madeleine, Paris.

Ampoules Paillard et Ducatte.
Cytoplasmine Ducatte.
Gaïarsine Ducatte.

Opional Ducatte.
Paratoxine du Pr Lemoine.
Pastilles laxatives Châtel-Guyon-Gübler.

Parat, 38, avenue Félix-Faure, Paris.

Injection Parat.

Mysol.

Pautauberge, 165, rue Saint-Denis, à Courbevoie.

Capsules Pautauberge.
Dragées Pautauberge.

Gaïacol phosphaté Pautau-
berge.
Solution Pautauberge.

Peloille, 2, rue du Faubourg-Saint-Denis, Paris

Arsiquinine Lemaître.
Géraseptol.

Iodalia.
Lécithine Lemaître.

Pennès et Boissard, 2, rue Jean-de-Latran, Paris

Sels de Pennès.

Vinaigre de Pennès.

Pépin, 9, rue du Quatre-Septembre, Paris.

Capsules de santal.
Comprimés Rogé-Cavaillès.
Dragées antinerveuses Rogé.
Hordénine Lauth.
Injections mercurielles Rogé-
Cavaillès.
Sirop biioduré Cavaillès.

Sirop biioduré cacodylé Ca-
vaillès.
Sirop ioduré Rogé-Cavaillès.
Sulphaqua.
Tisanes dépuratives Rogé-
Cavaillès.

Pépin et Leboucq, à Falaise (Calvados).

Bromogénol Pépin.

Iodogénol.

Péquart, à Verdun-sur-Meuse.

Crème de morue Péquart.

Nasalol du Dr Péquart.

Perraudin, 70, rue Legendre, Paris.

Tablettes oxymenthol Perraudin.

Perroud, 7, rue des Archers, Lyon.

Tablettes Perroud.

Pesqui, Le Bouscat, près Bordeaux.

Vin urané Pesqui.

Petit, 2, place des Tapis, Lyon-Croix-Rousse.

Papier salicygène Petit.

Pilules salicygènes Petit.

Pharmacie centrale de France, 7, rue de Jouy, Paris.

Tænifuge français du Dr Duhourcau.

Pharmacie Française, 1, place de la République, Paris.

Granules de Baumé du Dr Legros.
Granules de Fowler du Dr Legros.

Lucinine Borelle.
Pericols du Dr Legros.

Pharmacie internationale, 71, faubourg Saint-Honoré, Paris.
Valéromenthol.

Pharmacie Normale, 17, rue Drouot, Paris.
Gargarisme sec du Dr Wil- | Gastérine.
   liams. | Liseronine du Dr Davysonu.

Piclin, 14, rue Saint-Hilaire, Rouen.
Cascara granulé Piclin.

Pillet, 5, avenue Victoria, Paris
Vin de Lavoix.

Piot et Lemoine, 28, rue Sainte-Croix-de-la-Bretonnerie, Paris.
Capsules Dartois. | Fer Martial Bodin.
Cresson Maître.

Planche, 1, boulevard de la Madeleine, Marseille.
Kolanine Planche. | Solution Odet.
Pistoia Planche.

Plasmon (Cie du), 12, rue Le Peletier, Paris.
Plasmon.

Polaillon, 46, rue de Bretagne, Paris.
Kola Bah Natton.

Poulenc frères, 92, rue Vieille-du-Temple, Paris.
Ovolécithine Billon. | Stovaïne Billon.
Quiétol.

Pourchot, 15, avenue du Parc-Monsouris, Paris.
Granules du Dr Watelet. | Solution du Dr Watelet.

Pourtal, à Nîmes.
Huile de Pourtal à l'euca- | Pilules de Pourtal.
   lyptol. | Vin de Pourtal.

Prevet et Cie, 48, rue des Petites-Écuries, Paris.
Goménol.

Prothière, 55, rue Auguste-Comte, Lyon.
Phtalo-comprimés Noël.

Puy, 2, rue Sainte-Claire, Grenoble.

Cachets curatifs Puy.
Capsules curatives Puy.
Morrhuïne Puy.

Pilules Faltranck.
Valéral Puy.

Rabot, 22, rue de la Paroisse, à Versailles.

Vin antidiabétique Rabot.

Raoux, 1, place Dorian, Saint-Étienne.

Sirop Claron.

Rémy, 8, rue de l'Orne, Paris.

Liqueur digestive Rémy-Hanchett.
Péptone Rémy.

Produits opothérapiques Rémy.

Robert, 36, rue de Cursol, à Bordeaux.

Pilules de curandine Ramos. | Sirop Ramos.

Roberts et Cie, 5, rue de la Paix, Paris.

Antikamnia.
Bromidia de Battle.
Califig.
Listérine.

Panopepton.
Poudre Kütnow.
Sirop de Fellows.

Robin, 13, rue de Poissy, Paris.

Bromone Robin.
Glycérophosphates Robin.
Glykolaïne.
Iodone.
Lécithosine Robin.

Nucléal Robin.
Ovules Derma.
Peptokola Robin.
Peptonate de fer Robin.

Rochard, Ste Suzanne (Mayenne).

Biogésine Rochard.

Rogier, 3 et 5, boulevard de Courcelles, Paris.

Baume Delacour.
Névraltéine.

Pegnine.
Uraseptine.

Rohais et Cie, 2, rue des Lions-Saint-Paul, Paris.

Bromures Laroze.
Capsules de gonosan.
Elixir d'antipyrine Laroze.

Iodures Laroze.
Sirop ferrugineux Laroze.

Rouffilange, 20, rue Saint-Lazare, Paris.

Cigarettes Espic. | Poudre Espic.

Roussel, 10, rue Washington, Paris.

Elixir toniformique Roussel.
Nitrite de soude Roussel.
Pilules toniformiques Roussel.

Quinobromine Roussel.
Tétranitrol Roussel.
Trinitrine Roussel.
Viscalbine.

Roussy, à Sarlat (Dordogne).

Akésol Muzi.

Routhier, à Vierzon (Cher).

Tétralgine.

Rouvel, 3, rue du Plâtre, Paris.

Calomelol de von Heyden.
Collargol Heyden.
Salit Heyden.

Tablettes de Duotal Heyden.
Xéroforme.

Roy, 81, boulevard Suchet, Paris.

Kola granulée Roy.
Magnésie Roy.
Quinium Roy granulé.

Quinium Roy phosphaté.
Sulfobore.

Roux, 151, rue Lafayette, Paris.

Fer Larcade.

Sabourdy, 9, rue Notre-Dame-de-Lorette, Paris.

Capsules de Santal Oder.

Salle et Cie, 4, rue Elzévir, Paris.

Bromomaïsine.
Iodomaïsine.

Méroléol.
Pertussin.

Santhéose (Sté de la), 4, rue du Roi-de-Sicile, Paris.

Santhéose.

Schaffner, 2, rue du Marché-des-Blancs-Manteaux, Paris.

Glycérophosphate Schaffner. | Iodoléine Schaffner.

Schmit, 71, rue Sainte-Anne, Paris.

Aseptobiline.

Schmitt, 119, rue Nationale, Lille.

Peptone soluble du Dr Schmitt.

Schmitt, 75, rue de la Boétie, Paris.

Pilules Cronier.

Sciorelli, 2, place des Vosges, Paris.

Pilules de Blaud.

Seguin, 165, rue Saint-Honoré, Paris.

Apiol de Joret et Homolle. | Vin de Seguin.

Sestier, 9, cours de la Liberté, Lyon.

Ampoules jumelles Lumière. | Hermophényl Lumière.
Cryogénine Lumière. | Néo Kola Lumière.
Gelée antidiarrhéique Lu- | Persodine Lumière.
mière. | Sténofer.
Hémoplase Lumière. |

Sevin, 4, rue Meslay, Paris.

Bornyval.

Sevin, 18, rue des Arts, Levallois-Perret.

Désiles granulé. | Vin Désiles.

Simon et Merveau, 21, rue Michel-le-Comte, Paris.

Iodotanhia.

Société de l'Aniodol, 32, rue des Mathurins, Paris.

Aniodol.

Société chimique des usines du Rhône, à Saint-Fons, près Lyon.

Kélène.

Société des Eaux Minérales, 7, rue Choron, Paris.

Dragées de Bondonneau. | Salubrine Phénix.
Dragées de la Reine du fer. |

Société des Eaux Minérales de Châtel-Guyon, 1, rue Rossini, Paris.

Comprimés Châtel-Guyon-Gubler.

Société fédérale des pharmaciens de France, 11, rue Payenne, Paris.

Phosphogyne Feder. | Rénococaïne.
Rénaline française. | Salylhydrargyre Lajoux.

Société Le Ferment, 77, rue Denfert-Rochereau, Paris.

Lactobacilline.

Société générale parisienne d'antisepsie, 15, rue d'Argenteuil, Paris.

Lusoforme.

Société du Lysol, 12, rue Martre, à Clichy.

Lysol.

Société de l'Oxylithe, 113, rue Cardinet, Paris.

Oxylithe.

Perborate de soude de l'Oxylithe.

Société parisienne de Spécialités, 164, boulevard Pereire, Paris.

Hémolithol.

Souffron, 26, rue de Turin, Paris.

Bromure Souffron.

Iodures Souffron.

Swann, 12, rue Castiglione, Paris.

Elixir balsamo-diurétique du
Dr Adel.
Hypophosphites du Dr Chur-
chill.

Sirop balsamo-diurétique du
Dr Adel.

Taillar, 71, rue Nationale, Lille.

Cigarettes Escouflaire.
Pastilles de cocaïne Bruneau.
Peptone Cornélis.

Poudre Escouflaire.
Sambucium Bruneau.
Vin Cornélis.

Tailleur, à Fontainebleau.

Hémagène Tailleur.

Tanret, 14, rue d'Alger, Paris.

Ergotinine Tanret.

Tardieu et Cie, 6, rue des Petits-Hôtels. Paris.

Dragées d'hémaménine.
Forminol.
Hydrargol.
Iodor.
Pilules Tendron.

Laxyl effervescent.
Pharyngine.
Sanoforme.
Zomyo-Beef.

Terrial, 39, boulevard Haussmann, Paris.

Gabianol Terrial.
Lactiferm.

Laxarine Terrial.

Teyssèdre, à Limoges.

Sirop de Teyssèdre.

Thepenier, 2, boulevard des Filles-du-Calvaire, Paris.

Bulgarine. | Amylodiastase.

Thibault, 76, rue des Petits-Champs, Paris.

Pilules d'euonymine Thibault. | Valérianate de cérium de Thibault.

Thibault et Olive, rue Saint-Léonard, Nantes.

Organiode. | Soudanine.

Tissot, 34, boulevard de Clichy, Paris.

Charbon Tissot.
Gluto-bulles Jougla.
Hamamelis Natton.
Maltésine Tissot.

Nervocithine Tissot.
Phosphoréol.
Pilules Crauck.
Pipérazol Tissot.

Trapenard, 61, rue de l'Arcade, Paris.

Pastilles Victoria.

Trouette-Perret, 15, rue des Immeubles-Industriels, Paris.

Archésine Trouette-Perret.
Cigarettes de respirator Maxim.
Dragées de fer Trouette.
Glycérophosphate de chaux créosoté.
GouttesLivoniennesTrouette-Perret.
Kola-fer Trouette.
Monol.
Nisameline Trouette-Perret.
Papaïne Trouette-Perret.
Pilules Tria.

Poudre de respirator Maxim.
Poudre de viande de Rousseau.
Poudre de viande Trouette-Perret.
Siamoc.
Sirop tribromuré Lasniée.
Sirop triioduré Lasniée.
Solution d'antipyrine Trouette-Perret.
Teintures extractives glycérinées Trouette-Perret.
Vin du Dr Cabanes.

Usines Pearson, 11, place des Vosges, Paris.

Albine.
Lactagol.

Vasogènes.

Vacheron, 4, avenue Valioud, Sainte-Foy, près Lyon.

Eupeptique Monavon.
Kola Monavon.

Lécithine Vacheron.
Sirop de Vacheron.

Vadam, 29, rue Mogador, Paris.
Synergyl Vadam.

Vauthier, 96, rue du Chemin-Vert, Paris
Vin de Vauthier-Marcq.

Vernade, 64, boulevard Edgar-Quinet, Paris.
Eupnine Vernade.

Verne, à Grenoble.
Boldo Verne.

Vial, 1, rue Bourdaloue, Paris.

Apioline Chapoteaut.
Capsules de quinine Pelletier.
Colchiflor.
Cypridol du Dr Chappelle.
Lécithine Vial.
Morrhuol. Chapoteaut.
Morrhuol créosoté Chapoteaut.
Perles de Chapoteaut.
Phosphate de fer Leras.
Santal Midy.
Sirop Dusart.
Sirop Grimault.
Solution Dusart.
Vin Dusart.
Vin de peptone Chapoteaut.
Zomol.

Vial, 36, place Bellecour, Lyon.
Vin de Vial.

Vicario, 17, boulevard Haussmann, Paris.

Aspirine granulé Vicario.
Héroïne Vicario.
Lycétol effervescent Vicario.
Menthonit Vicario.
Nasol Ferté.
Peptosantal Vicario.
Soderséine.

Viel, 4, rue de Toulouse, Rennes.

Ampoules auto-injectables Viel.
Aseptol Viel.
Iodéol Viel.
Plasmine Viel.
Pneumococcine.

Vigier, 12, boulevard Bonne-Nouvelle, Paris.

Boroborax.
Cacodylate Vigier.
Capsules d'ichtyol Vigier.
Mercuriaux Vigier.
Méthylarsinates Vigier.
Produits opothérapiques Vigier.
Terpine Vigier.

Villemur et Cⁱᵉ, 40, rue Albouy, Paris.

Antiseptique Pearson.

Vivien, 126, rue Lafayette, Paris.

Figadol.

Welcker, 72, rue du Commerce, Paris.

Sanas.

Yvon, 5, rue de la Feuillade, Paris.

Élixir polybromuré Yvon. — Ergotine Yvon.

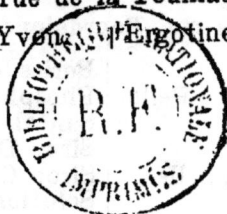

TROISIÈME PARTIE

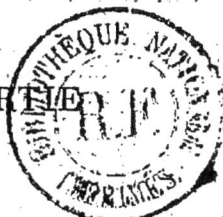

RÉPERTOIRE DES SPÉCIALITÉS
AVEC INDICATION DU NOM DU FABRICANT (1)

A

(1) Le nom qui figure entre parenthèses après l'énoncé du titre d'une spécialité est celui de son fabricant.

Les spécialités dont le titre n'est suivi d'aucune parenthèse sont fabriquées par le spécialiste dont le nom est indiqué par le titre.

B

C

21.

F

L

M

P

Q

U

V

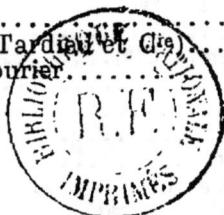

11939-10. — CORBEIL. Imprimerie CRÉTÉ.

www.ingramcontent.com/pod-product-compliance
Lightning Source LLC
Chambersburg PA
CBHW061107220326
41599CB00024B/3942